Dr. Shri Balaji També
Dr. med. Yasmin Khushbu Varandani-Gogia

Glückliche Schwangerschaft – glückliche Babys

arkana

Dr. Shri Balaji També
Dr. med. Yasmin Khushbu Varandani-Gogia

Glückliche Schwangerschaft

Glückliche Babys

Das ganzheitliche Ayurveda-Programm
vom Kinderwunsch bis zu
den ersten Schritten ins Leben

Aus dem Englischen von Juliane Molitor

arkana

Die englische Originalausgabe erschien 2011 unter dem Titel »Ayurvedic Garbha Sanskar. The Art and Science of Pregancy« bei der Shri Balaji També Foundation, Atmasantulana Village, Karla 410 405, Indien.

Dieses Buch ist auch als E-Book erhältlich.

MIX
Papier aus verantwortungsvollen Quellen
FSC® C010328

Verlagsgruppe Random House FSC® N001967

1. Auflage
Deutsche Erstausgabe

Projektleitung und Lektorat: Caroline Colsman
Redaktionelle Mitarbeit: Petra Kunze
Umschlaggestaltung und Layout: ki 36 Editorial Design, München, Daniela Hofner
Umschlagmotiv: © KatinkaM/istockphoto
Satz: Satzwerk Huber, Germering
Druck und Bindung: Alföldi, Debrecen
Printed in Hungary
ISBN 978-3-442-34241-9

www.arkana-verlag.de

Inhaltsverzeichnis

Neun Monate bis zur Geburt 131

Rund um die Geburt 153

Spezielle Rezepte 239

Anhang 263

Musik zur pränatalen Förderung zum Download

Eine nach besonderen Kriterien komponierte Heilmusik, die das Baby bereits im Mutterleib fördert, ist Bestandteil dieses Buchs.

Sie können sie kostenlos herunterladen unter:
http://randomhouse.de/glueckliche-schwangerschaft

Nähere Informationen dazu finden Sie auf Seite 125 f.

Meinen hochverehrten verstorbenen Eltern gewidmet,
die ihre Werte und ihre Bildung an mich weitergegeben haben.

Shri Balaji També

Vorwort

von Yasmin Khusbhu Varandani-Gogia zur deutschen Ausgabe

Sie möchten schwanger werden oder sind es bereits? Dann haben Sie bestimmt schon einiges zu diesem Thema gelesen. Bisher noch wenig bekannt ist, dass Ayurveda und Yoga gerade in dieser Zeit die schulmedizinischen Behandlungen positiv ergänzen und sogar erweitern können. Denn in der westlichen Kultur wird Ayurveda häufig als »Wellness« missinterpretiert. *Glückliche Schwangerschaft – glückliche Babys* ist eines der wichtigsten Werke in der indischen Literatur zur Schwangerschaftsvorbereitung, das nach dem Erfolg der verschiedenen indischen Ausgaben jetzt auch auf Deutsch erscheint. Die vorliegende Ausgabe wurde von uns speziell für den deutschsprachigen Raum komplett neu überarbeitet.

Wenn ein Paar in der westlichen Welt eine Schwangerschaft plant, denkt es zuallererst an lebenspraktische Aspekte: Können wir uns ein Kind überhaupt leisten? Hat die Frau beruflich Fuß gefasst, damit die Babypause ihrer Karriere nicht schadet? Haben wir uns auch wirklich »ausgetobt« oder könnte es sein, dass wir später das Gefühl haben werden, etwas verpasst zu haben, weil wir ein Kind bekommen haben? Gesundheitliche Belange spielen meist erst eine Rolle, sobald die Schwangerschaft bekannt ist. Dann heißt es, ab sofort ein gesünderes Leben zu führen, z. B. mit dem Rauchen aufzuhören und keinen Alkohol mehr zu trinken. Wir lassen uns vom Frauenarzt beraten, was wir womöglich zur Nahrungsergänzung einnehmen sollten und was während der Schwangerschaft sonst noch zu beachten ist.

Ganz anders sieht es in der traditionellen indischen Medizin, dem Ayurveda, aus. Hier beginnt die Schwangerschaftsfürsorge bereits lange vor der Zeugung. Es wird ein besonderer Fokus auf die Planung der Schwangerschaft gelegt. Mann und Frau sollen sich in einem optimalen Gesundheitszustand befinden, bevor eine Schwangerschaft geplant wird. Auch kleinste Gesundheitsprobleme werden vorher behandelt. Frau und Mann stellen die Ernährung um und nehmen Heilkräuter ein, um die Gebärmutter bzw. die Spermien zu nähren.

Der Ayurveda hat seinen Ursprung vor gut 3000 Jahren. Es ist erstaunlich, dass vieles, was in den alten ayurvedischen Büchern geschrieben steht, heute durch die Schulmedizin bestätigt wird. In der westlichen Medizin weiß man ganz genau, welches Organ in welcher Schwangerschaftswoche gebildet wird. Der Sprung zur Anwendung dieses Wissens fehlt jedoch noch. Laut des ayurvedischen Wissens formen sich bestimmte Gewebeschichten des Fötus nach und nach aus. Daher sind die Ernährungsempfehlungen auch individuell für jeden Monat unterschiedlich, je nachdem, welches Gewebe in welchem Monat gebildet wird. Dies ist ein sehr interessanter Aspekt, dem in der westlichen Medizin zu wenig Aufmerksamkeit geschenkt wird.

Schon als Kind mit indischen Wurzeln wurde mein Leben in Deutschland durch die Verbindung von westlicher und indischer Kultur geprägt. Dies verstärkte sich durch mein Medizinstudium in Indien noch weiter. Für mich war schnell klar, dass eine Zusatzausbildung zur Ayurveda-Ärztin eine Bereicherung zur Ausbildung als Fachärztin für Gynäkologie und Geburtshilfe ist, um diese beiden Welten für die Behandlung meiner Patientinnen miteinander zu verbinden. Es finden sich immer wieder Punkte, an denen sich die westliche Kultur mit traditionellen indischen Aspekten verbinden lässt.

Aber durch meine langjährige Begleitung von Schwangerschaften als Ärztin sowie aus eigener Erfahrung als Mutter weiß ich auch, dass es nicht darum geht, alles, was in den ayurvedischen Texten steht, eins zu eins in den Alltag zu übernehmen. Jeder muss abwägen, was zu ihm passt und was nicht. Sollten Sie beispielsweise die Kräuterrauchtherapie als befremdlich empfinden, würde ich empfehlen sie wegzulassen. Andere Paare, die mit Weihrauch z. B. aus der Kirche vertraut sind, könnten sich für die Kräuterrauchtherapie entscheiden und diese anwenden. Beide Wege sind richtig, wichtig ist, dass Sie sich wohl dabei fühlen.

Letztendlich wünscht sich jedes Paar eine glückliche Schwangerschaft und somit ein glückliches und gesundes Baby. Mit diesem Buch kommen Sie diesem Ziel ein Stück näher.

Dr. med. Yasmin Khushbu Varandani-Gogia
München, im November 2018

Vorwort

von Shri Balaji També

Wenn Sie Wert auf eine ganzheitliche Schwangerschaftsvorsorge legen, finden Sie im Ayurveda ein umfangreiches, seit Jahrtausenden bewährtes Gesundheitswissen. Die traditionelle indische Heilkunst des Ayurveda verfügt mit *Garbha Sanskara* über einen wesentlichen Baustein, um schon vor der Geburt die Weichen für ein gesundes und glückliches Leben zu stellen. In Indien wird diese Form der Schwangerschaftsbegleitung seit Urzeiten als Teil eines traditionellen Lebensstils beachtet und angewendet. *Garbha Sanskara* (so auch der Titel der Originalausgabe dieses Buchs) bedeutet wörtlich »die Kunst, das Kind im Mutterleib zu kultivieren«.

In der ayurvedischen Literatur werden die physiologischen Funktionen und Entwicklungsprozesse des menschlichen Körpers sehr exakt und detailliert beschrieben. Die Schriften decken aber auch viele verhaltensbezogene Themen ab. Entsprechend geht es in diesem Buch nicht nur um die Schwangerschaft selbst, sondern auch um Themen wie Empfängnis, Ernährung, Kleidung, Kinderbetreuung u. v. m.

Ein Kind zu bekommen ist zwar eigentlich etwas ganz Natürliches, aber dennoch haben manche Paare Schwierigkeiten mit der Zeugung und Empfängnis. Daher sind einige Maßnahmen vor der Empfängnis ebenso empfehlenswert wie eine gewisse Planung. Doch wie bereitet man sich auf eine Schwangerschaft vor? Wo bekommt man eine zuverlässige und sachkundige Beratung? Wie soll ein neues Leben in der Gebärmutter angelegt werden, und wann sollte dieser Prozess beginnen? Und nachdem das Kind geboren ist, was sollte dann getan werden, um es weiter zu fördern? Auf all diese Fragen finden Sie in diesem Buch Antworten.

Ich freue mich sehr, dass *Glückliche Schwangerschaft – glückliche Babys* nun auch in einer völlig überarbeiteten Ausgabe auf Deutsch erscheint. So können immer mehr (werdende) Schwangere und ihre Partner von diesem im Westen bisher noch ungehobenen Wissensschatz profitieren.

Dr. Shri Balaji També
Karla (Indien), im November 2018

Einführung

Jede Schwangerschaft ist etwas Wunderbares und Großartiges. Das gerät bei all den Tests und Untersuchungen, die werdende Mütter heute hinter sich bringen müssen, leicht aus dem Blick. Allzu oft werden Schwangere wie Patientinnen mit besonderen Risiken behandelt, obwohl sie alles andere als krank sind, vielmehr in ihnen neues Leben heranwächst, ganz natürlich und normalerweise ganz gesund. Die vielen Untersuchungen und Vorsorgemaßnahmen verhindern oft, dass Frauen ihre Schwangerschaft genießen und sich ohne größere Sorgen auf ihr Baby freuen können. Dabei ist schwanger zu sein ein Wunder der Natur, das gefeiert und genossen werden will.

Begleitend zur schulmedizinischen Vorsorge bietet Ayurveda eine umfassende Fürsorge für die werdende Mutter und das Ungeborene. Als ganzheitliche Heilkunde kombiniert es in der Praxis uralte Traditionen mit modernen Erkenntnissen. Dieses einzigartige, authentisch vermittelte Ayurveda-Wissen bietet u. a. viele einfach umsetzbare Lösungen für kleinere und größere gesundheitliche Probleme während der Schwangerschaft. Neben Empfehlungen für die Ernährung gehören hierzu beispielsweise auch traditionelle Rezepte für viele Hausmittel bei Schwangerschaftsbeschwerden. Vielleicht haben Sie auch Lust, manche Empfehlungen oder Übungen zusammen mit einer Freundin auszuprobieren oder Sie suchen eine Ayurveda-Praxis auf, um sich von einem geschulten Experten beraten und behandeln zu lassen.

Sie lernen in diesem Buch auch ganz neue Möglichkeiten kennen, wie Sie Ihr Wohlbefinden steigern und Ihre »anderen Umstände« genießen können, indem Sie sich und Ihrem Ungeborenen in vielerlei Hinsicht Gutes tun und damit die richtigen Weichen stellen. Dazu gehören bestimmte Nahrungsmittel, verschiedene Rituale, aber auch Meditationen und Yoga. So kann der Körper durch spezielle Asanas auf eine normale Entbindung vorbereitet werden und anschließend zu seiner ursprünglichen Figur zurückfinden. Dieser Aspekt der ayurvedischen Schwangerschaftsfürsorge, der hierzulande schon lange praktiziert wird, geht mit Ayurveda Hand in Hand: Der ayurvedische Weg wird durch Yoga unterstützt und umgekehrt. Das Wissen stammt aus den gleichen alten Schriften, den Veden.

Darüber hinaus erfahren Sie, wie Sie das Ungeborene im Mutterleib schützen und seine gesunde Entwicklung fördern können. Zudem bekommen Sie zahlreiche Anleitungen, wie Sie Ihr Kind nach der Geburt pflegen, nähren und z. B. mit Babymassage verwöhnen können.

Ein besonderes Augenmerk gilt der pränatalen Förderung mit Musik. Ab dem sechsten Schwangerschaftsmonat reagiert der Fötus durch Veränderungen der Herzfrequenz auf Geräusche, beispielsweise auf die Stimme der Mutter, Stimmen anderer Menschen oder auf Musik. Bereits im Jahr 1986 führten die US-amerikanischen Verhaltensforscher Anthony J. DeCasper und Melanie Spence einen Versuch durch, bei dem Schwangere während der letzten sechseinhalb Wochen vor der Geburt zweimal pro Tag ein Gedicht laut vorlesen sollten. Zwei bis drei Tage nach der Geburt konnte eine Reaktion auf die bekannten Verse im Vergleich zu nicht bekannten Texten festgestellt werden – ein Beleg für intrauterines Hören und pränatales Lernen. Durch ayurvedische Heilmusik wird u. a. der Intellekt des Fötus angeregt.

Ein wichtiger, in der westlichen Welt noch ungewohnter ayurvedischer Aspekt der Schwangerschaftsvorsorge ist die Vorbereitung einer Schwangerschaft. Gezielte Maßnahmen für eine ganzheitliche Gesundheit zählen ebenso dazu wie Methoden, um die Fruchtbarkeit zu steigern. Damit soll bereits lange vor der Empfängnis begonnen werden, um optimale Voraussetzungen für Mutter und Kind zu schaffen.

Mit diesem Buch möchten wir nicht nur Frauen, die schwanger werden wollen oder es bereits sind, sondern auch werdende Väter ansprechen. Die Geburt ist für beide Elternteile ein einschneidendes Ereignis im Leben, bei dem der Mann von Beginn der Schwangerschaft an und auch nach der Geburt eine entscheidende unterstützende Funktion hat. Er sollte für Frau und Kind ein fürsorglicher und kenntnisreicher Partner und Vater sein.

Wir haben versucht, alle ayurvedischen Begriffe verständlich zu erklären. Am Ende des

Buches findet sich ein Glossar für alle, die ihr Wissen noch erweitern möchten.

Die angeführten Nahrungsergänzungsmittel sind im deutschsprachigen Raum bei verschiedenen Anbietern erhältlich. Bezugsquellen finden Sie im Anhang ab Seite 306. Für die empfohlenen Hausmittel sind Rezepturen angegeben, die Sie individuell mischen können. Die Zutaten erhalten Sie über ausgewählte Apotheken, Ayurveda-Fachgeschäfte oder den Online-Handel.

Kompliziertere oder medizinische Rezepturen erhalten Sie meist nur bei qualifizierten Ayurveda-Ärzten oder Ärzten mit ayurvedischer Zusatzausbildung. Wir haben auch die Rezepturen einiger komplexerer Medikamente angegeben, weil wir sie anderen Ayurveda-Praktizierenden zur Verfügung stellen wollen.

Die vorgestellten Hausmittel und Nahrungsergänzungsmittel können Sie verwenden, ohne Nebenwirkungen zu riskieren.

Achten Sie bei der Auswahl von ayurvedischen Produkten darauf, dass sie eine Qualitätskontrolle durchlaufen haben. Produkte dürfen nur importiert werden, wenn sie dem deutschen Lebensmittel- bzw. Kosmetikgesetz entsprechen. Dies wird in deutschen Labors geprüft. Importeure und Fachgeschäfte werden stark kontrolliert, zertifizierte Onlineshops garantieren ebenso für die Einhaltung der Richtlinien. Hersteller-Zertifizierungen sind beispielsweise ISO 9001, GMP, BDIH (bio). Nicht zertifizierte Produkte oder Mitbringsel aus dem Urlaub können hingegen mit Schwermetallen belastet sein.

Noch ein Wort zu den verwendeten Schreibweisen: Sofern es sich nicht um auch hierzulande bekannte Produkte handelt, sind die Sanskrit-Namen der verwendeten Kräuter vorangestellt, der deutsche Name folgt in Klammern. Im Anhang ab Seite 290 sind auch die botanischen Namen der verschiedenen Zutaten aufgelistet.

Sie können dieses Buch linear lesen oder gleich gezielt bestimmte Kapitel wie Schwangerschaftsyoga oder Babymassage ansteuern. Sollten Sie mit den Grundbegriffen von Ayurveda noch nicht vertraut sein, empfehlen wir, zuerst das Kapitel »Prinzipien des Ayurveda« ab Seite 264 zu lesen.

Obwohl dieses Buch ein umfassender Leitfaden ist, ersetzt es selbstverständlich keine medizinische Behandlung. Bitte ziehen Sie im Zweifel, bei Beschwerden oder Unklarheiten immer Ihren behandelnden Arzt oder die Hebamme hinzu.

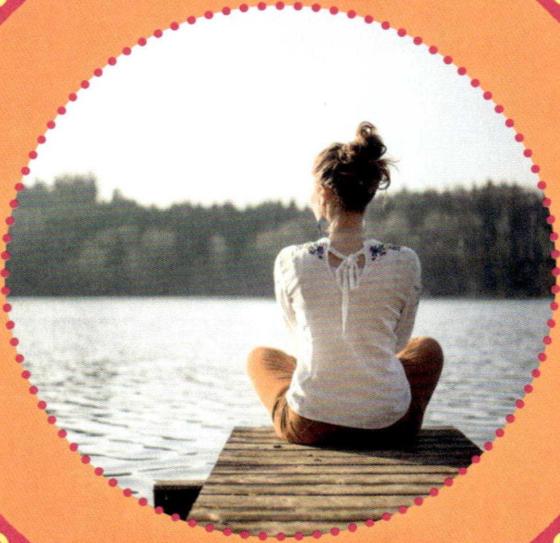

Die Schwangerschaft vorbereiten

Schon lange vor der Empfängnis können Sie viel tun, um sich auf eine Schwangerschaft vorzubereiten. Die ayurvedische Medizin gibt u. a. Empfehlungen für Ernährung, Nahrungsergänzungsmittel, Yoga, Meditation und Heilmusik.

Schon vor der Empfängnis richtig planen

Zeit, die Sie und Ihr Partner sich für die Vorbereitung auf den Familienzuwachs nehmen, ist gut investierte Zeit: Viele Schwangerschaftsprobleme lassen sich damit vermeiden oder lindern. Und ein Kind, das sorgsam genährt und willkommen geheißen wird, kann auf vielen Ebenen davon profitieren.

Ayurveda: ein Jahrtausende alter Wissensschatz

In den altindischen vedischen Schriften sind viele vorbereitende Maßnahmen niedergelegt. Sie werden seit Tausenden von Jahren gewissenhaft erforscht, praktiziert und weiterentwickelt. Dieses Buch basiert auf dem tradierten Wissen, das an unsere moderne Lebensweise angepasst wurde, ohne es zu verwässern. Um Ihnen einen kleinen Einblick in diese Quellen zu geben, finden Sie unter der Überschrift »Vedisches Wissen« Verse aus den ayurvedischen Quellentexten, auf die jeweils Bezug genommen wird. Einen detaillierteren Exkurs über die Quellentexte finden Sie ab Seite 277.

Dass es sinnvoll ist, sich schon vor einer geplanten Schwangerschaft auf diese vorzubereiten, leuchtet unmittelbar ein. In einigen Punkten ist dies auch im Westen Praxis, etwa wenn es um das Schwangerschaftsalter bzw. die Risiken einer späten Schwangerschaft geht oder um die Nikotinentwöhnung vor einer Befruchtung. Die indische Heilkunst thematisiert dies noch viel umfassender und weit konkreter. Sie geht weit über das richtige Alter und gesunde Fortpflanzungssysteme hinaus. Dieses alte, erprobte Wissen ist auch hierzulande für Paare mit Kinderwunsch, die sich optimal auf eine Schwangerschaft vorbereiten möchten, in vielen Punkten interessant. Deshalb möchten wir Ihnen verschiedene vorsorgende Maßnahmen des Ayurveda vorstellen.

Den Boden für neues Leben bereiten

vedisches wissen

Um gesundes Getreide hervorzubringen, ist es wichtig, dass die Jahreszeit geeignet und das Erdreich heil ist, dass ein Optimum an Wasser zur Verfügung steht und die Samen von erstklassiger Qualität sind. In ganz ähnlicher Weise ist es für eine ideale Empfängnis wichtig, dass Jahreszeit und Gelegenheit passend sind, dass die Frau und ihre Gebärmutter frei von jeder Krankheit sind, dass die verfügbare Nahrung für die Entwicklung des Fötus optimal und der Same (Sperma und Eizelle) gesund sind.

Sushruta Samhita

Dieses Bild aus der Landwirtschaft versinnbildlicht, warum eine gründliche Vorbereitung auf eine Schwangerschaft so sinnvoll ist: Bevor ein Bauer ein Stück Land aussucht, prüft er die Qualität des Bodens, die geografischen Gegebenheiten vor Ort, etwa die Niederschlagsmenge, den Zugang zu Wasser sowie die verfügbaren Arbeitskräfte. Hat er sich dann für ein Stück Land entschieden, muss er es pflügen und mit Dünger und anderen notwendigen Substanzen behandeln. Wenn die Zeit reif ist, sät er geeignete Samen von bester Qualität. Er muss äußerst vorsichtig sein, wenn die Samen aufgehen und zu wachsen beginnen, aber auch dem ausgewachsenen Getreide viel Aufmerksamkeit schenken.

In diesem Sinne wird im Ayurveda seit Urzeiten die Idee vertreten, dass es einen idealen Prozess gibt, in dessen Verlauf ein menschliches Wesen ins Leben gerufen wird. Dafür hat sich im Ayurveda eine komplette

Wissenschaft namens *Garbha Sanskara* entwickelt. Sie umfasst eine Reihe von Maßnahmen und Richtlinien für künftige Eltern, damit sie körperlich gesund sind, sie die Empfängnis ideal vorbereiten können, eine optimale Fürsorge in den 280 Tagen der Schwangerschaft gewährleistet ist und die Geburt und Pflege des Kindes bestens verlaufen.

Den Prozess des Werdens verstehen

Das Kind formt sich aus ayurvedischer Sicht aus drei Komponenten: seinen eigenen Anlagen, den guten und weniger guten Eigenschaften der Eltern und der Versorgung und Zuwendung, die es während der Schwangerschaft bekommt. Somit haben Verhalten, Ernährung, Gedanken, Worte und Taten der Mutter einen nachhaltigen Einfluss auf den Fötus.

vedisches wissen

Die fünf grobstofflichen Elemente *(Panchamahabhuta)* reichen nicht aus, um Leben hervorzubringen. Dazu ist die Vereinigung der Lebenskraft mit diesen Elementen erforderlich.

Charaka Samhita

Laut den vedischen Schriften genügt es für eine Befruchtung nicht, dass eine Samenzelle auf eine Eizelle trifft. Eine Empfängnis findet nur statt, wenn auch Lebenskraft (*Chetana*) hinzukommt und einen lebendigen Embryo hervorbringt. Die Lebenskraft ist frei und unabhängig und tritt von selbst in den Embryo ein. Der Fötus ist also nicht nur ein physischer Körper, sondern wird gebildet aus der männlichen Samen- und der weiblichen Eizelle, aus der Seele *(Atman)*, dem Geist, dem Intellekt, den fünf Elementen und dem Bewusstsein.

Vom dritten Monat an soll der Fötus Glück und Freude empfinden können. Ab dem sechsten Monat beginnt sich das Bewusstsein selbst auszudrücken, Geist und Körper kommen sich näher und verbinden sich.

Zu dieser Zeit kann der Fötus durch Klang beeinflusst werden, und das muss aus ayurvedischer Sicht genutzt werden, um ihm zu helfen, sich auf allen drei Ebenen zu entwickeln – physisch, psychisch und spirituell. Dieses Kultivieren (*Sanskara*) ist der wichtigste Teil von *Garbha Sanskara*.

Leben vor der Geburt

Knapp jeder Vierte in Deutschland, Österreich und der Schweiz glaubt an Reinkarnation, in anderen Teilen der Welt sind die Zahlen je nach Religionszugehörigkeit noch weitaus höher. Wer nicht an die menschliche Wiedergeburt glaubt, kann vielleicht der Überlegung folgen, dass wir die DNA und die Einflüsse unserer Eltern und Vorfahren in gewisser Weise auf der physischen wie auf der geistigen Ebene weiterführen.

Das ungeborene Kind trägt also einige vorbestimmte Anlagen in sich. Seine physische Nahrung bekommt es jedoch von der Mutter und sein denkender Geist steht laut Ayurveda mit dem ihren in enger Verbindung. Dieser Geist ist von den guten und schlechten Taten früherer Lebenszeiten geprägt und trägt alle *Sattvik*-, *Rajasik*- und *Tamasik*-Eindrücke (siehe Seite 297) früherer Geburten sowie der Umstände und Qualitäten von Zeit und Ort seiner Empfängnis in sich.

Das Leben vor der Geburt, einschließlich der neun Schwangerschaftsmonate, wird danach als früheres Leben einer Person betrachtet. Die Eigenschaften der Ahnen sind bereits als Basis in jedem Menschen angelegt, und zwar in Form der Chromosomen, die beinahe für die ganze Entwicklung sowie die Konstitution und in gewissem Maße das Verhalten verantwortlich sind. Jeder Mensch existiert also schon lange, bevor er in dieses Leben geboren wird. Eine Ahnenlinie ist so etwas wie eine ununterbrochene Kette mit ganz bestimmten Eigenschaften und Merkmalen. Und diese Eigenschaften sind die Wegbereiter der Eigenschaften der künftigen Generationen.

Das Ungeborene kultivieren

Der Geist eines Embryos ist eng mit dem seiner Eltern verbunden. Das Ungeborene kann bereits hören und wird geprägt durch das, womit sich seine Mutter in der Schwangerschaft beschäftigt, was sie sich anhört und ansieht, was sie spricht und fühlt. All das trägt dazu bei, den Geist des Kindes zu kultivieren. Beschäftigen Sie sich also mit Dingen, die Sie lieben – mit schöner Musik oder mit Büchern und Filmen, die Sie positiv stimmen. Versuchen Sie alles, was Ihnen Angst oder Sorgen macht, zu meiden, und verzichten Sie beispielsweise auf aggressive Musik oder Horrorfilme.

Vedisches Wissen

Das Kind wird die Eigenschaften besitzen, die den Geist der schwangeren Frau beschäftigen.

Sharangdhara Samhita

Das wirksamste Mittel zur geistigen Förderung des Fötus ist laut der ayurvedischen Lehre Klang. Bestimmte Klangkombinationen, die nach konkreten Kriterien aufeinander abgestimmt sind – etwa Mantras oder andere Musik, die auf diesen Prinzipien aufbaut –, können vom Geist direkt aufgenommen werden. Dafür ist es nicht nötig, dass man die vertonten Worte versteht. Vielmehr richten sich deren Schwingungen direkt an den Geist von Mutter und Kind. So kann sich eigens für die Schwangerschaft geschaffene Heilmusik umfassend positiv auf die Gesundheit des Kindes und auf seine Persönlichkeit auswirken. Mehr zu diesem Thema sowie einen Link zum Download einiger besonders geeigneter Musikstücke des Autors finden Sie auf Seite 15 und 125.

Das Wichtigste in Kürze

- Bereiten Sie sich bereits vor der Empfängnis auf Ihr Kind vor.
- Die Lebensweise seiner Mutter, sein eigenes Karma (Schicksal), die Anlagen seiner Eltern und die Maßnahmen, die vor und während der Schwangerschaft ergriffen wurden, prägen das Baby.
- Der Einsatz von Klang und Heilmusik spielt eine wichtige Rolle für den *Garbha-Sanskara*-Prozess.

Für eine intakte Basis sorgen

Im Ayurveda wird besonderer Wert auf die Gesundheit der werdenden Eltern in der Zeit vor der Schwangerschaft gelegt – insbesondere auf die Gesundheit der Frau. Denn sie ist es, die das Kind neun Monate lang in ihrem Körper trägt. Der Begriff Blutsverwandtschaft ist hier ganz wörtlich zu nehmen: Die Mutter ernährt den Fötus über die Plazenta mit ihrem Blut.

Damit die Empfängnis erfolgreich ist und sich der Fötus gut einnistet, sind eine gesunde Gebärmutter und gute männliche und weibliche Samen (Samenzelle und Eizelle) erforderlich. Diese bilden die Essenz von Mann und Frau. Entsprechend können Sie als werdende Eltern viel dafür tun, um zur Zeit der Empfängnis körperlich, geistig und seelisch gesund zu sein.

Die ayurvedischen Texte beschreiben in allen Einzelheiten Methoden, die dabei helfen können, gesunde und glückliche Kinder zu bekommen. Zusammengefasst lässt sich festhalten: Ein Mann und eine Frau, die sich auf die Empfängnis vorbereiten, sollten idealerweise im richtigen Alter und nicht verwandt sein, eine ähnliche Wesensart haben, liebevoll und fürsorglich miteinander umgehen und in einem ausgezeichneten Gesundheitszustand sein.

Das ideale Alter für die Empfängnis

Im Durchschnitt haben Mädchen mit etwa 13 Jahren ihre erste Monatsblutung. Jungen beginnen mit ungefähr 14 Jahren erstmals richtige Samenzellen zu produzieren. Allerdings brauchen sowohl Mädchen als auch Jungen auf diesen frühen Entwicklungsstufen ihr Zellgewebe für die eigene Reifung. Und ihre Samen und Eizellen benötigen noch etwas mehr Zeit, um auszureifen und potent zu werden.

Im Ayurveda gibt es Empfehlungen dafür, in welchem Alter Mann und Frau idealerweise eigene Kinder bekommen. Gemäß der indischen Kultur ist das erste Viertel des Lebens, *Brahmacharya*, die Zeit, in der alle Energien auf Lernen und Wissenserwerb gerichtet sein sollten. Diese Phase entspricht heute etwa den ersten 25 Lebensjahren und wird *Brahmachayra-Ashram* genannt. Die Familienphase, *Grihastha-Ashram*, schließt sich danach an, also ab ca. 25 Jahren. Auch wenn sich im Westen das Alter von Erstgebärenden immer weiter nach hinten verschoben hat, decken sich ayurvedische und schulmedizinische Altersempfehlungen für Schwangerschaften weitgehend.

Beim Höchstalter für werdende Eltern gibt es, schon rein biologisch, größere Unterschiede zwischen den Geschlechtern. Ein Mann kann theoretisch bis ins hohe Alter Kinder zeugen. Frauen müssen andere Faktoren in Betracht ziehen. Abgesehen von gesunden Eizellen sind die Elastizität der Muskeln, die bei der Entbindung beansprucht werden, die Kraft der Gebärmutter sowie der allgemeine Gesundheitszustand entscheidend. Laut Ayurveda ist es möglicherweise nicht gut für Frauen über 35, ein Kind zur Welt zu bringen. Wenn eine Frau über 35 Mutter werden möchte, sollte sie sich so früh wie möglich ayurvedischen Behandlungen (siehe Seite 36 ff.) unterziehen – am besten ab dem Zeitpunkt, zu dem sie plant, schwanger zu werden. Auch aus schulmedizinischer Sicht gilt eine Schwangerschaft über 35 Jahren als Risikoschwangerschaft, für die besondere Vorsorgeuntersuchungen (siehe Seite 66 ff.) empfohlen werden.

Eine achtsame mentale Vorbereitung

Ungeplante oder unbeabsichtigte Schwangerschaften gelten als ungünstig, weshalb Mann und Frau nur dann ein Baby planen sollten, wenn beide es wollen, und nach entsprechender körperlicher und mentaler Vorbereitung. Denn beide Eltern geben über ihre Ei- bzw. Samenzellen ihre physische, mentale und spirituelle Konstitution an ihr

Kind weiter. Diese Eigenschaften entscheiden über die grundlegende Entwicklung des Embryos. Umgangssprachlich heißt es oft, dass jemand eine »starke Konstitution« oder eine »schwache Konstitution« hat. Diese Konstitution wird im Moment der Empfängnis festgelegt. Je gesünder die Samenzelle, die Eizelle und die Lebenskraft sind, umso stärker ist die Konstitution des Babys, das aus dieser Vereinigung hervorgeht.

Gesunde Fortpflanzungsorgane

Die Gesundheit eines Babys hängt wesentlich davon ab, dass beide Eltern bei der Zeugung und Empfängnis gesund sind. Wer eine entsprechende Schwäche bei sich feststellt, sollte sie auskurieren, bevor er oder sie versucht, ein Kind zu bekommen. Dafür ist es wichtig, die Fortpflanzungsorgane und deren Funktion zu kennen.

Die weiblichen Fortpflanzungsorgane

Im Ayurveda kennt man drei anatomische Organe der Frau, die als *Tryavarta Yoni* bezeichnet werden: die Vagina, den Gebärmutterhals (Zervix) und die Gebärmutter (Uterus).

Vedisches Wissen

Der erste dieser drei Teile ist die Vagina. Der Gebärmutterhals (Zervix), der Eingang zum Uterus, ist der zweite. Der dritte Teil, in den sich der Fötus einnistet und in dem er ernährt wird, ist der Uterus, auf Sanskrit als *Garbhashaya* bekannt. *Ashaya* = leerer Raum, *Garbha* = Embryo. *Garbhashaya* ist also der leere Raum, in dem der Embryo wohnen wird.

Sushruta Samhita

Die **Gebärmutter** (Uterus) ist das wichtigste Fortpflanzungsorgan im Körper einer Frau. Normalerweise ist sie etwa 8 x 5 Zentimeter groß, sie wiegt zwischen 50 und 80 Gramm, hat ein Innenvolumen von etwa 30 Millilitern und ihre Wände sind etwa 1,25 Zentimeter dick. Die Muskeln des Uterus sind extrem elastisch und dehnbar. Während der

Schwangerschaft erhöht sich das Volumen auf fünf Liter, das Gewicht vergrößert sich auf bis zu ein Kilo. Nach der Entbindung kehrt die Gebärmutter innerhalb von 42 Tagen nach und nach zu ihrer normalen Größe und ihrem ursprünglichen Gewicht zurück.
Während der Schwangerschaft bleibt der Zugang zum Uterus, der **Gebärmutterhals** (Zervix), geschlossen. Wenn er sich wieder öffnet, markiert dies den Beginn des Geburtsprozesses. Öffnet sich der Gebärmutterhals aus irgendeinem Grund während der Schwangerschaft, besteht das Risiko einer Früh- oder Fehlgeburt. Wenn tatsächlich die Möglichkeit besteht, dass sich der Gebärmutterhals während der Schwangerschaft öffnen könnte oder beobachtet wird, dass er sich erweitert, kann er ggf. zugenäht werden, um eine Frühgeburt zu verhindern.
In der Schwangerschaft, also vor der Entbindung, ist der Gebärmutterhals rund, nach der Niederkunft schlitzförmig.
Rechts und links am Uterus sitzen die **Eileiter**, die über den Eierstöcken enden. Wenn eine Eizelle (Ovum) aus dem jeweiligen Eierstock freigesetzt wird, wird sie von den Fimbrienenden aufgefangen und zum Uterus transportiert. Infektionen der Eileiter können diesen Beförderungsprozess behindern. Dann kann die Eizelle den jeweiligen Eileiter nicht passieren und die Empfängnis nicht stattfinden.

Jede Frau hat zwei **Eierstöcke**, die jeweils etwa 4 x 3 x 2 Zentimeter groß sind. Der rechte und linke Eierstock setzen während der fruchtbaren Jahre normalerweise im Wechsel jeden Monat eine primäre Eizelle (Oozyte) frei. Sobald die Eizelle aus dem Eierstock austritt, wird sie in die Eileiter gezogen. Die Gesamtanzahl der in den Eierstöcken angelegten Eizellen steht bei der Geburt eines Mädchens bereits fest. Sie kann nicht erhöht oder im Laufe des Lebens verändert werden.

Der Menstruationszyklus

In einem normalen Zyklus von 28 Tagen setzt der rechte oder linke Eierstock am 14. Tag eine Eizelle frei. Dieser Vorgang wird Eisprung (Ovulation) genannt. In jedem Monatszyklus bereitet sich die Gebärmutter 14 Tage lang auf eine Schwangerschaft vor. Wenn die Empfängnis in diesem Zeitraum nicht stattfindet, wird das entsprechend vorbereitete Gewebe von den Gebärmutterwänden abgestreift und während der Menstruation ausgestoßen. Allerdings muss in diesem Zusammenhang angemerkt werden, dass eine regelmäßige Menstruation nicht unbedingt bedeutet, dass auch jedes Mal eine Ovulation stattgefunden hat. In anovulatorischen Zyklen, also Zyklen ohne Eisprung, wird trotz Menstruation keine Eizelle freigesetzt. In solchen Zyklen ist natürlich auch keine Empfängnis möglich.

Während eines normalen Menstruationszyklus dauert die Blutung vier bis fünf Tage. Der Blutfluss ist an den ersten beiden Tagen stärker und versiegt dann allmählich. Die durchschnittliche Blutmenge, die während einer Menstruation abgeht, beträgt 40 bis 50 Milliliter.

Idealerweise sollte die Periode einer Frau

- alle 28 Tage stattfinden,
- vier bis fünf Tage dauern,
- Blut absondern, das nicht zähflüssig und frei von Klumpen ist,
- nicht von einem brennenden Gefühl, von Schmerzen oder Unbehagen begleitet sein,
- weder zu stark noch zu schwach sein,
- die Gebärmutter reinigen.
- Das ausgestoßene Blut sollte leuchtend rot sein. Die Flecken, die es zurücklässt, sollten unter fließendem kaltem Wasser leicht auswaschbar sein.

Ein solches reines Menstruationsblut zeigt einen für die Empfängnis idealen Gesundheitszustand an. Abweichungen davon sollten aus ayurvedischer Sicht behandelt werden. Mehr dazu erfahren Sie ab Seite 58.

Die männlichen Fortpflanzungszellen

Die männlichen Fortpflanzungszellen sind als *Shukranu* (Sperma) bekannt. Laut Ayurveda ist *Shukra Dhatu* (Fortpflanzungsgewebe) im ganzen Körper vorhanden. Beim Geschlechtsverkehr wird auf dem Höhepunkt der Erregung *Shukra* aus dem ganzen Körper in das Fortpflanzungssystem geleitet und zusammen mit *Shukranu* (Sperma) abgespritzt. Ein gesunder Mann ejakuliert rund zwei bis sechs Milliliter Sperma auf einmal. Ein Milliliter Samenflüssigkeit enthält etwa 20 bis 60 Millionen Samenzellen, von denen jede etwa 0,006 Millimeter groß ist. Die Samenzellen werden in den Hoden produziert, durch die Hodenkanäle befördert und mit der Samenflüssigkeit freigesetzt. Die Mischung aus Samenflüssigkeit und Spermien wird *Virya* genannt. Obwohl die Samenflüssigkeit sehr viele Samenzellen enthält, kommen nur etwa 500 bis 700 gesunde Samenzellen bei der Eizelle an. Für den Weg vom Gebärmutterhals bis zu den Eileitern brauchen sie etwa ein bis drei Stunden. Nur eine Samenzelle kann in die Eizelle eintreten. Danach ist das Eindringen eines weiteren Samens nicht mehr möglich.

Die gesunde Samenflüssigkeit des Mannes wird wie folgt beschrieben:

Vedisches Wissen

Gesundes Sperma ist mild, gut gleitend, von dicker Beschaffenheit, süß und weiß. Es riecht nach Honig, ist reichlich vorhanden und erinnert an Ghee, Öl oder Honig. Diese Art von Samenflüssigkeit gilt als perfekt für die Empfängnis.

Ashtangasangraha Sharirasthana

Die charakteristische Eigenschaft des Samens ist »mild und kühlend« *(somya)*. Man muss darauf achten, dass er vor hohen Temperaturen geschützt bleibt. Samenzellen können nur bei Temperaturen unter der normalen Körpertemperatur produziert werden. Die Natur hat also eine besondere Methode ersonnen, um die Temperatur in den Hoden niedriger zu halten als im Rest des Körpers: Die Hoden befinden sich außerhalb des Körpers, im Hodensack.

Obwohl die hier erwähnten Mengen an Samenflüssigkeit und Menstruationsblut für die meisten Menschen zutreffen, gibt es je nach individueller Konstitution und in Abhängigkeit von anderen äußeren Faktoren gewisse Schwankungen.

Heutzutage ist es möglich, sowohl die Qualität als auch die Quantität des Spermas zu analysieren. Unterschiedliche Ursachen können die Zeugungsfähigkeit beeinträchtigen. Dazu erfahren Sie mehr ab Seite 51.

Die weiblichen Geschlechtsorgane stärken

In der Schulmedizin ist es nicht üblich, die Geschlechtsorgane besonders zu pflegen und zu therapieren. Das ist im Ayurveda ganz anders. Hier kennt man unterschiedliche Methoden, die regelmäßig angewendet werden, um Vagina, Zervix und Uterus gesund zu erhalten.

Dhoop – Kräuterrauchtherapie

Räuchern mit *Dhoop* (Kräuterrauchtherapie) ist eine sehr verbreitete Form der Therapie im Ayurveda. Traditionell wird *Dhoop* im Rahmen von spirituellen oder religiösen Ritualen verwendet, aber es hat auch konkre-

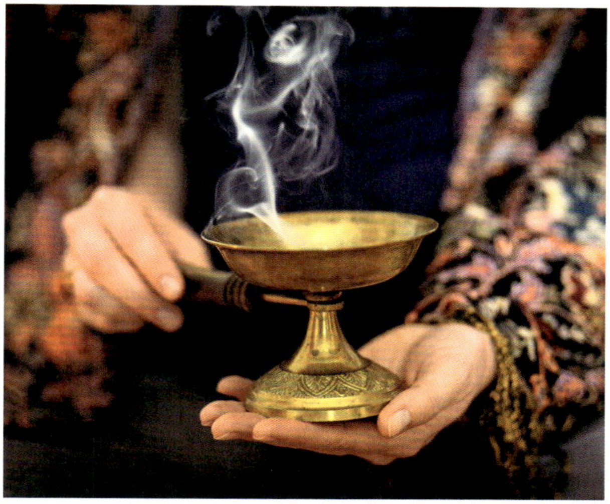

Behandlungen mit Kräuterrauch sind bei verschiedenen Beschwerden wirksam.

te therapeutische Effekte und kann für ganz unterschiedliche Zwecke eingesetzt werden. Die Mischungen aus Harzen und Kräutern verfügen über spezifische Heilqualitäten und werden auf Räucherkohle abgebrannt. Der besondere Vorteil von Rauch liegt darin, dass er auch zu Körperregionen vordringen kann, die auf andere Weise nicht erreicht werden.

Bestimmte *Dhoop*-Sorten gelten als äußerst hilfreich für die Frauengesundheit – beispielsweise Mischungen mit Kräutern wie *Vidanga* (Falscher schwarzer Pfeffer) oder Kurkuma. In Form von Rauchpartikeln können die Wirkstoffe bei Behandlungen für den Unterleib in die Vagina eintreten. Dies trägt dazu bei, den Menstruationszyklus zu regulieren, das hormonelle Gleichgewicht aufrechtzuerhalten und Infektionen sowie vaginalen Ausfluss zu verhindern. In der ayurvedischen Praxis wird in der Regel der ganze Körper der jungen Mutter nach der Entbindung einer Kräuterrauchtherapie unterzogen.

Anwendung: Sie benötigen einen Räucherbehälter oder eine Räucherschale, Räucherkohle, *Dhoop*-Kräuter (erhältlich als gepresste Tabs), einen Duschstuhl oder einen anderen geeigneten Hocker mit Öffnung nach unten und ein großes Baumwolltuch.

Bringen Sie die Räucherkohle im Räucherbehälter zum Glühen und legen Sie die *Dhoop*-Tablette darauf. Platzieren Sie den Stuhl oder Hocker am besten in der Badewanne, da viel Ruß entsteht. Stellen Sie den Räucherbehälter unter den Stuhl, setzen Sie sich mit nacktem Unterleib auf den Stuhl und umwickeln Sie Ihren Unterkörper mit dem Baumwolltuch. Der Rauch sollte möglichst direkt in den Unterleib eindringen können, ohne nach den Seiten zu entweichen. Achten Sie darauf, dass das Tuch weit genug von der Räucherschale entfernt ist,

damit es nicht in Brand geraten kann. Wenn die Kräuter nach ca. zehn Minuten verglüht sind, ist die Anwendung beendet.
Diese Behandlung wird zur Gesunderhaltung des Urogenitaltrakts generell ein- bis zweimal pro Woche empfohlen. Der Gedanke an diese Art der Eigenbehandlung kann vielleicht anfangs etwas ungewohnt sein. Deshalb empfiehlt sie sich zunächst unter Anleitung eines Ayurveda-Therapeuten.
In unseren Breitengraden ist das Räuchern als Therapieform bisher noch eher unbekannt, und die Behandlungserfolge sind schulmedizinisch noch nicht bestätigt. Wir kennen das Räuchern eher zu rituellen Zwecken, etwa das Verbrennen von Weihrauch in der Kirche oder zum Klären von Raumenergien. In der Traditionellen Chinesischen Medizin (TCM) ist die Räuchertherapie (Moxibustion) hingegen gängige Praxis.

Kumari-Öl – Vaginalöl

Ayurvedisches *Kumari*-Öl ist ein Vaginalöl auf Sesambasis mit Aloe vera und Kräuterauszügen, das Sie im ayurvedischen Fachhandel erhalten. Es wird auf einen kleinen Wattebausch aufgetragen, der in die Scheide eingeführt wird und dort über Nacht verbleibt. Diesem Öl werden viele positive Eigenschaften nachgesagt. So soll es helfen, das hormonelle Gleichgewicht zu erhalten, die Geschlechtsorgane zu entgiften und zu stärken sowie die Einnistung eines befruchteten Eis in der Gebärmutterwand zu fördern.

Ayurveda oder Schulmedizin?

In aller Regel lassen sich Ayurveda und Schulmedizin problemlos miteinander in Einklang bringen – gerade in der Kombination können Sie optimal von beiden Medizinsystemen profitieren.
Einige wenige ayurvedische Therapien werden von der Schulmedizin jedoch kritisch bewertet.
So verändert sich bei der Verwendung von Vaginalöl der pH-Wert in der Scheide, was die normale Scheidenflora aus dem Gleichgewicht bringen kann.
Auch Vaginaleinläufe und -spülungen (*Uttar Basti*, s. u.) sind schulmedizinisch umstritten, da der Uterus mit Öl in Berührung kommt.
Bitte beraten Sie sich im Zweifelsfall mit Ihrem Arzt, Ihrer Hebamme bzw. einem Ayurveda-Therapeuten, wenn Sie einen Behandlungsvorschlag ausprobieren wollen.

Allgemein soll das Vaginalöl Scheidentrockenheit verhindern, einer Erschlaffung der Scheidenmuskeln, Infektionen und Entzündungen von Scheide und Blase vorbeugen sowie vaginalen Ausfluss verhindern.
Darüber hinaus soll *Kumari*-Öl auch dazu beitragen, übermäßige Hitze *(Pitta)* aus dem Körper abzuleiten und für einen guten Schlaf sorgen.

Vaginalspülung und *Uttar Basti*

Im Rahmen einer Kinderwunschbehandlung kennt Ayurveda weitere Therapien, die aber nur unter Anleitung eines qualifizierten Therapeuten durchgeführt werden dürfen.
Zur Reinigung der Vagina wird ein Absud aus Kräutern wie Koriander oder *Triphala* (eine Drei-Kräuter-Mischung aus *Amla/*

Typische Frauenkräuter

Mit speziellen Kräutern können Sie viel für Ihr Wohlbefinden tun. Die wichtigsten »Frauenkräuter« im Überblick:

- *Shatavari* (Indische Wildspargelwurzel) stärkt die Fortpflanzungsorgane. Sie ist Bestandteil vieler Rezepturen und Stärkungsmittel, die wir in diesem Buch vorstellen.
- Ein Teelöffel frisches Aloe-vera-Gel, morgens auf nüchternen Magen in Wasser eingenommen, ist allgemein gut für das weibliche Hormonsystem – nur in der Schwangerschaft ist die innerliche Einnahme von Aloe vera kontraindiziert. Frische Aloe-vera-Blätter sind häufig in Bio-Läden erhältlich.
- *Kumari Asava* oder *Ashokaristha* aus Kräutern wie Aloe vera, *Ashoka*-Baum und *Anantmul* (Sarsaparille) helfen, den Menstruationszyklus zu regulieren, einen normalen Blutfluss während der Menstruation zu gewährleisten, die Fortpflanzungsorgane gesund zu erhalten und das hormonelle Gleichgewicht aufrechtzuerhalten.
- *Manjishtha*-Tabletten (Indischer Krapp) und ayurvedische Rosenmarmelade tragen dazu bei, *Rakta Dhatu* (Blut) zu reinigen und den Hämoglobingehalt des Blutes zu verbessern.
- Auch Arzneien wie *Chandraprabha* (enthält u. a. Balsambaumharz und Bambus), *Gokshuradi Churna* (mit Erd-Burzeldorn) und *Phala Ghrita* (mit Indischem Krapp) haben besondere Wirkstoffe für die Frauengesundheit.

Indische Stachelbeere, *Haritaki*/Chebulische Myrobalane und *Ashoka*/Ashoka-Baum) verwendet. Diese Vaginalspülung soll kleinere Verletzungen in der Schleimhaut der Vagina abheilen lassen, Infektionen und Entzündungen verhindern sowie vaginalen Ausfluss reduzieren. Im Anschluss erfolgt häufig eine Räucherbehandlung (*Dhoop*, s. o.).

Uttar Basti, der Vaginaleinlauf, ist eine Folgetherapie der Vaginalspülung. Eine besondere Öl- oder Kräuterghee-Zubereitung wird über Vagina und Zervix in den Uterus eingeführt. *Uttar Basti* soll den Eisprung zum richtigen Zeitpunkt fördern, den Menstruationszyklus regulieren, den Uterus in Vorbereitung auf eine normale und gesunde Empfängnis stärken und die Eileiter stabilisieren, damit sie die Eizelle zum richtigen Zeitpunkt in die korrekte Richtung treiben.

Gesunde Mutter, gesundes Baby

Viele Menschen betrachten sich als gesund, obwohl sie Krankheiten in sich tragen, die nur von einer medikamentösen Behandlung unterdrückt sind, statt von der Wurzel her geheilt worden zu sein. Auch wenn eine Krankheit keine körperlichen Beschwerden (mehr) verursacht oder man nichts davon mitbekommt, könnte sie dennoch im Körper schlummern. Behandeln und heilen Sie also zunächst möglichst jedes Ungleichgewicht, bevor Sie ein Kind zeugen oder empfangen.

Achten Sie auf regelmäßige und beschwerdefreie Menstruationszyklen, wie sie oben beschrieben sind. Menstruationsbeschwerden wie Blutgerinnsel und Schmerzen während der Blutung sollten ebenso behandelt werden wie häufige Harnwegsentzündungen. Lassen Sie Anzeichen für hormonelle Störungen, beispielsweise Schilddrüsenerkrankungen, Zyklen ohne Eisprung, eine plötzliche Gewichtszunahme, auffälliges Wachstum von Gesichtshaaren und schwere oder schmerzende Brüste immer sofort untersuchen und behandeln.

Paare, in deren Familien Krankheiten wie Asthma bronchiale, Hautprobleme, Epilepsie oder andere Gehirnerkrankungen auftreten oder aufgetreten sind, können aus ayurvedischer Sicht bestimmte Maßnahmen ergreifen, damit diese Probleme nicht an das Kind weitergegeben werden. Sie können schon vor der Empfängnis und auch während der gesamten Schwangerschaft bis zur Geburt des Babys mit einer Ayurveda-Therapie begleitet werden.

Diese Therapien sind in den vedischen Texten niedergelegt und haben sich über Jahrtausende bewährt. Wenn Sie beispielsweise schon ein Kind haben, das unter Asthma leidet, können Sie als Mutter während jeder folgenden Schwangerschaft Medizinpräparate einnehmen, die auf die Atmungsorgane wirken. Dies wird die Wahrscheinlichkeit, dass auch die anderen Kinder an Asthma oder anderen Atemwegserkrankungen leiden, reduzieren. Am besten lassen Sie sich von einem Experten beraten.

Vedisches Wissen

Um alle Arten von Ungleichgewicht in Samen- und Eizellen zu entfernen, sind Therapien wie Ölmassage *(Snehana)*, Dampfbad *(Svedana)*, Abführtherapie *(Virechana)* und Öleinlauf *(Basti)* sehr empfehlenswert.

Ashtangasangraha Sharirasthana

Die Grundkonstitution stärken

Ein wichtiger Schritt zu einer erfolgreichen Empfängnis ist im Ayurveda die Reinigung des Körpers. Sie basiert auf der Läuterung der fünf Elemente, aus denen der Körper besteht: Erde, Wasser, Feuer, Luft und Raum/Äther. Am besten wird dies durch eine *Panchakarma*-Kur, spezielle Nahrung und heilende Musik erreicht.

Panchakarma – ayurvedisches Detox

Bei der *Panchakarma*, wörtlich »fünf Handlungen«, handelt es sich um eine Kur, bei der der Körper auf fünf verschiedenen Ebenen gereinigt und entgiftet wird. Ziel dieser Kur ist, alle drei Hauptenergien oder *Doshas (Vata, Pitta* und *Kapha)* weitmöglichst auszubalancieren. Vor der Empfängnis soll *Panchakarma* durchgeführt werden, um die Samen des Mannes und die Eizellen der Frau zu reinigen. Das erhöht deren Fähigkeit, Nährstoffe aufzunehmen, um ein Vielfaches. Somit steigen die Chancen schwanger zu werden. *Panchakarma* erleichtert die Empfängnis und das Einnisten des Embryos und unterstützt eine reibungslose Schwangerschaft sowie die Gesundheit des Neugeborenen.

Die Kur empfiehlt sich auch für Spätgebärende oder für Paare mit Kinderwunsch, die unter chronischen oder angeborenen Krankheiten leiden oder die vor kurzem eine schwere Krankheit durchgestanden haben.

Korrekt durchgeführt, wird die *Panchakarma*-Kur Ihrer Gesundheit einen spürbaren Auftrieb geben. Wenn Sie kerngesund sind, brauchen Sie diese Therapien hingegen nicht unbedingt. In jedem Fall stärkt *Panchakarma* die Vitalität und das Gefühl des Wohlbefindens und verbessert die Chancen auf ein gesundes Kind. Ausführlichere Informationen zu Hintergrund und Durchführung von *Panchakarma*-Kuren erhalten Sie im Kapitel »Prinzipien des Ayurveda« ab Seite 264.

Powerfoods und Nahrungsergänzungsmittel

Zur Vorbereitung der Empfängnis werden Lebensmittel empfohlen, deren Nährstoffe die Gewebe der Fortpflanzungsorgane und die Samenflüssigkeit *(Shukra Dhatu)* erreichen können. Sie sind von *sattvischer* – reiner und ausgeglichener – Natur und sollen verjüngende Eigenschaften haben. Zu den wichtigsten Powerfoods zählen:

Milch gilt als extrem nahrhaft und als eines der besten Lebensmittel überhaupt. Laut den alten ayurvedischen Texten soll sie die Körpergewebe *(Dhatus)* nähren sowie die Potenz und Lebenskraft steigern.

Um in den Genuss all dieser Vorteile zu kommen, sollten Sie und Ihr Partner, wenn Sie sich auf eine Zeugung/Empfängnis vorbereiten, täglich Milch trinken. Noch besser ist es, der Milch *Dhatu*-bildende und kräftigende Mixturen hinzuzufügen. Dabei handelt es sich um pulverisierte oder körnige Milchzusätze, die *Kalpas* genannt werden. *Shatavari Kalpa* (ein Granulat aus indischer Wildspargelwurzel) ist ein optimales Superfood für Frauen, *Anant Kalpa* (ein Granulat mit Sarsaparille) für Männer.

Milch ist allerdings eine mögliche Quelle für Unverträglichkeiten. Mehr zu diesem Thema erfahren Sie auf Seite 70.

Mandeln. Weichen Sie drei bis vier Mandeln über Nacht in Wasser ein und essen Sie sie am nächsten Morgen unmittelbar nach dem Schälen. Die Mandeln sollten sehr gut gekaut werden, damit sie ihre wohltuende Wirkung ganz entfalten können.

Panchamrita ist ein wunderbares Elixier, das Sie schon vor dem Frühstück zu sich nehmen können (siehe Rezept auf Seite 240). Es steigert die körperliche Kraft, das Gedächtnis, das Auffassungsvermögen sowie die kreativen Fähigkeiten und ist ideal, um die Qualität von *Shukra Dhatu* zu erhöhen.

Ghee. Es ist Teil der ayurvedischen Esskultur, zu allen Mahlzeiten ein wenig Ghee (geklärte Butter oder Butterschmalz) zu sich zu nehmen, damit die Nahrung vom Körper besser aufgenommen und leichter verdaut wird. In der Regel genügen ein paar Tropfen. Wer jedoch vor der Zeugung bzw. Empfängnis *Shukra Dhatu* vermehren möchte, sollte zu jeder Mahlzeit mindestens zwei Teelöffel Ghee zu sich nehmen. Ghee enthält die Vitamine A und E sowie K2, wenn die dafür verwendete Butter von Kühen stammt, die ausschließlich mit Gras und Heu gefüttert werden. Ein Rezept zur Herstellung von Ghee finden Sie auf Seite 73.

Eisenhaltige Nahrungsmittel. Um den Blutverlust bei der Menstruation auszugleichen, sind Lebensmittel empfehlenswert, die die Bildung von *Rakta Dhatu* (Blut) unterstützen. Dazu zählen Rote Bete, Datteln, schwarze Rosinen, Granatäpfel, eingeweichte Feigen und grünes Blattgemüse wie Spinat oder Mangold.

Kräuter. Traditionell werden bestimmte Kräuter zur Verbesserung der Qualität von *Shukra Dhatu* verwendet. Die wichtigsten sind *Amla* (Indische Stachelbeere), *Akkalkara* (Bertram), *Ashwagandha* (Schlafbeere), Bambus, *Bala* (Sandmalve), *Chopachini* (China-Stechwinde), *Durva* (Hundszahngras), *Gokshura* (Erd-Burzeldorn), *Kapikacchuh* (Juckbohne), Langpfeffer, *Shatavari* (Indische Wildspargelwurzel), *Singhara* (Wassernuss), Süßholz und *Vidarikand* (Medizinische Prunkwinde).

Nahrungsergänzungsmittel spielen bei der Vorbereitung auf die Zeugung bzw. Empfängnis ebenfalls eine wichtige Rolle.

Für Frauen mit Kinderwunsch sehr empfehlenswerte *Rasayanas* sind *Dhatri Rasayan* (Hauptzutaten: *Amla* und Sultaninen), *Shatavari Kalpa* und ayurvedische Rosenmarmelade, die mit Eisen angereicherte ayurvedische Komponenten enthält. Sie wirkt sich ebenfalls förderlich auf *Rakta Dhatu* aus, liefert Kalzium und sorgt für ein Protein-Gleichgewicht im Körper.

Männern werden folgende *Rasayanas* empfohlen: *Dink Ladus*, Bällchen aus getrockneten Früchten und Gummi arabicum (siehe Rezept auf Seite 257 f.), *Anant Kalpa* (mit Sarsaparille) und *Gokshuradi Churna* (Hauptinhaltsstoff: Erd-Burzeldorn). Diese Nahrungsergänzungsmittel verbessern die Qualität des Spermas.

Wenn Sie diese Produkte beziehen oder konkrete gesundheitliche Probleme behandeln möchten, empfiehlt es sich, einen sachkundigen *Vaidya* (Ayurveda-Arzt) zu konsultieren.

Das Wichtigste in Kürze

- Vor einer geplanten Empfängnis ist ein optimaler Gesundheitszustand von Mann und Frau besonders wichtig.
- Regelmäßige Menstruationszyklen sowie gesunde Eizellen bei der Frau und gesunde Samen beim Mann sind die beste Voraussetzung für eine Schwangerschaft.
- Spezielle ayurvedische Anwendungen wie z. B. die Kräuterrauchtherapie oder Vaginalöl können die weiblichen Geschlechtsorgane stärken.
- Ayurveda kennt viele »Frauenkräuter«, die den Hormonhaushalt regulieren.
- Insbesondere für Paare mit bisher unerfülltem Kinderwunsch empfiehlt sich vor der Zeugung bzw. Empfängnis eine ayurvedische Detox-Kur *(Panchakarma)*.

Zeugung und Empfängnis vorbereiten

Sind Körper, Spermien und Eizellen gesund, können Sie sich als Paar gezielt darauf vorbereiten, ein Kind zu zeugen und zu empfangen. Dafür sind aus ayurvedischer Sicht verschiedene Faktoren von Bedeutung – zum einen die Ermittlung der fruchtbaren Tage, zum anderen unterstützende Rituale, eine harmonische Atmosphäre und die richtige mentale Einstimmung.

Das *Garbhadhana*-Ritual

In den altindischen Wissenschaften ist von sechzehn *Sanskaras* die Rede – Ritualen für Übergangszeiten wie Geburt, Namensgebung, Schulbeginn oder Hochzeit. Heute werden die *Sanskaras* vor allem als traditionelle oder religiöse Zeremonien gesehen, um einer Person zu Erfolg, Wohlstand und Langlebigkeit zu verhelfen. Doch sie haben darüber hinaus einen tiefen therapeutischen Wert (siehe auch Kapitel »16 *Sanskaras* – traditionelle Übergangsrituale« ab Seite 286) und waren über die Jahrtausende prägend für das Leben auf dem indischen Subkontinent.

Garbhadhana ist das erste dieser Rituale, zu dem auch die Vorschläge gehören, die Sie zur Vorbereitung auf die Empfängnis finden. Frau und Mann praktizieren das Ritual also, um ein Kind zu empfangen, was die Empfängnis selbst zwar einschließt, aber sehr viel

vedisches wissen

Sperma von guter Qualität, eine gesunde Eizelle, eine gesunde und starke Gebärmutter, fruchtbare Tage im Zyklus der Frau und eine kultivierte Seele, die gute Taten vollbringt, sollten zusammenkommen. Wenn der Fötus hervorragend ernährt wird, die optimale Zeitdauer in der Gebärmutter verbringt und sich gut entwickelt, sind die Voraussetzungen für eine problemlose Geburt geschaffen.

Charaka Samhita

mehr als das umfasst. Es soll das Paar dabei unterstützen, ein gesundes und ausgeglichenes Kind hervorzubringen.

Die fruchtbaren Tage ermitteln

Die ideale Zeit für den Geschlechtsverkehr, bei dem ein Baby gezeugt werden soll, ist während der fruchtbaren Tage – in einem 28-Tage-Zyklus also ab dem elften Tag nach Beginn der Menstruation (der erste Tag der Blutung zählt als Tag eins) bis zum 17. Tag, und zwar möglichst nah am 14. Tag. Findet in dieser Zeit Geschlechtsverkehr statt, sind die Chancen einer Empfängnis am höchsten. Nach dem 17. Tag ab Beginn der Menstruation kommt es eher selten zu einer Empfängnis. Oft haben Frauen, deren Eisprung erst nach dem 20. Tag des Menstruationszyklus oder später erfolgt, Schwierigkeiten mit einer Empfängnis.

Vor dem eigentlichen *Garbhadhana*, dem Zeugungsritual, sollte das Paar mindestens eine Woche lang sexuell enthaltsam leben (von Kinderwunsch-Experten werden hierzulande drei bis sieben Tage empfohlen). Das erhält ihr *Shukra Dhatu* und begünstigt die Produktion von gesunden Spermien.

Unmittelbar vor der Empfängnis, also vor dem Geschlechtsverkehr, sollte das Paar weder Durst noch Hunger haben. Es sollte aber auch nicht zu viel gegessen haben und auch nichts, was schwer verdaulich ist. Empfohlen wird eine *sattvische*, also leichte, sättigende und nährende Mahlzeit.

vedisches Wissen

Kräuter wie *Shatavari* (Indische Wildspargelwurzel), *Brahmi* (Wasserysop), *Vidarikand* (Prunkwinde), *Guduchi* (Herzblättrige Mondsamen) und *Bala* (Sandmalve) können den Fötus in der Gebärmutter stabilisieren.

Charaka Sutrasthana

Das folgende Rezept ist besonders wirksam, wenn es in der fruchtbaren Phase *(Rutukal)* zur Vorbereitung auf die Empfängnis eingesetzt wird, um den Uterus zu stärken und eine leichte Empfängnis zu ermöglichen. Die Behandlung kann während der ganzen Schwangerschaft fortgesetzt werden. Die nachhaltige Wirkung der Kräutermilch kann noch Monate später zu einer leichten und rechtzeitigen Wehentätigkeit beitragen.

Stärkende Kräutermilch

½ TL *Shatavari* (Indische Wildspargelwurzel)
½ TL *Brahmi* (Wasserysop)
½ TL *Vidarikand* (Indische Prunkwinde)
½ TL *Guduchi* (Herzblättriger Mondsamen)
½ TL *Bala* (Sandmalve)
200 ml Milch

Alle Zutaten in der Milch kurz aufkochen. Abseihen.
Einmal täglich morgens oder nachmittags warm trinken.

Mit Respekt und Liebe

Zum *Garbhadhana*-Ritual gehört auch, dass die Partner einander Respekt und Liebe entgegenbringen und den starken und aufrichtigen Wunsch haben, gemeinsam ein gesundes Kind zu zeugen. Beide sollten frei sein von negativen oder belastenden Gefühlen wie Angst, Traurigkeit, Wut oder Verzweiflung und vor der Zeugung psychisch und mental ausgeglichen sein. Auch während der Schwangerschaft ist eine glückliche, unbelastete Atmosphäre für die werdende Mutter wichtig. Denn starke emotionale Belastungen können sich nachteilig auf das mentale und physische Gleichgewicht auswirken, manchmal sogar ohne dass man es merkt.
Richten Sie deshalb eine besondere Aufmerksamkeit auf Ihre Gedanken. Positive Gedanken und eine spirituelle Orientierung sind genauso förderlich wie eine gute körperliche Kondition. Dafür ist es z. B. sehr ratsam, eine regelmäßige Meditationspraxis in den Tagesablauf einzubauen (siehe auch

Seite 126). Auch Familie und Freunde können während der gesamten Schwangerschaft für eine heitere und glückliche Atmosphäre sorgen.

vedisches wissen

Der Geist des Fötus wird beeinflusst von den Gedanken seiner Eltern vor und während des Zeugungs- und Empfängnisaktes.

Ashtangahridaya Sharirsthana

Elternschaft: eine besondere Verantwortung

Laut Ayurveda ist es besonders wichtig, dass das Paar eine stabile Beziehung hat. Es sollte dazu bereit sein, Verantwortung für die physische, mentale und emotionale Entwicklung des gemeinsamen Kindes zu übernehmen und ihm zur Seite zu stehen, wie und wann auch immer es nötig ist. Jedes gewissenhafte Paar sollte sich deshalb selbst fragen, ob es einem Kind die rechten Werte und die entsprechende Kultur *(Sanskara)* beibringen, es ernähren, lieben und ihm eine Ausbildung ermöglichen kann. Nur wenn sie diese Kriterien erfüllen, sollten die beiden aus ayurvedischer Sicht eine Schwangerschaft planen und anstreben.

Eltern tragen die Verantwortung für die Erziehung und Betreuung des Kindes, bis es unabhängig wird und sein Leben selbst in die Hand nehmen kann. Dieser Verantwortung sollte man sich bewusst sein, wenn man sich Kinder wünscht.

Zeugung und Empfängnis

Damit die Empfängnis stattfindet, müssen Samen- und Eizelle zusammentreffen. Die reife Eizelle wird vom Eierstock freigesetzt, tritt in den Eileiter ein und verbleibt dort eine Weile. Die Eizelle lebt etwa 24 Stunden. Wenn die Verschmelzung von Samen- und Eizelle (Empfängnis) in dieser Zeit stattfindet, wandert das befruchtete Ei langsam in die Gebärmutter und nistet sich in der Gebärmutterwand ein. Dort wird es zunächst über den Dottersack, dann über die Chorionzotten und schließlich über die Plazenta (den Mutterkuchen) ernährt.

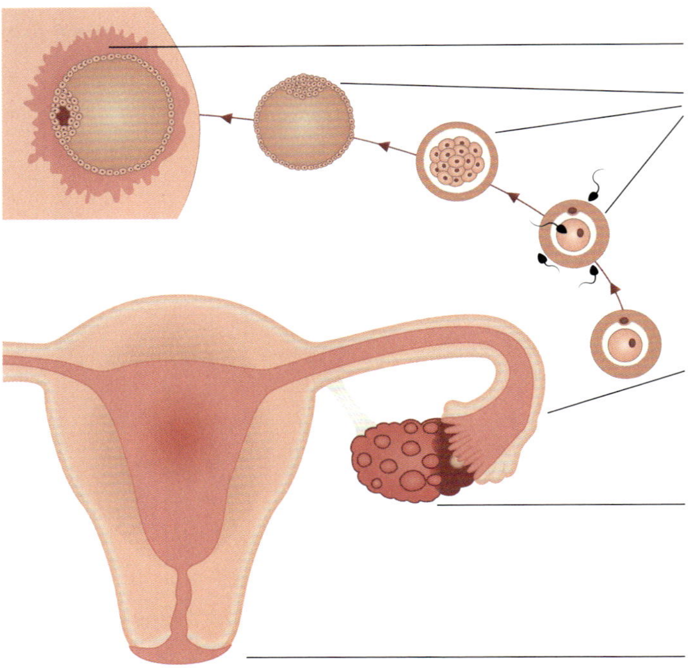

Die Befruchtung der Eizelle

Zwillings- und Mehrlingsschwangerschaften

Trotz zunehmender Mehrlingsgeburten sind Einzelgeburten noch immer die Norm. Wenn sich zwei oder mehr Zygoten (befruchtete Eier) in der Gebärmutter einnisten, kommt es zu einer Zwillings- oder Mehrlingsschwangerschaft. Im Sanskrit spricht man von *Yamal Garbha*.

Zwei Arten von Zwillingen:

- Teilt sich das befruchtete Ei in zwei Teile, sind die beiden Zygoten, die sich gebildet haben, in jedem einzelnen Aspekt identisch (monozygotische oder eineiige Zwillinge). Diese Zwillinge haben das gleiche Geschlecht, sehen nach der Geburt fast identisch aus und gleichen sich auch charakterlich.
- Wenn zwei Eizellen zufällig von zwei verschiedenen Samenzellen befruchtet werden, bilden sich zwei getrennte Zygoten. Diese zwei Zygoten sind komplett verschieden voneinander (zweieiige, dizygotische oder nicht-identische Zwillinge). Ihr Geschlecht kann gleich oder unterschiedlich sein.

Weltweit werden etwa 1,5 Prozent aller Neugeborenen als Zwillinge und 0,03 Prozent als Drillinge geboren. Das Auftreten von Zwillingen ist oft genetisch bedingt. Doch auch Frauen, die sich vor der Empfängnis einer Hormonbehandlung unterzogen haben, gebären mit größerer Wahrscheinlichkeit (zweieiige) Zwillinge oder (mehreiige) Drillinge, auch wenn es in der Vergangenheit in der Familie keine Mehrlingsschwangerschaften gegeben hat.

Das Wichtigste in Kürze

- Der Fötus wird beeinflusst von den Gedanken der künftigen Eltern vor und während des Zeugungs- und Empfängnisaktes.
- Eine positive Einstellung spielt vor und während der Empfängnis eine wichtige Rolle.
- Die für die Empfängnis günstige Zeit ist vom elften bis zum 17. Tag nach Einsetzen der Menstruation.
- Nach dem Eisprung hat die freigesetzte Eizelle eine Lebensdauer von 24 Stunden. Die Empfängnis findet statt, wenn die Eizelle in diesem Zeitraum von einer Samenzelle befruchtet wird.

Wenn es nicht mit der Empfängnis klappt

Nicht immer klappt es sofort mit dem Nachwuchs. Oft dauert es einige Zeit, bis es zur Befruchtung kommt. Dafür können verschiedene Ursachen verantwortlich sein – bei Männern wie Frauen. Im Ayurveda kennt man dafür unterschiedliche Lösungsansätze und auch viele Präventionsmaßnahmen.

Vedisches Wissen

Anatomische oder physiologische Störungen der *Yoni* (weiblicher Genitaltrakt), mentale Unausgeglichenheit, erkrankte Eizellen oder Spermien, unpassende Nahrung, Geschlechtsverkehr zu anderen Zeiten als an den fruchtbaren Tagen, ein Mangel an Vitalität oder Kraft, verursacht durch Krankheit – all das kann dazu führen, dass die Empfängnis misslingt oder nur verzögert stattfindet.

Charaka Samhita

Unfruchtbarkeit des Mannes

Wenn ein Mann unfruchtbar ist, liegt es am häufigsten an den Spermien. Zu wenige Spermien können das Problem sein, deformierte und schwach bewegliche Spermien oder das völlige Fehlen von Spermien (Azoospermie) in der Samenflüssigkeit. Auch funktionelle Störungen der männlichen Fortpflanzungsorgane und angeborene oder vererbte Störungen bei der Spermienproduktion können zu Unfruchtbarkeit führen.

Gezielte Planung

Je mehr intakte und bewegliche Spermien die Samenflüssigkeit enthält, desto leichter kommt es zu einer Befruchtung – auch wenn schließlich nur ein einziges Spermium das Rennen macht. Im Körper wird ständig Samenflüssigkeit produziert. Nach jeder sexuellen Aktivität dauert es jedoch ein wenig, bis die Qualität und Menge der Spermien wieder ihr maximales Niveau erreicht haben. Deshalb wird empfohlen, vor einer geplanten Empfängnis etwa drei bis sieben Tage lang sexuell enthaltsam zu sein (siehe Seite 45).

Die Lebensweise optimieren

Schon von Kindheit an werden bestimmte Lebensmittel empfohlen, die *Shukra Dhatu* nähren. Ein typisch ayurvedisches Tonikum für den Winter sind *Dink Ladus* (Energiebällchen mit Gummi arabicum, siehe Rezept auf Seite 257). Außerdem werden täglich Milch, (hausgemachtes) Ghee und Butter empfohlen. Nahrungsergänzungsmittel *(Rasayanas)* wie *Chyavanprash* (auf *Amla*-Basis) und *Dhatri Rasayana* (mit Sultaninen), können den Organismus je nach Konstitution stärken.

Eine mangelhafte Versorgung von *Shukra Dhatu,* also ein Mangel an Nahrungsmitteln, die zur Ernährung des Spermas nötig sind, kann die Spermienproduktion stören und in Folge zu Unfruchtbarkeit führen. Dauerhafter Schlafmangel und starker mentaler Stress fordern ebenfalls ihren Tribut. Auch regelmäßiges Konsumieren von Junk-Food oder stark gewürztem, fettigem Essen kann *Shukra Dhatu* schaden. Zudem wirken sich Rauchen und übermäßiger Alkoholkonsum nachteilig auf die Spermienproduktion aus.

Männer sollten darüber hinaus übermäßige Hitze im Genitalbereich vermeiden, also nicht zu heiß baden oder duschen, nicht in zu heißer Umgebung arbeiten und sich nicht zu viele Saunagänge genehmigen. Sogar zu enge Hosen können Hitze und Druck im Genitalbereich erzeugen und sich nachteilig auf die Produktion und Qualität der Spermien auswirken. Mit dem Laptop auf dem Schoß zu arbeiten kann ebenfalls schädlich sein, weil Wärme abgestrahlt wird.

Körperliche Ursachen

Unfruchtbarkeit kann viele Gründe haben, etwa Infektionen im Harn- oder Fortpflanzungssystem oder Blockaden im Samenleiter. Bei Spermauntersuchungen testen Ärzte die Anzahl der Spermien und deren Beweglichkeit. Die Samenflüssigkeit wird auch auf Eiter (entzündete Zellen) oder Blut untersucht. Laut Ayurveda ist Samen, der Eiter oder Blut enthält, nicht für die Empfängnis geeignet und sollte sofort behandelt werden. Auch chronische Krankheiten haben einen Einfluss auf die Menge und Qualität der Spermien. Sexuell übertragbare Krankheiten wirken sich ebenfalls nachteilig auf das Sperma aus und verursachen Probleme beim Geschlechtsverkehr. Diese Krankheiten können auch auf die Partnerin übertragen werden und in Folge auch bei ihr zu ernsthaften Problemen führen.

Manchmal sind auch Hormonstörungen oder anatomische Ursachen wie z. B. ein Hodenhochstand oder andere Funktionsstörungen die Ursache für Unfruchtbarkeit.

Anzeichen für ein gestörtes Gleichgewicht in der Samenflüssigkeit

Ein Ungleichgewicht in den drei Konstitutionen (*Doshas*, siehe Seite 265 ff.) kann zu einem gestörten Gleichgewicht in der Samenflüssigkeit führen.

- **Störung aufgrund eines *Vata*-Ungleichgewichts:** Das Sperma ist schaumig und sehr flüssig. Die Ejakulation erfolgt verspätet und ist schmerzhaft.
- **Störung aufgrund eines *Pitta*-Ungleichgewichts:** Die Ejakulation wird von einem Brennen begleitet. Das Sperma hat eine gelbliche Farbe.
- **Störung aufgrund eines *Kapha*-Ungleichgewichts:** Das Sperma ergießt sich in übermäßiger Menge, ist dickflüssig und schwer.
- **Störung aufgrund eines Ungleichgewichts aller drei *Doshas*:** Die Samenflüssigkeit wird nur unzureichend produziert. Sie hat einen leicht fauligen Geruch und ist mit Eiter und Klümpchen versetzt.

Psychische Ursachen

Schon ab 30 klagen inzwischen viele Männer über fehlende Lust auf Sex und eine verminderte sexuelle Energie. Hinter Erektionsproblemen können auch psychische Probleme stecken, die behandelt werden können.
Permanenter Leistungsdruck sowie beruflicher oder privater Stress können zu Erschöpfung, innerer Unruhe, Angstzuständen und depressiven Verstimmungen führen, was oft als normal angesehen und nicht richtig ernst genommen wird. Die Folge sind eine physische Schwäche und die Erschöpfung von *Shukra Dhatu*.
Aus Verlegenheit oder Scham suchen betroffene Männer oft nicht rechtzeitig Hilfe. Das kann dazu führen, dass das Problem immer schlimmer oder chronisch wird.
Neben entsprechenden Coachings oder Therapiegesprächen können auch eine Veränderung der Essgewohnheiten und des Lebensstils unterstützend wirken.

Die Vitalität steigern

Sind alle körperlichen und seelischen Ursachen ausgeschlossen, muss es darum gehen, *Shukra Dhatu* zu stärken und neu zu beleben. Ayurvedische Tonics wie *Gokshuradi Churna* (mit Erd-Burzeldorn) können die Samenflüssigkeit stärken; sie sollten jedoch nur nach Beratung durch einen Ayurveda-Therapeuten eingenommen werden.
Um nicht dauerhaft in Stressmustern gefangen zu bleiben, empfielt es sich, eine wirksame Strategie zur Entspannung zu entwickeln. Neben Bewegung sind Meditation und Musiktherapie bei mentalen Spannungen besonders wirksam.
Eine ausgewogene Ernährung, ausreichend Schlaf sowie typgerechtes Yoga sind weitere Bausteine auf dem Weg zu mehr Kraft und Vitaliät.

Unfruchtbarkeit der Frau

Viele Probleme, etwa auch Hormon- und Zyklusschwierigkeiten, können Sie durch eine achtsame Lebensweise verhindern bzw. korrigieren. Wenn Sie nicht schwanger werden, kann dies jedoch auch ernsthaftere Ursachen haben.

Anatomische Gründe

Anomalien in einem der drei Teile des weiblichen Genitaltrakts – Vagina (Scheide), Zervix (Gebärmutterhals) und Uterus (Gebärmutter) – können Unfruchtbarkeit nach sich ziehen.

Blockierte Eileiter

Die häufigste anatomische Ursache sind subtile oder verborgene Vaginalinfektionen, die nach oben wandern und Eileiter und Eierstöcke befallen (Adnexitis). Aus ayurvedischer Sicht führen aber auch eine falsche Ernährung oder ungünstige Lebensgewohnheiten zu Unfruchtbarkeit, weil sie *Vata Dosha* vermehren und so ein *Vata*-Ungleichgewicht erzeugen. Dieses führt wiederum zum Verkleben der Eileiter. Dann kann die Empfängnis trotz normaler Ovulation nicht stattfinden, weil die Spermien das Ei nicht erreichen und also auch nicht befruchten können.

Eierstockzysten

Auch Eierstockzysten können zu Unfruchtbarkeit führen. Laut Ayurveda steckt dahinter ein *Vata-Pitta*-Ungleichgewicht. Es kann viele Arten von Zysten hervorbringen, die einzeln oder mehrfach auftreten und klein oder groß, gutartig oder bösartig sein können. Die häufigste Störung dieser Art ist das PCOS (polyzystisches Ovarsyndrom). Dabei ist der Eierstock von mehreren Zysten befallen. Dieses Syndrom wird häufig mit anovulatorischen Zyklen in Verbindung gebracht und zählt heute zu den Hauptursachen für Unfruchtbarkeit. Der wichtigste Indikator dafür ist eine unregelmäßige Menstruation, gleichzeitig tritt oft auch eine stärkere Gesichtsbehaarung auf.

Myome

Eine weitere Ursache von Unfruchtbarkeit sind lokal begrenzte Wucherungen im Uterus, im Ayurveda als *Arbuda* bekannt. Dieser Begriff bezeichnet eine durch das Ungleichgewicht eines *Doshas* bedingte Wucherung irgendwo im Körper. In der Gebärmutter werden solche Muskelknoten Myome genannt. Bis vor ein paar Jahren wurden sie hauptsächlich bei Frauen um die 50 entdeckt. Doch heute werden Myome durch die bessere Diagnostik auch schon bei jungen Frauen gefunden. Sie werden vor allem durch ein *Vata*-Ungleichgewicht verursacht, das dann auch *Pitta* oder *Kapha* beeinflussen kann.

Ein Myom kann oft auch in der Gebärmutter verbleiben, ohne Komplikationen zu verursachen. Wenn es Symptome verursacht und/oder ein Kinderwunsch besteht, muss es jedoch behandelt werden. Denn je nach Größe und Lage kann es die Empfängnis und die Einnistung des Eis behindern – beispielsweise, wenn es in der Gebärmutterhöhle sitzt und nicht in der Muskelwand.

Bei richtiger Behandlung kann das Myom schrumpfen oder sich sogar vollkommen zurückbilden. Wenn es einen übermäßigen Blutfluss verursacht, muss dieser bei der Behandlung gestoppt werden. Häufig lassen sich Myome medikamentös in den Griff bekommen. Nur wenn ein Myom ungewöhnlich groß ist oder Beschwerden bereitet, kann ein operativer Eingriff die einzige Option sein. Dennoch sollte eine Operation das letzte Mittel der Wahl sein und nur dann in Betracht gezogen werden, wenn alle anderen konservativen Bemühungen gescheitert sind. Ein Myom – und dies sei hier nachdrücklich betont – rechtfertigt keinesfalls eine unüberlegt oder übereilt durchgeführte Entfernung der Gebärmutter (Hysterektomie).

Hormonelles Ungleichgewicht

Eine gesunde Empfängnis, das angemessene Wachstum des Fötus und dessen gute Versorgung in der Gebärmutter, eine reibungslose Entbindung nach der normalen Schwangerschaftsdauer von neun Monaten sowie eine ausreichende Milchproduktion – all das hängt davon ab, dass die Hormone in Balance sind.

Ein regelmäßiger Menstruationszyklus ist ein Indiz dafür, dass dies der Fall ist. Veränderungen dieses Gleichgewichts können nicht nur eine unregelmäßige Menstruation verursachen, sondern auch Symptome wie Depressionen, eine plötzliche Gewichtszunahme, Pickel und Hautausschläge im Gesicht und anschwellende Brüste sowie Ödeme vor der Menstruation.

Anzeichen für ein gestörtes hormonelles Gleichgewicht

Ein Ungleichgewicht in den drei *Doshas* (siehe auch Seite 265 ff.) kann zu einem gestörten Gleichgewicht im Menstruationszyklus führen.

- **Störung aufgrund eines *Vata*-Ungleichgewichts:** schmerzende, zu schwache Blutung, dunkles Blut von schwärzlicher Farbe.
- **Störung aufgrund eines *Pitta*-Ungleichgewichts:** übermäßige Blutung, schlecht riechender, brennender Ausfluss zwischen den Blutungen.
- **Störung aufgrund eines *Kapha*-Ungleichgewichts:** zähflüssiger und schleimiger Ausfluss.
- **Störung aufgrund eines Ungleichgewichts aller drei *Doshas*:** zu schwache und schmerzende Blutung, schlecht riechender Ausfluss zwischen den Blutungen, begleitet von Blutgerinnseln.

Die Menstruation: Zeit der Regeneration

Von besonderer Bedeutung nicht nur für den Hormonhaushalt, sondern für das gesamte körperliche und seelische Gleichgewicht sind die Aktivitäten und das Verhalten während der Menstruation (siehe Kasten rechts). Sie sind der wichtigste und gleichzeitig der am wenigsten beachtete Aspekt, wenn es um weibliches Wohlbefinden und weibliche Gesundheit geht. In dieser Phase braucht der Organismus die Energie für die Ableitung des Blutes, weshalb Sie sich körperlich nicht zu sehr verausgaben sollten.

Durch private und berufliche Anforderungen sehen sich die meisten Frauen außerstande, Auszeiten und Ruhephasen während der Tage einzulegen. Außerdem passt ein solches Bedürfnis nur schlecht in das Bild einer gleichberechtigten Frau, die auch im Beruf »ihren Mann« steht. Wenn Sie sich aber bewusst machen, wie wichtig es ist, sich während der Menstruation zu schonen und auf sich achtzugeben, werden Sie in Zukunft unnötige Strapazen und emotionalen Stress vermeiden. Versuchen Sie, die Signale nach Ruhe, die Ihr Körper während der Menstruation sendet, wahrzunehmen und sich zumindest in den ersten drei Tagen möglichst auszuruhen.

Menstruationsstörungen

Abweichungen von einer regulären Menstruation können eine Zyklusstörung signalisieren, die einer gesunden Empfängnis im Weg steht. So dauert bei vielen Frauen die Blutung nur ein bis zwei Tage. Oder das Blut ist schwärzlich oder hellrot, wird von Schleim begleitet oder enthält Blutgerinnsel. Zähflüssiges Blut, eine verlängerte Blutung (Menorrhagie, ab acht Tagen), eine zu starke Blutung (Hypermenorrhoe) oder eine Blutung außerhalb der regulären Menstruation (Zwischenblutung, Metrorrhagie) sowie weißer Ausfluss (Leukorrhoe oder Weißfluss) können für den Verlust von Nährstoffen verantwortlich sein. Auch diese Symptome müssen sorgfältig beobachtet und entsprechend behandelt werden.

Schwache Monatsblutung

Eine verspätet einsetzende, schwache oder zu kurze Menstruation wird *Rajakshaya* genannt. Laut Ayurveda entspringt Menstruationsblut aus *Rasa Dhatu* (siehe Seite 268). Jeder Faktor, der dazu führt, dass *Rasa Dhatu* abnimmt, kann auch zu *Rajakshaya* führen. Die Hauptursachen sind eine nährstoffarme Ernährung und Stress. Auch Faktoren, die zu einem Ungleichgewicht in *Vata Dosha* führen, können zu einer verkürzten Menstruation führen. Wenn diese gestörten Zyklen längere Zeit andauern, können Haarausfall, eine dunklere Pigmentierung der Haut (Chloasma), vermehrte Körperhitze, allgemeine Schwäche und – je nach Konstitution – eine Gewichtszunahme die Folge sein.

Wenn die Hauptursache kuriert wird, verschwinden auch alle anderen damit verbun-

Ayurvedische Menstruationsregeln

Idealerweise sollte das Blut, gesteuert durch hormonelle Vorgänge, während der Menstruation von selbst aus dem Körper herausfließen. Nach ayurvedischer Definition wird der Blutfluss von *Apana Vata* kontrolliert – einem bestimmten Untertyp von *Vata*, der den Körper dabei unterstützt, nicht mehr erwünschte Stoffe wie Sekrete, Urin und andere auszuscheiden. Um keine Störungen von *Apana Vata* und in der Folge auch der drei *Doshas* (*Vata, Pitta, Kapha*) und des Hormonsystems zu riskieren, werden bestimmte Verhaltensregeln für die Zeit der Menstruation vorgeschlagen.

Die alten Texte liefern dazu viele detaillierte Beschreibungen der idealen Lebensweise während der Menstruation: Drei Tage vor dem Einsetzen wird eine *sattvische* Ernährung empfohlen, z. B. mit Gemüsesuppen oder leichten Reisgerichten. Während der ersten Tage der Blutung wird z. B. der Verzicht auf ein Vollbad und aufs Haare waschen empfohlen. Denn dem fließenden Wasser wird eine stark energetisierende Wirkung zugesprochen, die den Blutfluss stören könnte.

Im Zentrum aller Verhaltensregeln steht die körperliche Schonung: Die Frau soll in dieser Zeit nichts Schweres tragen und sexuell enthaltsam leben, sich in jeder Hinsicht zurücknehmen und gut für sich selbst sorgen, indem sie sich genügend Ruhe gönnt und Auszeiten nimmt.

Auch wenn die Empfehlungen sicherlich in ihrem historischen Kontext gelesen werden müssen, können sie doch auch heute wertvolle Anregungen geben und ein wichtiger Schritt in Richtung ganzheitliches Wohlbefinden sein.

denen Probleme. Zur Behandlung empfehlen sich Aloe-vera-Saft (ein Teelöffel in Wasser vor dem Frühstück), aber auch Arzneimittel wie *Kumari Asav* (ein Kräuterelixier auf Aloe-vera-Basis) und *Ashokarishta* (Hauptwirkstoff: *Ashoka*/Ashoka-Baum).

In Fällen von hormonellem Ungleichgewicht haben sich *Shatavari Kalpa* (mit *Shatavari*/Indischer Wildspargelwurzel)) und *Anant Kalpa* (mit *Anantmul*/Sarsaparille) bewährt.

Um *Rakta Dhatu* (Blut) zu nähren und den Hämoglobinwert zu erhöhen, wird ayurvedische Rosenmarmelade zur täglichen Einnahme empfohlen.

Die Hauptursache sowohl der schwachen als auch der starken (s. u.) Monatsblutung ist ein Ungleichgewicht der *Doshas Vata* und *Pitta*. Fettige, scharfe, frittierte oder fermentierte Speisen sollten Sie ganz meiden. Empfehlungen zu einer Ernährung, die sich sowohl zur Vorbereitung auf eine Empfängnis als auch in der Schwangerschaft eignet, finden Sie ab Seite 69.

Starke Monatsblutung

Das Gegenteil von *Rajakshaya* ist eine übermäßig lange bzw. exzessive Menstruationsblutung (Menorrhagie bzw. Hypermenorrhoe). Der Reinigungsprozess ist keineswegs tiefer und intensiver, wenn der Menstruationsfluss kräftiger ist und die Blutung länger dauert. Im Gegenteil schwächt eine verlängerte Blutung den Körper, führt zu Mattheit, glanzloser Haut, Schwindel sowie Haarausfall und kann auch Spannungszustände und Ängste auslösen. Die bedenklichste Folgeerscheinung ist jedoch ein Vitalitätsverlust der Gebärmutter. Wenn dagegen nichts getan wird, kann es zu Schwierigkeiten bei der Empfängnis kommen.

Gegen eine starke Monatsblutung werden die folgenden ayurvedischen Heilmittel empfohlen:

- Ayurvedische Rosenmarmelade.
- Vaginalöl (*Kumari*-Öl, siehe Seite 38 f.).
- Kräuterghee-Zubereitungen wie *Ashokadi Ghrita* (mit der Hauptingredienz Ashoka-Baum) und *Phala Ghrita* (mit Indischem Krapp) zur Stärkung der Gebärmutter.
- *Pushyanug Churna,* eine Medizin gegen Menstruationsstörungen mit verschiedenen Wirkstoffen, die die drei *Doshas* harmonisiert.
- *Lodhrasava,* ein Tonic für den Urogenitaltrakt mit Extrakten aus dem Lodh-Baum.

Frei verkäufliche ayurvedische Nahrungsergänzungsmittel wie Rosemarmelade können Sie in Eigenregie einnehmen, bei medizinischen Produkten empfiehlt sich die Absprache mit einem Ayurveda-Arzt.

Anovulatorische Zyklen

Auch bei einer regelmäßigen Menstruation kann es zu Zyklen ohne Eisprung (anovulatorischen Zyklen) kommen, in denen eine Empfängnis ebenfalls unmöglich ist. Auch dafür ist die Ursache eine hormonelle Unausgeglichenheit.

Weißfluss und Infektionen

Ausfluss sollten Sie – sofern er nicht kurz vor der Menstruation oder während des Eisprungs auftritt – immer aufmerksam beobachten, auch wenn die ausgeschiedene Menge sehr gering sein sollte. Ayurvedische Ärzte nennen dieses Leiden *Som Rog* (*Som* bedeutet Elixier, *Rog* Krankheit). Dabei verliert die Frau weibliches Fortpflanzungsgewebe.

Infektionen des Harn- oder Genitaltrakts sind oft schwer zu behandeln und können die Chancen auf eine erfolgreiche Empfängnis mindern. Bestimmte medikamentöse Therapien lindern oft nur oberflächlich die Symptome, doch es können rezidivierende (immer wiederkehrende) Infektionen zurückbleiben.

Ein wichtiger Bestandteil der Therapie bei solchen Problemen ist Vaginalöl (siehe auch Seite 38 f.). Außerdem sollte sehr scharfes oder saures Essen vermieden und der Konsum von Blumenkohl, Kohl, Paprika, grünen Bohnen, Eiern, getrockneten Hülsenfrüchten, Schweinefleisch und anderen nicht vegetarischen Lebensmitteln eingeschränkt werden. Dies kann dazu beitragen, das hormonelle Gleichgewicht wiederherzustellen und aufrechtzuerhalten.

Schilddrüsenfunktionsstörungen

Auch Schilddrüsenfunktionsstörungen können den Menstruationszyklus beeinflussen. Die Bandbreite der Symptome reicht zusätzlich von Schwellungen über eine Gewichtszunahme bis hin zu hohem Blutdruck. Bitte ziehen Sie einen Arzt zurate, wenn Sie entsprechende Symptome bei sich beobachten.

Psychische Ursachen

In seltenen Fällen können Vaginismus (eine unwillkürliche Anspannung des Beckens und des äußeren Drittels der Vaginalmuskulatur) oder die Ablehnung von Sex eine Empfängnis schwierig machen. Solche Probleme müssen psychotherapeutisch behandelt werden.

Das Wichtigste in Kürze

- Stress und mentale Spannungen zählen zu den wichtigsten Gründen für Unfruchtbarkeit.
- Zu stark gewürztes, fettiges und schweres Essen, Rauchen und starker Alkoholkonsum haben einen schädigenden Einfluss auf das Fortpflanzungsgewebe *(Shukra Dhatu)*.
- Ein regelmäßiger Menstruationszyklus weist auf ein hormonelles Gleichgewicht hin.

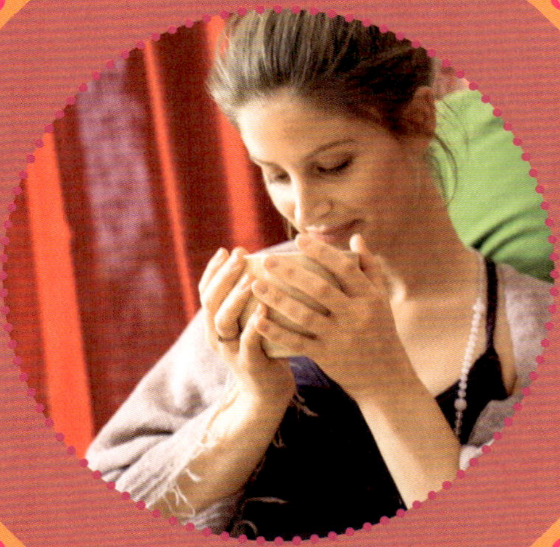

Selbstfürsorge in der Schwangerschaft

Sie sind schwanger? Herzlichen Glückwunsch!
Diese Nachricht löst bei Ihnen bestimmt große Freude aus –
und sicherlich auch viele Fragen: Wie geht es weiter?
Worauf muss ich jetzt achten? Wie kann ich am besten für das Baby
und mich sorgen? In diesem Kapitel finden Sie die Antworten.

Für einen guten Start in eine neue Lebensphase

Der Moment, in dem die Schwangerschaft sicher feststeht, bleibt unvergessen, bestimmt auch für Sie. Schon bald wird Ihnen bewusst, dass sich jetzt Ihr ganzes Leben ändert und Sie nicht mehr nur für sich, sondern auch für Ihr Kind Verantwortung tragen. Ab sofort heißt es, in besonderer Weise sowohl für Ihre eigene Gesundheit zu sorgen als auch für das Wohlergehen des in Ihnen heranwachsenden Lebens. Lassen Sie sich dabei durch eine gezielte Ernährung, Yoga-Asanas, wohltuende Rituale und Hausmittel unterstützen.

Schwanger – und jetzt?

Eine besonders intuitive Frau merkt vielleicht gleich, dass sie empfangen hat. Aber die meisten Frauen vermuten erst, dass sie schwanger sein könnten, wenn die Periode ausbleibt. Dann sind seit der Empfängnis bereits 14 bis 15 Tage vergangen. Jetzt kann ein Schwangerschaftstest für Zuhause die Vermutung bestätigen, und eine Untersuchung beim Frauenarzt bringt letzte Gewissheit.

Was zunächst ein Geheimnis war, das Sie tief in sich getragen haben, ist nun »offiziell«. Ihre erste Reaktion ist bestimmt große Freude. Gleichzeitig sind die meisten Frauen in dieser Situation auch ein wenig verunsichert, weil ihnen hundert Fragen durch den Kopf gehen: Ist alles in Ordnung? Wird die Schwangerschaft ohne Probleme verlaufen? Ist das Baby gesund? Ist es ein Junge oder ein Mädchen? Oder sind es vielleicht sogar Zwillinge?

Typische Beschwerden lindern

Sobald sich der Embryo eingenistet hat, verändert sich vieles im Körper der werdenden Mutter. Bei vielen Frauen kommt es während dieser Umstellungsphase zu kleineren Beschwerden, die aber meist harmlos und in der Regel nach dem dritten Monat vorbei sind. Schon die alten vedischen Schriften haben sich damit befasst. Zu den häufigsten Symptomen während des ersten Schwangerschaftsdrittels gehören:

- Übelkeit, Gelüste, Erbrechen, Benommenheits- oder Schwindelanfälle,
- Abneigung gegen starke Gerüche,
- Sodbrennen,
- Müdigkeit und Schwäche,
- Konzentrationsschwierigkeiten, kombiniert mit einem Gefühl von tiefer innerer Zufriedenheit,
- Herzklopfen,
- Gänsehaut am ganzen Körper ohne ersichtlichen Grund.

Diese typischen Symptome zeigen sich nicht bei allen werdenden Müttern. Es gibt immer ein paar Frauen, die Glück haben und in den ersten Monaten unter keinerlei Beschwerden leiden. Da aber jede Schwangerschaft einmalig ist, kann eine Frau bei einer weiteren Schwangerschaft verschiedene Symptome erleben, die sowohl von ihrer als auch von der Konstitution des Babys abhängig sind.
Am häufigsten treten in den ersten zwei bis drei Schwangerschaftsmonaten Übelkeit und Appetitlosigkeit auf, gegen die ayurvedische Kräuterzubereitungen helfen.

Schnelle Abhilfe bei morgendlichem Erbrechen

½ TL Koriandersamen, ganz oder gemahlen
½ TL Zucker
2-3 TL roher Reis, möglichst aus Bio-Anbau

Die Koriandersamen 30 Minuten lang in Wasser einweichen und dann zu einer Paste zermahlen. Mit dem Zucker mischen.
Den Reis in eine halbe Tasse Wasser geben und zehn Minuten ziehen lassen. Dann den Reis im Wasser ausdrücken und alles durch ein Sieb gießen, um den Reis vom Wasser zu trennen. Die Koriander-Zucker-Paste zusammen mit dem Reiswasser einnehmen.

Alles Gute für Mutter und Kind

In dieser spannenden Lebensphase nimmt ein neues Lebewesen in Ihrem Körper Form an. Daher ist es wichtig, dass Sie ganz besonders auf Ihre Ernährung, Ihre Lebensweise und sogar auf Ihre Gedanken achten.

vedisches wissen

Eine schwangere Frau ist wie ein Topf, der bis zum Rand mit Öl gefüllt ist. Es braucht eine sichere Hand, um ihn von einem Ort zum anderen zu transportieren. Ebenso muss eine Schwangere mit großer Sorgfalt sowohl auf das neue Leben achten, das ihr so lieb ist wie ihr eigenes, als auch auf sich selbst.

Charaka Samhita

In der ayurvedischen Tradition wird erwartet, dass die Familie die Schwangere umfassend unterstützt und sie sowohl in physischer als auch in psychischer Hinsicht schützt. Diese Achtsamkeit wird als sehr wichtig für das Wohlbefinden der Schwangeren angesehen. Und auch sie selbst wird dazu angehalten, sich immer umsichtig zu verhalten. Dazu gibt es in den vedischen Schriften viele detaillierte Verhaltensregeln für die werdende Mutter und ihr Umfeld. Manche Vorschläge mögen auf den ersten Blick vielleicht ein wenig streng anmuten und aus schulmedizinisch-gynäkologischer Sicht sind sie nicht zwingend erforderlich. Aber viele Anregungen sind doch bedenkenswert. Vor allem, wenn es um das Wohlbefinden von Mutter und Kind geht, wenn Störfaktoren wie Überforderungen vermieden werden sollen oder wenn es um eine gesunde Lebensweise während dieser wichtigen Zeit geht, gibt die ayurvedische Lehre viele wertvolle Impulse. Deshalb haben wir auf den folgenden Seiten einige Empfehlungen zusammengestellt.

Bevorzugen Sie in der Schwangerschaft leichte, gesunde und bekömmliche Speisen. Denn nur wenn die Nahrung ausreichend Lebenskraft liefert, wird der Fötus mit genügend Nährstoffen versorgt.

Natürliche Bedürfnisse wie Wasser lassen, Stuhlgang oder Blähungen sollten nicht unterdrückt werden. Wenn der Drang zum Wasserlassen unterdrückt wird, erhöht sich das Risiko eines Harnwegsinfekts, und es wird unnötiger Druck auf den Uterus ausgeübt. Das Zurückhalten von Darmgasen könnte zu Übelkeit und Sodbrennen führen, das Unterdrücken eines natürlichen Stuhlgangs zu Appetitlosigkeit.

Setzen Sie sich nicht auf zu harte oder unbequeme Oberflächen oder durchhängende Sessel. Gewöhnen Sie sich an, immer mit aufrechter Wirbelsäule zu sitzen und vermeiden Sie gekippte oder schräge Positionen.

Schlafen Sie möglichst auf der linken Seite, damit Ihr Gewicht nicht auf die Hohlvene (Vena Cava) drückt und so den Blutfluss zum Herzen behindert. Im Ayurveda wird für Schwangere generell die Seitenlage beim Schlafen empfohlen, da in der Rückenlage die Gefahr besteht, dass sich die Nabelschnur um den Nacken des Fötus windet.

Reduzieren Sie störende Geräusche, Lärm und laute Musik auf ein Minimum.

Vermeiden Sie Stöße und Erschütterungen aller Art und im ersten Drittel der Schwangerschaft lange Reisen. Das gilt auch für die letzten beiden Monate der Schwangerschaft, in denen der Fötus sehr stark wächst.

Tragen Sie in der Schwangerschaft lockere und bequeme Kleidung, nichts eng Anliegendes, was die Blutzirkulation behindert. Zu enge Jeans und Röcke, die den Bauch einschnüren, sind ungeeignet.

Verzichten Sie auf High Heels, sie können Rückenschmerzen und Unfälle verursachen.

Falls Sie rauchen, geben Sie es spätestens in der Schwangerschaft auf, da Nikotin der geistigen und körperlichen Entwicklung des Babys schadet.

Bleiben Sie nicht bis spät nachts auf, denn das vermehrt *Vata* und *Pitta*. Gegen ein Schläfchen am Nachmittag spricht nichts, man sollte dabei aber nicht in einen tiefen Schlaf fallen, da dies *Kapha* vermehrt.

Beschäftigen Sie sich möglichst nicht mit unangenehmen Dingen oder familären Streitigkeiten.

Auch Bücher und Filme können einen starken Eindruck hinterlassen und sich auch auf das Ungeborene übertragen. Vermeiden Sie deshalb Horrorfilme ebenso wie entsprechende Bücher.

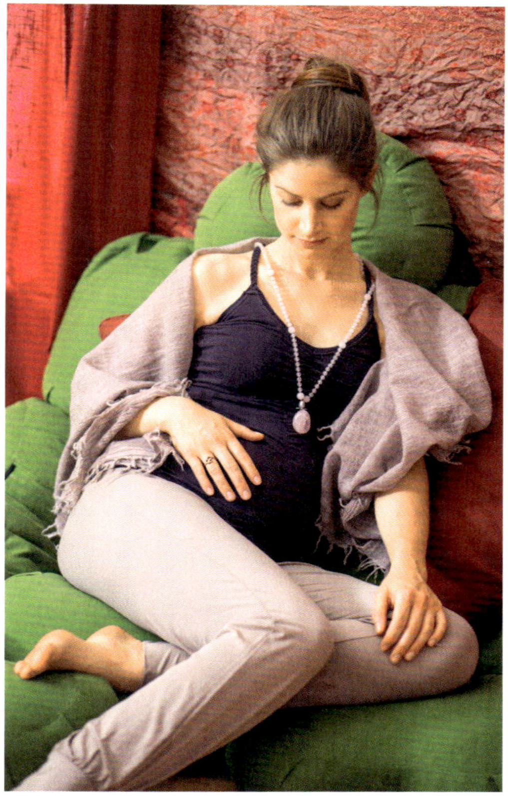

Lassen Sie es sich in der Schwangerschaft rundum gut gehen.

Sorgen Sie auch dafür, dass Sie seelisch ausgeglichen sind. Wenn Sie zu Ängsten und Grübeleien neigen, können Sie mithilfe von harmonischer Musik, regelmäßiger Meditation oder der Lektüre von inspirierender Literatur für einen Ausgleich sorgen.

Kein Sex?

Tatsächlich empfiehlt Ayurveda, fast während der ganzen Schwangerschaft auf Geschlechtsverkehr zu verzichten – in jedem Fall im ersten und dritten Trimester. Begründet wird das damit, dass während der Schwangerschaft Vagina und Uterus außergewöhnlich empfindlich sind. Außerdem ist gerade zu Beginn der Schwangerschaft der Embryo noch nicht stabil, und es besteht die Gefahr einer Fehlgeburt. Auch in den letzten drei Monaten sollte die werdende Mutter laut Ayurveda keinen Geschlechtsverkehr haben; er gilt als vermeidbare Anstrengung, die im Extremfall das Wachstum des Fötus beeinträchtigen könnte.
Aus schulmedizinischer Sicht sind solche Vorsichtsmaßnahmen hingegen übertrieben. Der Fötus ist gut geschützt, und solange die Frau keine Schmerzen empfindet, ist erlaubt, was gefällt. Manche Stellungen werden allerdings zunehmend schwieriger, wenn der Bauch wächst. Hier ist Kreativität gefragt. Nur wenn medizinische Gründe dagegensprechen, raten auch Gynäkologen zum Verzicht. Dazu gehören vor allem Blutungen in der Schwangerschaft oder eine vorzeitige Wehentätigkeit.

Untersuchungen in der Schwangerschaft

In den deutschsprachigen Ländern wird Schwangeren empfohlen, Folsäure (in Kombination mit anderen Vitaminen) sowie bei Bedarf ein Eisenpräparat einzunehmen.
Während der Schwangerschaft erfolgen zahlreiche Untersuchungen durch die Gynäkologin bzw. den Gynäkologen oder die Hebamme.
Bei einer normalen Schwangerschaft finden zunächst alle vier Wochen Vorsorgeuntersuchungen statt. Ab der 28. Woche alle zwei Wochen, ab der 37. Woche wöchentlich, ab dem errechneten Termin alle zwei bis drei Tage.
Bei Risikoschwangerschaften werden von Anfang an alle zwei Wochen Vorsorgeuntersuchungen durchgeführt, ab der 37. Woche dann wöchentlich, ab dem errechneten Termin alle zwei bis drei Tage.
Bei jeder Untersuchung wird außerdem der Blutdruck gemessen und der Urin kontrolliert. Die Blutwerte untersucht der Gynäkologe in regelmäßigen Abständen, mindestens dreimal werden Ultraschalluntersuchungen gemacht. Bei Bedarf, vor allem in der späten Schwangerschaft, erfolgt ein CTG zur Messung der kindlichen Herztöne und der We-

hen sowie eine Bestimmung der Fruchtwassermenge und eine Doppleruntersuchung, sobald der Geburtstermin erreicht ist.

Empfohlen werden zusätzlich folgende Tests und Untersuchungen:

- Blutgruppenbestimmung
- HIV-Test
- Antikörpersuchtest
- Röteln-Titer
- LSR (Test auf Syphilis)
- Untersuchung auf Chlamydien aus dem Urin
- Untersuchung auf CMV (Virusinfektion)
- Untersuchung auf Toxoplasmose
- Hepatitis-B-Test (HBsAg-Screening)
- Untersuchung auf Parvovirus B 19
- OGTT (Zuckertest/Glukosetoleranztest, zwischen der 24. und 28. Schwangerschaftswoche)
- B-Streptokokken-Test (in der Spätschwangerschaft)

Das Wichtigste in Kürze

- Spätestens mit Bekanntwerden der Schwangerschaft können Sie mit dem vorgestellten Selbstfürsorgeprogramm beginnen.
- Unterdrücken Sie natürliche Bedürfnisse wie Harndrang oder Blähungen nicht.
- Anstrengende Unternehmungen und kräftezehrende Reisen sollten für die Dauer der Schwangerschaft hintangestellt werden.

Ernährung für Körper und Seele

In den Mahlzeiten sollten idealerweise alle sechs Geschmacksrichtungen in einem ausgewogenen Verhältnis vertreten sein, nämlich süß, sauer, würzig oder scharf, salzig, bitter und zusammenziehend.

Während der Schwangerschaft braucht der Fötus in jeder Hinsicht hochwertige Nahrung. Ihn nährt der »Lebenssaft« oder die Essenz – *Ahara Rasa* – von allem, was Sie als Schwangere essen, trinken und verdauen können. Ernähren Sie sich in der Schwangerschaft deshalb besonders achtsam, schließlich profitieren davon beide – Mutter und Kind. Das optimale *Ahara Rasa* der werdenden Mutter muss drei wichtige Funktionen erfüllen:

- Es sollte den Körper der Mutter gut nähren.
- Es sollte ihrem Körper alle Nährstoffe liefern, um nach der Entbindung ausreichend Muttermilch zu bilden.
- Es sollte zur Ernährung und Entwicklung des Embryos beitragen.

In diesem Sinne gibt es eine Reihe von Ernährungsempfehlungen für Schwangere.

Die besten Lebensmittel für Mutter und Kind

Grundsätzlich können Sie während der Schwangerschaft alles essen, was gesund ist und Ihnen bekommt. Achten Sie auf frische, ausgewogene Kost, möglichst aus Bio-Anbau, und auf den besonderen Bedarf an Vitaminen, Mineralien und Spurenelementen während der Schwangerschaft. Dazu gehören z. B. Eisen und Kalzium.

Die im Folgenden vorgestellten Zutaten und Rezepte eignen sich für Schwangere jeden Konstitutionstyps und sind auf die besonderen Bedürfnisse in der Schwangerschaft abgestimmt. Wenn Sie sich grundsätzlich für eine typgerechte Ernährung interessieren, kann sich auch eine ayurvedische Ernährungsberatung lohnen.

Wasser

Quellwasser ohne Kohlensäure ist – nicht nur in der Schwangerschaft – der ideale Durstlöscher. Im Ayurveda kennt man verschiedene Techniken, um Wasser noch zu verfeinern und ihm therapeutische Effekte zu verleihen.

Besonders empfohlen wird heißes Wasser, das kurmäßig getrunken werden kann. Es regt die Verdauung an und hat eine reinigende Wirkung.

Abgekochtes Trinkwasser wird vom Körper besonders leicht resorbiert. Auf bis zu einem Achtel seines ursprünglichen Volumens eingekocht, wirkt es wie ein Medikament oder Elixier. Für den täglichen Gebrauch eignet sich Wasser, das mindestens 20 Minuten lang gekocht wurde.

Eine weitere besondere Methode der Wasseroptimierung ist *Suvarna Siddha Jala* – Wasser, das mit Gold gekocht wird. Es soll die Entwicklung des Gehirns und des Nervensystems beim Fötus fördern und den Stoffwechsel aller *Dhatus* (Körpergewebe, siehe Seite 268 ff.) nähren. Dafür hängt man ein kleines Stück Gold (24 Karat), das sich an einer Silberkette befindet, in einen Liter Wasser und kocht dieses ca. 20 Minuten lang ab, bis die Flüssigkeitsmenge auf die Hälfte reduziert ist. Das Goldstück sollte ausschließlich für diesen Zweck verwendet werden und nicht gleichzeitig als Schmuckstück dienen. Nach dem Abkochen wird das Gold herausgenommen, und das Wasser kann wie normales Trinkwasser genutzt werden.

Milch

Milch gilt als die beste natürliche Eiweiß- und Kalziumquelle. Viele Frauen klagen nach der Entbindung über Rücken- und Gelenkschmerzen, deren häufigste Ursache eine zu geringe Aufnahme von Kalzium während und nach der Schwangerschaft ist.

Zur Vorbeugung wird empfohlen, während der ganzen Schwangerschaft täglich morgens und abends eine Tasse Milch zu trinken. Laut Ayurveda steigert Milch die Lebensenergie (*Ojas,* siehe Seite 273 f.) und ist außerdem ein wichtiger Lieferant von Vitamin A und den Vitaminen des B-Komplexes. Gerade in der Schwangerschaft sind die Nährstoffe der Milch kaum zu ersetzen.

Auch für das Ungeborene gilt Milch als besonders wertvoll. Sie fördert die physische, mentale und intellektuelle Entwicklung des Babys auf natürliche Weise, hilft, die *Dhatus* des Fötus zu entwickeln und liefert die Grundlage für seine Knochenbildung.

Am besten eignet sich frische Vollmilch (möglichst Bio), die vor dem Trinken kurz aufgekocht wird. Verzichten Sie auf kalte

Laktoseintoleranz

Immer mehr Menschen sind heute von Laktoseintoleranz betroffen – sie können den in Milchprodukten enthaltenen Milchzucker nicht verdauen und entwickeln Symptome wie Blähungen oder Durchfall. Eine Ursache dafür ist die starke Bearbeitung dieses Lebensmittels bei der Produktion: Kühe werden mit Hormonen behandelt, die Milch wird homogenisiert, was ihre natürliche Textur sowie ihre molekulare Struktur verändert.

Der Großteil unserer Milch ist keine Milch im eigentlichen Sinn mehr, und das überfordert das menschliche Verdauungssystem. Geeigneter als die herkömmliche Milch aus dem Supermarkt sind deshalb Bio- und Heumilch mit natürlichem Fettgehalt, weder homogenisiert noch »länger haltbar«. Bei Laktoseintoleranz besser vertragen wird auch Milch von A2-Kühen – das sind Kühe von Rassen, deren Milch Beta-Casein vom Typ A2 enthält. Allerdings stammt der Großteil unserer Milch von A1-Kühen. A2-Milch ist bisher nur im ausgewählten Lebensmittelhandel und bei einzelnen Landwirten mit Direktvermarktung erhältlich. Ziegenmilch ist eine gute Alternative. Von laktosefreier Milch wird hingegen abgeraten, da gerade Laktose wichtige Wirkstoffe enthält. Nur wenn normale Milch gar nicht vertragen wird, kann sie eine Option sein. Auch von Milchersatz wie Soja- oder Reismilch wird abgeraten. Häufig enthalten diese Produkte viel Wasser und Zuckerstoffe, außerdem fehlen ihnen die Inhaltsstoffe von Kuhmilch. Das Rezept rechts kann Ihnen helfen, Milch besser zu verdauen.

Milch, trinken Sie sie besser heiß oder bei Zimmertemperatur. Wenn Ihnen die Milch zu reichhaltig ist, können Sie etwas Wasser hinzufügen.

So wird Milch leichter verdaulich

⅛ TL Ingwer, gemahlen
10 Körner *Vidanga* (Falscher schwarzer Pfeffer)
100 ml Wasser
150 ml Milch

Alle Zutaten auf niedriger Flamme erhitzen, bis die Flüssigkeit um etwa 20 Prozent reduziert bzw. die Hälfte des zugefügten Wassers verdampft ist. Absieben und heiß oder lauwarm trinken.

Besonders gut für Mutter und Kind ist **Milch mit *Shatavari Kalpa***. Dafür einer Tasse Milch eineinhalb bis zwei Teelöffel *Shatavari Kalpa* hinzufügen. Dieses Nahrungsergänzungsmittel mit Indischer Wildspargelwurzel hilft dem Fötus, auf gesunde Weise zu wachsen und unterstützt die Bildung der Muttermilch. Milch mit *Shatavari Kalpa* sollte auch in der Stillzeit getrunken werden.

Butter, Buttermilch und Ghee

Butter, Buttermilch und Ghee sind nicht nur in Indien wesentliche Komponenten einer ausgewogenen Ernährung. Nehmen Sie alle drei Nahrungsmittel von Beginn der Schwangerschaft an täglich zu sich.

vedisches wissen

Butter hat eine kühlende Wirkung. Sie vermehrt Vitalität, Energie und Enthusiasmus und verbessert das Verdauungsfeuer.

Vagbhata Sutrasthana

Besonders in den letzten drei oder vier Schwangerschaftsmonaten können Hämorrhoiden auftreten. Zur Vorbeugung ist **Butter** ein ausgezeichnetes Mittel. Ergänzen Sie von Beginn der Schwangerschaft an täglich Ihre Mahlzeiten mit ein bis zwei Teelöffeln Butter.

Eine Tasse frische **Buttermilch** nach dem Mittagessen fördert die Verdauung und ist allgemein gut für die Gesundheit. Buttermilch ist ein *Vata-Kapha*-Besänftiger, leicht zu verdauen und als Lebensmittel bei allen Störungen des Magen-Darm-Trakts zu

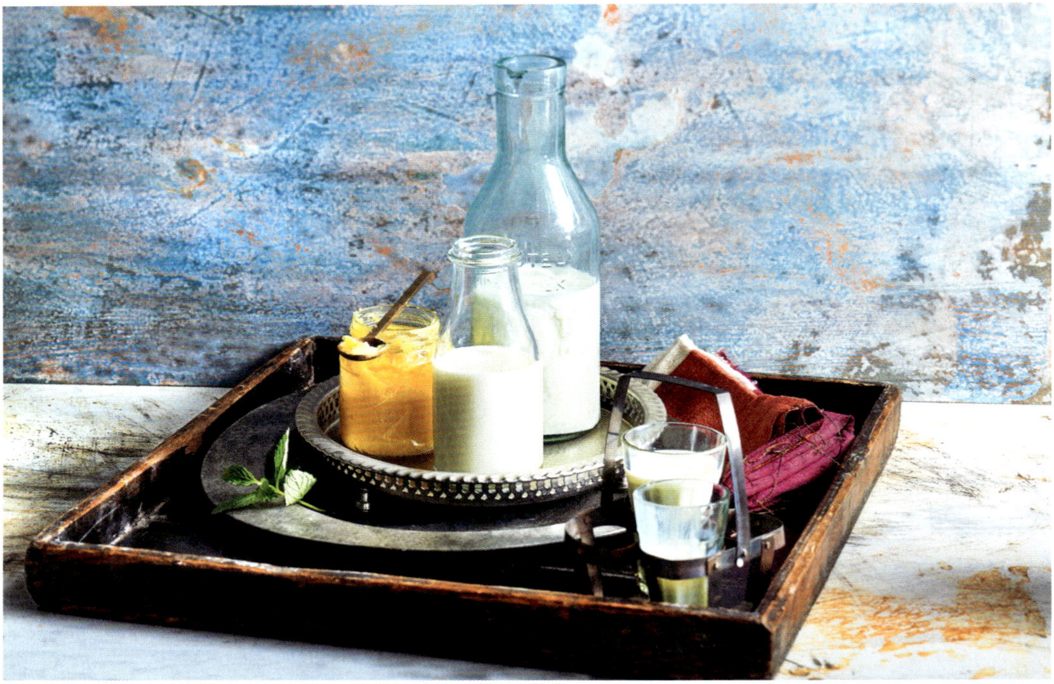

Milchprodukte: eine ideale Quelle für Eiweiß und Kalzium.

empfehlen. Sie hilft auch bei Beschwerden wie Geschmacks- und Appetitverlust, Anämie und Blähungen.

Viele Frauen entwickeln im letzten Drittel der Schwangerschaft Ödeme (Wassereinlagerungen). Buttermilch hilft, diese Schwellungen zu reduzieren.

Noch bekömmlicher und gesundheitsfördernder wird sie, wenn ein Viertel Teelöffel Kreuzkümmel-Pulver und zwei Prisen

Vedisches Wissen

Ghee ist der beste aller fettigen und schmierenden Nährstoffe. Es balanciert alle drei *Doshas* aus, steigert Lebensenergie und Immunität und wirkt allgemein stärkend auf den gesamten Organismus. Ghee kräftigt auch die Sinnesorgane und verbessert das Erinnerungsvermögen, den Intellekt und die Auffassungsgabe.

Vagbhata Sutrasthana

Schwarzsalz *(Saindhava Lavan)* auf ein Glas zugegeben werden.

Ghee wird in der ayurvedischen Medizin mit einem Nektar verglichen, dem viele gesundheitsfördernde Eigenschaften zugeschrieben werden. Schwangeren wird empfohlen, zu den Mittags- und Abendmahlzeiten bis zu vier Teelöffel Ghee zu sich zu nehmen.

Ghee selbst herstellen

Zutaten für ca. 450 g Ghee

2 Päckchen Sauerrahmbutter à 250 g (möglichst Bio-Qualität)

Butter in einem Topf bei mittlerer Hitze schmelzen lassen. Die Flamme danach reduzieren und weiter köcheln lassen. Dabei verflüchtigen sich die Wasserbestandteile der Butter, und das Milcheiweiß setzt sich ab. Nicht rühren, nicht schöpfen. Der entstehende Schaum fällt nach unten und setzt sich am Topfboden ab. Die Flüssigkeit darf leicht bräunlich (dadurch entsteht ein nussiger Geruch), aber auf keinen Fall zu dunkel werden. In der Nähe des Herdes bleiben, um diesen Moment nicht zu verpassen.

Sobald die Flüssigkeit klar und goldgelb wird, testen, ob das Ghee fertig ist: Dazu die Fingerspitzen anfeuchten und ein paar Wassertropfen in den Topf fallen lassen. Zischt es laut, sind keine Wasserbestandteile mehr enthalten, und das Ghee ist fertig. Andernfalls noch etwas weiterköcheln lassen.

Ist das Ghee fertig, den Topf vom Herd nehmen. Ein paar Minuten ruhen lassen. Durch ein Baumwollteesieb oder ein dünnes Passiertuch in ein sauberes Glas, Steingut- oder Edelstahlgefäß absieben.

Das Ghee mit einem Tuch oder einem Sieb locker abdecken, bis es abgekühlt ist, dann erst verschließen. Kühl und dunkel gelagert, ist Ghee monatelang haltbar.

Speiseöle

Im Ayurveda wird Wert darauf gelegt, warme Speisen vor allem mit Ghee zuzubereiten, denn es gilt als das hochwertigste und am besten verdauliche Fett. Gute Öle für den täglichen Gebrauch sind Distelöl, Weizenkeimöl, Erdnussöl und natives Olivenöl, das jedoch nicht über 180 Grad erhitzt werden sollte.

Zucker und Kandiszucker

Zucker ist in den letzten Jahren stark in Verruf geraten, weil er Karies verursacht und in Verdacht steht, für viele Zivilisationskrankheiten wie Herz-Kreislauf-Erkrankungen und Übergewicht mitverantwortlich zu sein. Im Gegensatz dazu gilt Zucker im Ayurveda als Kraftspender für Herz und Gehirn und ist deshalb Bestandteil vieler Rezepte. Allerdings wird hier kein Industriezucker

(Rübenzucker, Glukosesirup) verwendet, sondern immer Rohrzucker. Sollte Ihnen der Zuckergehalt trotzdem zu hoch erscheinen, können Sie ihn in allen Rezepten auch reduzieren. Fertigprodukte mit einem hohen Zuckergehalt sollten Sie grundsätzlich meiden, ebenso wie zuckerhaltige Getränke, etwa Cola, Limos oder Eistee.
Kandiszucker aus Rohrzucker *(Khadi sakhar)* ist von Natur aus nahrhaft, kühlend, beruhigt *Pitta* und verbessert die Stimme. Bei Übelkeit und morgendlichem Erbrechen in den ersten drei Schwangerschaftsmonaten kann es helfen, ein Stück davon langsam im Mund zergehen zu lassen. Kandiszucker passt auch sehr gut zu Butter – eine Kombination, die in der Schwangerschaft für jeden Tag empfohlen wird.

Honig

Ayurveda empfiehlt, in der Schwangerschaft täglich ein bis zwei Teelöffel Honig zu essen – z. B. morgens vor dem Frühstück in *Panchamrita* (siehe Rezept auf Seite 240 f.) oder in Milch aufgelöst. Honig soll die Intelligenz fördern, *Pitta* und *Kapha* ausbalancieren und die Blutreinigung unterstützen. Honig bitte nie über 40 °C erhitzen, da die darin enthaltenen hitzeempfindlichen Inhaltsstoffe ihre Wirkung verlieren. Nach ayurvedischem Verständnis kann erhitzter Honig langfristig sogar toxisch wirken, da die durch Hitze veränderten Enzyme Stoffwechselschlacken *(Ama)* bilden und das Blutgewebe *(Rakta)* verunreinigen können.
»Heiße« Milch mit Honig sollte deshalb lauwarm sein.

Hülsenfrüchte

Eiweiße bzw. Proteine sind Grundnährstoffe, die unbedingt in ausreichender Menge aufgenommen werden müssen. Auch die Entwicklung des Fötus ist von Proteinen abhängig. Diese finden sich sowohl in tierischen als auch in pflanzlichen Lebensmitteln. Eine ausgewogene vegetarische Ernährung, die Milchprodukte, Hülsenfrüchte, Gemüse, Trockenfrüchte, Nüsse und Saaten in angemessenen Mengen enthält, liefert ausreichend Eiweiß. Dennoch bedeutet eine ayurvedische Lebensweise nicht zwingend eine komplett vegetarische Ernährung. Falls Sie nicht auf Fleisch verzichten möchten, sollten Sie leicht verdauliche Varianten wie Fisch und Geflügel bevorzugen.
Nicht nur für Schwangere wird empfohlen, dass die Mittags- und Abendmahlzeiten mindestens eine Tasse einfach gekochte und eine Tasse gewürzte Hülsenfrüchte enthalten sollen. Nahrhafte und leicht verdauliche Linsen wie *Toor Dal* (gelbe Linsen) und Mung Dal eignen sich auch in der Schwangerschaft bestens zum täglichen Verzehr.

Nährstoffergänzung in der Schwangerschaft

In Deutschland werden Folsäure und Iodid während der Schwangerschaft als Ergänzung empfohlen. Eisen sollte erst ab dem zweiten Trimester supplementiert werden, aber nur, falls eine Anämie besteht.

Ayurveda empfiehlt, ein besonderes Augenmerk auf Eisen und Kalzium zu legen. Die Funktion von *Rakta Dhatu* (Blut) ist von Eisen abhängig. Eisenmangel kann zu Schwäche, schneller Ermüdung, Herzklopfen, Glanzlosigkeit von Haut und Haaren und Lustlosigkeit führen. Auch die Entwicklung des Embryos kann unter einem Eisenmangel leiden.

Nehmen Sie für eine ausreichende Eisenzufuhr regelmäßig Blattgemüse wie Spinat, Pak Choi und Mangold auf Ihren Speiseplan, ebenso wie Brokkoli, Rote Bete, Augenbohnen, Hirse und Amarant.

Schmecken Sie Blattgemüse mit ein paar Tropfen Zitronensaft ab – er liefert Vitamin C für die optimale Aufnahme von Eisen.

Schwarze Rosinen, Granatäpfel, Äpfel und Safran tragen ebenfalls zu einer erhöhten Eisenzufuhr bei. Rohrzucker enthält natürliches Eisen und kann beim Kochen oder in Tee und Kaffee in kleinen Mengen verwendet werden.

Andere Kalzium- und Eisenlieferanten sind Weizen, Fingerhirse, leicht verdauliche Hülsenfrüchte wie Mung Dal und Toor Dal (gelbe Linsen), Kokosnüsse, getrocknete Datteln und Mohnsamen.

Auch ayurvedische Nahrungsergänzungsmittel wie Rosenmarmelade oder *Chyavanprash* (mit *Amla*/Indischer Stachelbeere) können die Blutbildung unterstützen.

Übrigens: Durch die Verwendung von nicht beschichteten Gusseisentöpfen und -pfannen können Sie Ihrem Körper bereits beim Kochen Eisen zuführen.

Wenn Sie unter einem signifikanten Eisenmangel leiden, reichen diese Maßnahmen nicht aus. In diesem Fall ist ärztlicher Rat unumgänglich.

Decken Sie Ihren Nährstoffbedarf am besten mit frischen Lebensmitteln oder Nahrungsergänzungsmitteln mit natürlichen Inhaltsstoffen. Sie enthalten wichtige Nährstoffe wie sekundäre Pflanzenstoffe und können vom Körper leichter aufgenommen werden als prozessierte Produkte. Das gilt auch für Eisen- und Kalzium-Quellen.

Andere Sorten wie Kichererbsen, Kidney-Bohnen, Schwarzaugenbohnen und getrocknete grüne Erbsen sind dagegen schwerer verdaulich, dürfen aber auch gelegentlich gegessen werden. Sojaprodukte sollten Sie während der Schwangerschaft am besten ganz vermeiden; sie stehen im Verdacht, Einfluss auf das Hormonsystem zu nehmen.

Empfehlenswert sind auch Sprossen der leichter verdaulichen Hülsenfrüchte wie beispielsweise Mung-Sprossen. Um sie besser verdaulich zu machen, bitte vor dem Verzehr immer dünsten oder kochen.

Vegetarisch durch die Schwangerschaft?

Dass Eier und nichtvegetarische Lebensmittel notwendig sind, um den steigenden Eiweißbedarf in der Schwangerschaft zu decken, ist ein weit verbreiteter Irrtum. Eine vegetarische Ernährung kann Mutter und Kind durchaus mit allen Nährstoffen versorgen, auch mit einer angemessenen Menge Eiweiß in leicht verdaulicher Form. Die in diesem Buch vorgeschlagene Ernährung eignet sich ideal dafür.

Kohlenhydrate

Kohlenhydrate machen in der Regel den größten Bestandteil der Nahrung aus. Verschiedene Getreide gehören zu einer ausgewogenen Ernährung, sie liefern schnell Energie und sorgen für ein angenehmes Sättigungsgefühl. Vor allem die Vollkornvarianten sind zu empfehlen, weil sie eine Vielzahl wichtiger und gesunder Nährstoffe enthalten. Zu den Getreidesorten, die täglich auf den Tisch kommen können, gehören Reis (als schmackhafteste und hochwertigste Sorte gilt Basmati), Weizen, Dinkel, Hafer, Roggen, Gerste und Sorghumhirse. Sie sind gut verträglich und für jede Konstitution geeignet. Außerdem machen sie Gerichte mit Hülsenfrüchten besser verdaulich.

Weizen ist nahrhaft, beruhigt *Pitta* und stärkt die Knochen. Gerste verbessert die Verdauung und beruhigt die *Doshas Pitta* und *Kapha*. Weitere empfehlenswerte Sorten sind Amarant, Quinoa und Buchweizen, die alle zu den Pseudogetreiden gehören. Weiße Hirse und Maismehl (Polenta) fördern hingegen Hitze *(Pitta)* im Körper und sollten deshalb in der Schwangerschaft nicht regelmäßig verzehrt werden.

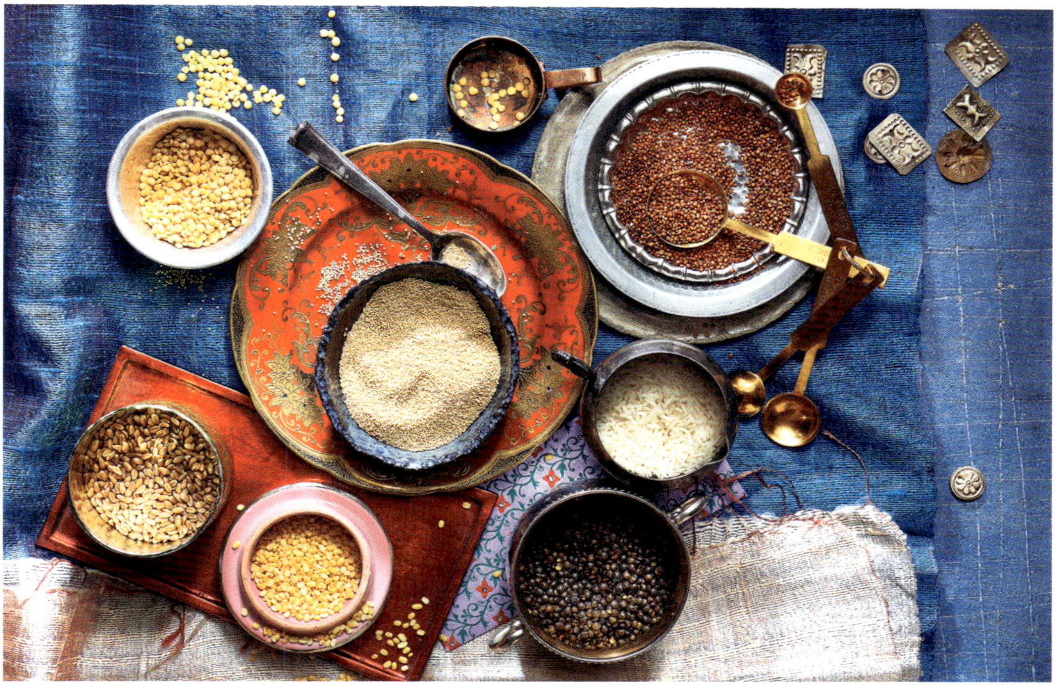

Schnelle Energielieferanten: Pseudogetreide und Getreide von Amarant bis Weizen.

Traditionell sind *Chapatis* (dünn ausgerolltes Fladenbrot aus Weizenmehl) oder *Bhakris* (Fladenbrot aus grob gemahlenem Sorghummehl, in einer Pfanne gebacken und auf offener Flamme aufgebläht) ein fester Bestandteil der ayurvedischen Küche. Diese Art von Brot ist besser verdaulich, da es ungesäuert ist und ohne Hefe auskommt.

Probieren Sie aus, ob Sie mit Fladenbroten Ihren Speiseplan bereichern können. Wenn Sie auf klassisches Brot nicht verzichten wollen, wählen Sie am besten Produkte aus Vollkornmehl, toasten das Brot und essen es am ehesten mittags – dann ist das Verdauungsfeuer am größten.

Gemüse

Frisches Gemüse, möglichst bio und saisonal, darf in keiner ausgewogenen Mahlzeit fehlen. Die folgenden Gemüsesorten sind leicht verdaulich und für die meisten Konstitutionen geeignet: Brokkoli, Fenchel, Kartoffeln, Kürbis (alle Sorten wie Hokkaido, Muskatkürbis oder Flaschenkürbis), Mangold, Möhren, Okraschoten, Pak Choi, Rote Bete, Spinat, Spargel und Zucchini.

All diese Gemüsesorten sind reich an wichtigen Vitaminen und Mineralien und sollten regelmäßig auf dem Speiseplan stehen. Avocado, Gurken, Möhren, Oliven, Rote

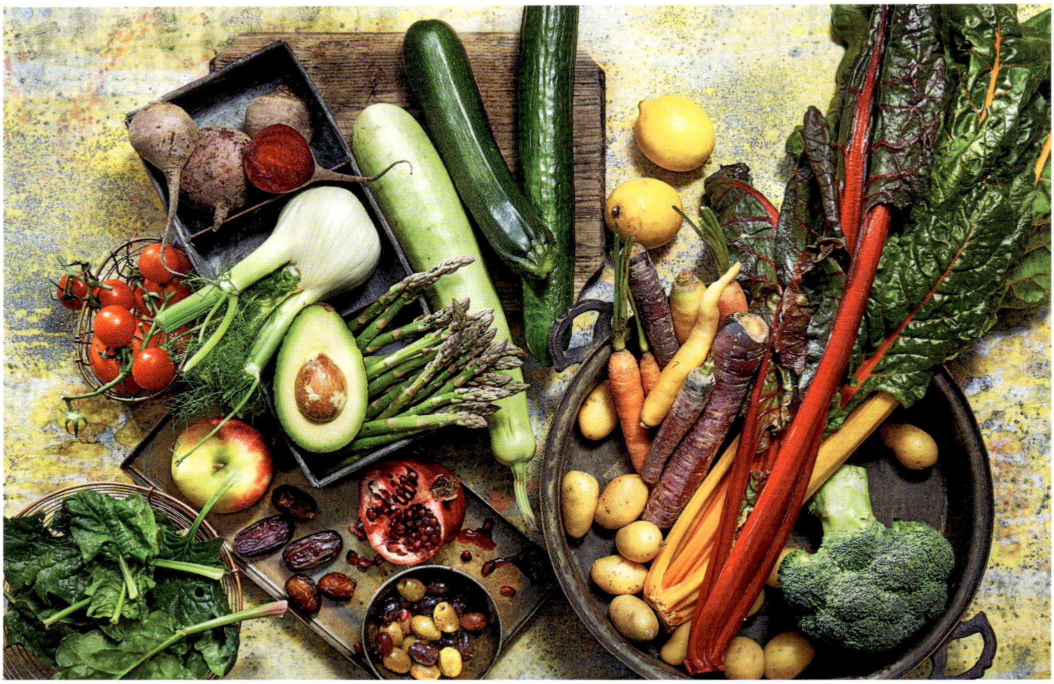

Vitamine satt: Obst und Gemüse kommen am besten mehrmals täglich auf den Tisch.

Bete (gekocht) und Tomaten können Sie täglich in kleinen Mengen als Salat essen.

Kürbis enthält Vitamin B, Kalzium und Eisen und kann auf verschiedene Arten zubereitet werden – als Suppe, Salat oder Gemüse. Da Kürbis überschüssige Magensäure reduziert, ist er vor allem im ersten Drittel der Schwangerschaft hilfreich, wenn viele Schwangere unter morgendlicher Übelkeit leiden.

Nur für den gelegentlichen Verzehr empfohlen sind in der Schwangerschaft schwer verdauliche Gemüsesorten wie Süßkartoffeln, Pilze und Mais, ebenso Sorten, die *Pitta* (Hitze) im Körper mehren, wie Paprika, Auberginen und Frühlingszwiebeln. Dasselbe gilt auch für konzentrierten Tomatensaft.

Tipps zu Einkauf und Zubereitung

Kaufen Sie nach Möglichkeit Gemüse aus Bio-Anbau.

Frisches Gemüse vor der Zubereitung gründlich mit warmem Wasser waschen und immer kochen. Rohkost ist auf ein Minimum reduziert, auch für Salat werden Möhren vorher gedünstet.

Würzen Sie Gemüse nicht zu stark und scharf, und bereiten Sie es nicht in schweren Soßen zu. Mit Zutaten wie frisch geraspel-

ter Kokosnuss, geriebenem Ingwer, Sesamsamen, Mohnsamen, gemahlenem Koriander und gemahlenem Kreuzkümmel können Sie den Geschmack von Gemüse noch verfeinern. Wer Koriander mag, kann auch frische Korianderblätter unterheben oder die Speisen damit garnieren.
Chutneys (Würzpasten) aus mehreren Gewürzen und Kräutern können eine gute Ergänzung zum Essen sein.

Kokos-Chutney

1 TL Kokosnuss, frisch, geraspelt
1 TL Ingwer, frisch, geraspelt
1 EL Koriandergrün, frisch, gehackt
2 TL Zitronensaft
1 EL Minze, frisch, gehackt
½ TL Kreuzkümmel, gemahlen
¼ grüne Chilischote, nach Belieben

Alle Zutaten mischen und zu einer Paste mahlen. Dieses Chutney fördert die Verdauung und regt den Appetit an, der in der Schwangerschaft oft vermindert ist.

Obst und Fruchtsäfte

Vielleicht steht Obst bereits regelmäßig auf Ihrem Speiseplan. Falls nicht, machen Sie es sich doch zur Regel, in der Schwangerschaft täglich mindestens zwei Portionen Obst zu essen: Äpfel, Feigen, Granatäpfel, Orangen, Mandarinen, Trauben – die Auswahl ist groß. Äpfel, Feigen und Granatäpfel wirken blutbildend. Saure Früchte wie Orangen oder Grapefruits sind reich an Vitamin C, was die Blutbildung bzw. die Eisenaufnahme indirekt unterstützt.
In der ayurvedischen Literatur werden Trauben als die besten aller Früchte bezeichnet. Sie sollten gründlich gewaschen und vor dem Verzehr zwei Stunden in Salzwasser gelegt werden. Außerhalb der Saison können Sie Trauben auch durch Rosinen ersetzen. Zehn bis zwölf Rosinen sind ideal. Weichen Sie bitte auch diese ein paar Stunden in Wasser ein. Sie wirken blutbildend und sorgen für einen guten Stuhlgang.
Auch Birnen, Wassermelonen und Guaven können den Speisezettel ab und zu ergänzen. In der Schwangerschaft regelmäßig ein halbes Glas unverdünnten, möglichst frisch gepressten Orangen- oder Mandarinensaft zu trinken nährt *Rasa Dhatu* (Blut), fördert die Entwicklung des Fötus und unterstützt die Bildung von Muttermilch nach der Entbindung.
Kokoswasser ist ein weiteres gesundes Getränk in der Schwangerschaft, es fördert aus ayurvedischer Sicht die Bildung von ausreichend Fruchtwasser im Uterus. Das zarte Fruchtfleisch der Kokosnuss ist leicht verdaulich, nahrhaft und beruhigt *Pitta*. Allgemein nährt Kokosnuss *Mamsa Dhatu* (Fleisch und Muskeln) und sorgt so dafür, dass die Haut, die auch von *Mamsa Dhatu* gebildet wird,

gesund und strahlend bleibt. In geraspelter Form können Sie Kokosnuss – egal ob frisch oder getrocknet – für die Zubereitung von Gemüse, Linsen oder Chutney verwenden.
Essen Sie saure Früchte wie Ananas und Erdbeeren nur gelegentlich und außerhalb der Saison überhaupt nicht, insbesondere, wenn Sie zu Hautproblemen und Entzündungen neigen.
Unreife Papayas können Gebärmutterkontraktionen verursachen und schlimmstenfalls eine Fehlgeburt auslösen. Greifen Sie deshalb grundsätzlich nur zu reifen Früchten oder meiden Sie Papayas ganz.

Gut zu wissen

Konsumieren Sie frisches, kleingeschnittenes Obst und frisch gepressten Fruchtsaft immer sofort, denn geschnittene Früchte oxidieren sehr schnell und verlieren ihre Vitamine. Essen Sie Früchte am besten nur tagsüber und nicht mehr nach Sonnenuntergang, wenn die Verdauungskraft sinkt. Handelsübliche Säfte in Flaschen sind nur in Form von Direktsaft und mit einem Fruchtgehalt von 100 Prozent empfehlenswert.
Die ayurvedische Philosophie tritt dafür ein, Milch und Sahne nicht mit Früchten zu kombinieren, da die Mischung aus Milcheiweiß und Fruchtsäuren im Körper zu Gärprozessen führt. Der übermäßige Genuss von solchen Speisekombinationen in der Schwangerschaft könnte einer der Gründe dafür sein, dass bei Neugeborenen immer mehr Allergien, Atemwegsprobleme und Hautleiden auftreten.

Nüsse, Kerne und Trockenfrüchte

Mandeln sind in der Schwangerschaft ein Muss. Drei oder vier Mandeln täglich – über Nacht eingeweicht, geschält und am Morgen gegessen – stärken die werdende Mutter und nähren auch das Gehirn des Fötus.
Walnüsse sind zwar schwer verdaulich, aber nahrhaft, und können gelegentlich in kleinen Mengen gegessen werden. Cashewkerne und Pistazien sollten ein seltener Genuss bleiben, da sie Hitze (*Pitta)* vermehren.
Essen Sie täglich Datteln, entweder eine einzelne getrocknete, die Sie gründlich kauen, oder ein bis zwei frische, am besten mit zwei Teelöffeln Ghee. Das fördert das Wachstum

des Babys. Alternativ können Sie auch jeden Tag einen Teelöffel Dattelsüße in ein Glas Milch einrühren und trinken.
Auch getrocknete Feigen und getrocknete Aprikosen – direkt oder eingeweicht – sind gut für Mutter und Kind.

Ayurvedische Energie-Booster

In der indischen Tradition gibt es einige Spezialrezepte, die sich in der Schwangerschaft besonders bewährt haben. Wir empfehlen Ihnen zwei davon, die Sie problemlos auch hier zubereiten können.
Panchamrita wirkt im Körper wie ein Nektar. Dieses Stärkungsmittel verbessert Körperkraft, Energie und Erinnerungsvermögen, ernährt wichtige Organe wie Herz und Hirn, verbessert das Hautbild und balanciert alle drei *Doshas* aus. Viele dieser positiven Wirkungen werden auch an das Baby weitergegeben. *Panchamrita* trägt auch dazu bei, morgendlichen Brechreiz abzumildern. Das Rezept für *Panchamrita* finden auf Seite 240 f.
Dink Ladus, Energiebällchen mit Gummi arabicum, sind insbesondere im indischen Bundesstaat Maharashtra ein traditioneller Imbiss für Schwangere. Sie werden auch direkt nach der Entbindung gereicht. Die nährstoffreichen Inhaltsstoffe dieser Bällchen helfen, Rücken- und Gelenkschmerzen in der Schwangerschaft zu verhindern und die Knochen des Babys zu stärken. Das Rezept finden Sie auf Seite 257 f.

Gezielte Nährstoffe für das Ungeborene

Im Ayurveda ist es nicht nur von großer Bedeutung, was die werdende Mutter isst, sondern auch zu welcher Tageszeit sie etwas isst. Zudem wird genau darauf geachtet, was der Fötus im jeweiligen Entwicklungsstadium braucht – und die Ernährung entsprechend ergänzt. Dass Schwangere beim Essen immer aufrecht sitzen sollten, ist eine Empfehlung, die vor allem der Verdauung zugutekommt.

Empfehlungen Monat für Monat

Da sich die verschiedenen Organe und Gewebe *(Dhatus)* des Kindes im Mutterleib zu verschiedenen Zeiten entwickeln, gibt es für jeden Monat besondere Ernährungsempfehlungen. Diese berücksichtigen selbstverständlich auch die Gesundheit der Schwangeren. Lesen Sie, was die alten vedischen Schriften vorschlagen und wie dies konkret umgesetzt werden kann.

vedisches wissen

Wenn diese Richtlinien für jeden Monat die gesamte Schwangerschaft hindurch befolgt werden, wird *Vata*, besonders *Apana Vata* (zuständig für die Wehentätigkeit) ausbalanciert, damit die Wehen zur angemessenen Zeit einsetzen und die Geburt des Kindes leicht, sicher und ohne Zwischenfälle verläuft.

Charaka Samhita

Erster Monat

Auch wenn Sie die Schwangerschaft zunächst nur vermuten, sollten Sie schon über den Tag verteilt kleine Mengen Milch (warm oder mit Zimmertemperatur) schluckweise trinken. Essen Sie, was gesund und leicht verdaulich ist.

Während der gesamten Schwangerschaft ist der tägliche Konsum von Milch und Milchprodukten, pur oder mit ayurvedischen Kräutern angereichert, ein Muss.

Zweiter Monat

Trinken Sie Milch, die mit Wasser und einigen Prisen süß schmeckenden Kräutern wie *Shatavari* (Indische Wildspargelwurzel, *Gokshura* (Erd-Burzeldorn), *Bala* (Sandmalve) und *Vidarikand* (Indische Prunkwinde) gekocht wurde.

Alternativ können Sie der Milch statt dieser Kräutermischung auch einfach *Shatavari Kalpa* zufügen.

Dritter Monat

Trinken Sie jeden Morgen Milch mit Ghee und Honig. Verrühren Sie dazu einen Teelöffel Honig und zwei Teelöffel Ghee in einer Tasse warmer Milch.

Vierter Monat

Nehmen Sie jeden Morgen einen Teelöffel Butter mit Kandiszucker ein.

Fünfter Monat

Vom fünften Monat an wird empfohlen, die Hauptmahlzeiten jeden Tag mit etwas mehr Ghee anzureichern – bis zu vier Teelöffeln.

Sechster und siebter Monat

In diesen Monaten wird die Einnahme von mit süßen Kräutern versetztem Ghee empfohlen, idealerweise auf nüchternen Magen. Dafür eignet sich z. B. Ghee mit je einem viertel Teelöffel *Shatavari* (Indische Wildspargelwurzel) oder Süßholzpulver.

Achter Monat

Essen Sie täglich Kheer, eine Art flüssigen Grießbrei aus Milch, Rohrzucker und verschiedenen Getreidesorten wie Reis oder Weizen (siehe Rezept auf Seite 243).

Neunter Monat

Von Beginn des neunten Monats an empfiehlt die ayurvedische Medizin, täglich Vaginalöl zu verwenden (siehe auch Seite 38 f.) In dieser Zeit kann ein Ayurveda-Therapeut auch einen ayurvedischen Vaginaleinlauf mit medizinischem Kräuteröl verabreichen (siehe auch Seite 39 f.).

Beide Maßnahmen bringen *Apana Vata* (ein Sub-*Dosha* von *Vata*, das für die Entbindung wichtig ist) ins Gleichgewicht und sollen eine leichte und reibungslose Entbindung unterstützen.

Das sollten Sie jetzt vermeiden

Die ayurvedische Medizin gibt wichtige Hinweise, was Sie während der Schwangerschaft nicht oder nur ausnahmsweise zu sich nehmen sollten.

- Sobald die Schwangerschaft bestätigt ist, sollten Sie Aloe vera nicht mehr innerlich einnehmen und Arzneien absetzen, die Aloe vera enthalten. Zur äußerlichen Anwendung, z. B. bei Hautirritationen, kann Aloe vera weiter eingesetzt werden. Auch die Anwendung des bereits mehrfach erwähnten Vaginalöls (*Kumari*-Öls), das ebenfalls Aloe vera enthält, gilt als äußerlich und wird sogar besonders empfohlen.
- Streichen Sie schwer verdauliche Nahrungsmittel weitgehend vom Speiseplan. Obwohl als Kalzium-Lieferant sehr beliebt, ist Käse doch sehr schwer verdaulich. Frischkäse ist dagegen eine gute Alternative und kann gelegentlich in kleinen Mengen zum Mittagessen gegessen werden.
- Vermeiden Sie nach Möglichkeit Lebensmittel aus raffiniertem Mehl wie Weißbrot, Kekse und Kuchen, ebenso Backwaren, die mit Hefe, Backsoda (Natron) und Backpulver gebacken wurden. Greifen Sie bei Brot ggf. auf Varianten aus Vollkornmehl zurück, achten Sie darauf, dass es frisch ist, und toasten Sie es vor dem Verzehr.

  Bei Kuchen und Gebäck können auch Glasur und Dekoration schädliche Stoffe enthalten.

- Chips und Knabbermischungen enthalten große Mengen an Salz, Fett und Geschmacksverstärkern. Sie haben fast keinen Nährwert und sollten ein seltener Genuss bleiben.
- Kohlensäurehaltige Getränke enthalten unter Druck gesetztes Gas. Kohlensäure schwächt das Verdauungsfeuer und kann auch eine *Vata*-Störung verursachen. Verzichten Sie besser darauf, und weichen Sie auf stilles Wasser mit Zitronensaft, Kokoswasser oder Kräutertees aus.
- Fermentierte Nahrungsmittel wie Käse oder Sauerteigbrot liegen schwer im Magen und können zu einem *Pitta*-Ungleichgewicht führen.
- In Fertiggerichten stecken meist künstliche Farbstoffe, um sie für das Auge attraktiver zu machen. Das gilt auch für Süßwaren, Softdrinks und sogar für manche Gerichte, die in Restaurants serviert werden. Diese zugesetzten Farbstoffe produzieren Gase im Körper und können eine Vielzahl von Problemen des Verdauungssystems verursachen. Außerdem können sich diese Zusatzstoffe im Körper ansammeln und sich negativ etwa auf die Nieren und die Leber auswirken, aber auch auf die Entwicklung des Fötus.
- Schwangeren Frauen wird oft geraten, Eier auf ihren Speiseplan zu setzen. Mit den ayurvedischen Richtlinien steht dies nicht im Einklang. Eier sind schwer verdaulich und werden vom Körper nur schwer verstoffwechselt. Außerdem fördern sie die Ansammlung von *Ama* (organischen Giftstoffen) im Körper.
- Wenn die Gebärmutter immer größer wird, verlangsamt der daraus resultierende Druck auf den Darm den Verdauungsprozess. Unter diesen Umständen ist es schwierig, Nahrung zu verdauen, die *Pitta* vermehrt, wie z. B. schwere Fleischgerichte. Wechseln Sie deshalb besser zu Geflügel und Fisch, falls Sie sich nicht vegetarisch ernähren.

Der tägliche Speiseplan

Ayurveda legt Wert darauf, dass Schwangere beim Essen nicht in Extreme verfallen und ihren individuellen Vorlieben oder Schwangerschaftsgelüsten allzu sehr nachgeben, damit sie sich und dem Baby keine wesentlichen Nährstoffe vorenthalten. Trotzdem können Sie jederzeit das essen, auf das Sie Heißhunger haben – und zwar zusätzlich zu dem, was ohnehin auf dem Speiseplan steht. Seien Sie möglichst diszipliniert, was feste Essenszeiten angeht. Gewöhnt sich der Körper beim Essen an einen Rhythmus, gibt er zu bestimmten Zeiten Verdauungssäfte frei. Dadurch werden die dann eingenommenen Mahlzeiten leicht verdaut, und das Verdauungsfeuer bleibt im Gleichgewicht. Vermeiden Sie deshalb unregelmäßige bzw. häufig wechselnde Essenszeiten. Wenn Sie mal keinen Hunger haben, müssen Sie selbstverständlich auch nicht zur üblichen Zeit essen und können dies später nachholen – viele Frauen haben in der Schwangerschaft weniger Appetit. Dann sollten Sie aber nicht weniger essen, sondern stattdessen leichte Speisen zu sich nehmen, um Ihr Baby ausreichend zu versorgen.

Beachten Sie, dass in einer gesunden und ausgewogenen Hauptmahlzeit alle sechs Geschmacksrichtungen (süß, sauer, würzig oder scharf, salzig, bitter und zusammenziehend) enthalten sein sollten, und wählen Sie die Zutaten nach Ihrer individuellen Konstitution (siehe Seite 265 ff.) aus.

Mit der traditionellen indischen Ernährung, die sich zudem an den ayurvedischen Richtlinien orientiert, können Sie auch Problemen vorbeugen, unter denen viele Mütter nach der Entbindung leiden, wie Haarausfall, Rückenschmerzen oder hartnäckige Schwangerschaftspfunde.

Spricht Sie die indische Küche an und wollen Sie sich während der Schwangerschaft nach ayurvedischen Prinzipien ernähren, können Sie die folgenden Regeln beherzigen. Sie können sich aber auch von anderen gesunden Ernährungskonzepten wie etwa der mediterranen oder der Vollwertküche inspirieren lassen.

Dass mittags und abends frisch gekocht werden soll, kann insbesondere für berufstätige Frauen schwierig sein. Überlegen Sie, ob Sie einzelne Komponenten vorbereiten und dann kurz fertigkochen können. Oder vielleicht haben Sie die Möglichkeit, mittags in der Kantine warm zu essen oder Essen vom Vorabend am nächsten Mittag aufzuwärmen. Auf tägliche warme Mahlzeiten sollten Sie jedoch möglichst nicht verzichten – sie sind die allerwichtigste ayurvedische Ernährungsregel.

Frühstück

8 bis 8.30 Uhr: Essen Sie gerade so viel, dass Sie gegen Mittag wieder einen gesunden Appetit haben. Achten Sie darauf, dass das Frühstück frisch, warm und nahrhaft ist und dass es hauptsächlich aus Getreide besteht. Ideal eignen sich Hafer-, Reis- und Amarantflocken oder Weizengrieß. Sie sollten als Porridge zubereitet werden. Auch Porridge-Fertigmischungen sind eine gute Alternative, wenn es morgens schnell gehen muss.

Zusammen mit dem Frühstück: *Panchamrita* (Rezept Seite 240 f.); drei bis vier Mandeln, über Nacht in Wasser eingeweicht und dann geschält; eine Feige über Nacht in Wasser eingeweicht; fünf bis sieben Rosinen; ein Glas heiße Milch mit zwei Teelöffeln *Shatavari Kalpa*; ayurvedische Nahrungsergänzungsmittel wie Rosenmarmelade oder *Chyavanprash* (auf Basis von *Amla*/Indischer Stachelbeere).

10 bis 10.30 Uhr: frisch geschnittenes Obst oder ein Glas frisch gepresster Fruchtsaft.

Mittagessen

12.30 bis 13 Uhr: Das Essen sollte frisch zubereitet sein, leicht verdaulich, von Natur aus *sattvisch* (siehe Seite 42 f.) und alle notwendigen Nährstoffe enthalten. Essen Sie nur so viel, dass nach dem Essen kein Gefühl der Schwere aufkommt. Ein ideales Mittagessen besteht aus Linsensuppe, Reis, einer Blattgemüse- oder Hülsenfrüchtesorte, einem weiteren Gemüse, das kein Blattgemüse ist, Fladenbrot (*Chapati, Bhakri* oder *Fulka*), gewürztem *Dal,* Salat und frischer Buttermilch.

Nachmittagssnack

17 bis 17.30 Uhr: Trinken Sie ein Glas Milch mit zwei Teelöffeln *Shatavari Kalpa* und einem Teelöffel Rosenmarmelade. Falls Sie Hunger haben, essen Sie zusätzlich eine Scheibe gebutterten Toast, Reisflocken oder Puffreis.

Abendessen

Früher Abend (ca. 19 Uhr): Das ideale Abendessen ist warm sowie frisch gekocht und besteht aus einer Suppe, Reis, Linsen, Gemüse und Fladenbrot.

Am besten nehmen Sie es am frühen Abend ein. Da das Verdauungsfeuer in der Nacht schwach ist und zudem keine körperliche Aktivität stattfindet, sollte die letzte Mahlzeit des Tages insbesondere in der Schwangerschaft leicht verdaulich und nicht zu üppig ausfallen.

Nahrung würdigen

Auch in unseren Breitengraden ist es in vielen Familien Brauch, vor der gemeinsamen Mahlzeit innezuhalten und ein kurzes Gebet oder eine Danksagung zu sprechen. Diese Tradition ist in Indien noch weit verbreitet.
Ein klassisches Tischgebet lautet: *Udar bharan nohe janeeje yadnya karma*. Es erinnert daran, dass das Essen nicht nur dazu gedacht ist, den Magen zu füllen, sondern achtsam und mit Respekt gegessen werden sollte – als eine Gabe an *Agni*, das Verdauungsfeuer im Körper. Deshalb bittet man das Feuer in uns, die Nahrung zu akzeptieren und uns zu nähren.

Das Wichtigste in Kürze

- Die Ernährung in der Schwangerschaft muss die werdende Mutter und das Ungeborene nähren, die Entwicklung des Embryos unterstützen und dazu beitragen, dass ausreichend Muttermilch gebildet werden kann.
- Milch ist in dieser Zeit als natürlicher Eiweiß- und Kalziumlieferant sehr wichtig.
- Auch eine lacto-vegetarische Ernährungsweise kann den Eiweißbedarf in der Schwangerschaft decken.
- Zu den wichtigsten und leicht verdaulichsten Gemüsesorten zählen Kürbis, Spinat, Möhren und Kartoffeln.
- Nehmen Sie die Mahlzeiten achtsam und mit Respekt ein – als eine Gabe an das Verdauungsfeuer im Körper.

Bewegung und Yoga in der Schwangerschaft

Frühere Generationen von Frauen waren daran gewöhnt, längere Wege zu Fuß zurückzulegen und Arbeiten im und ums Haus selbst durchzuführen. Dadurch blieb ihr Körper beweglich, und sie mussten keine zusätzlichen Übungen machen. Unser moderner Lebensstil macht unser Leben zwar leichter, vermindert aber auch unsere körperliche Fitness, die gerade in der Schwangerschaft sehr wichtig ist. Denn zu viel Ruhe und Entspannung können sich auch nachteilig auswirken.

Die vielen Muskeln, die an der Entbindung beteiligt sind, werden im Alltag kaum mehr beansprucht, auch nicht beim Spazierengehen. Irrtümlich wird angenommen, dass bei der Geburt nur die Bauch- und Beckenmuskulatur benötigt wird. Tatsächlich aber sind auch die Oberschenkel-, Rücken-, Nacken- und sogar die Gesichtsmuskeln direkt oder indirekt an der Entbindung beteiligt. Durch spezielle Übungen können Sie diese Muskeln stärken und so die Wahrscheinlichkeit einer sanften Geburt erhöhen. Gerade im Yoga wurden viele spezielle Schwangerschaftsübungen entwickelt, die dazu beitragen, den Fötus in seine natürliche Geburtslage in der Gebärmutter zu bringen und so die Voraussetzung für eine leichte Spontangeburt zu schaffen.

Bewegung in den Alltag integrieren

Bauen Sie bewusst Bewegung in Ihren Tagesablauf ein – Spaziergänge, leichten Sport und Yoga. Eine Schwangerschaft bedeutet nicht, dass Sie jede körperliche Anstrengung vermeiden müssen. Sie können fast alle Haushaltsarbeiten weiterhin verrichten, sofern Sie darauf achten, alles mit Bedacht auszuführen.

Die richtige Haltung einnehmen

Alltägliche Bewegungen wie Sitzen, Stehen, Bücken oder Tragen sollten Sie während der Schwangerschaft achtsam und möglichst körpergerecht durchführen. Falsche Bewegungen können zu einem *Vata*-Ungleichgewicht beitragen. Achten Sie auf Folgendes:

- Stehen Sie als werdende Mutter immer aufrecht.
- Halten Sie den Rücken im Sitzen gerade und nehmen Sie ein Kissen zuhilfe, wenn die Sitzhaltung unbequem wird.
- Atmen Sie immer normal, langsam und regelmäßig, vor allem, wenn Sie Yoga machen.
- Schlafen Sie eher auf der Seite als auf dem Rücken. Wenn der Uterus größer wird, ist die in der Abbildung gezeigte Schlafposition mit einem Kissen zwischen den Knien empfehlenswert.
- Krümmen Sie den Rücken möglichst nicht, wenn Sie sich bücken. Gehen Sie stattdessen in die Hocke, indem Sie die Knie beugen und den Körper langsam senken. Gehen Sie mit dem Einatmen

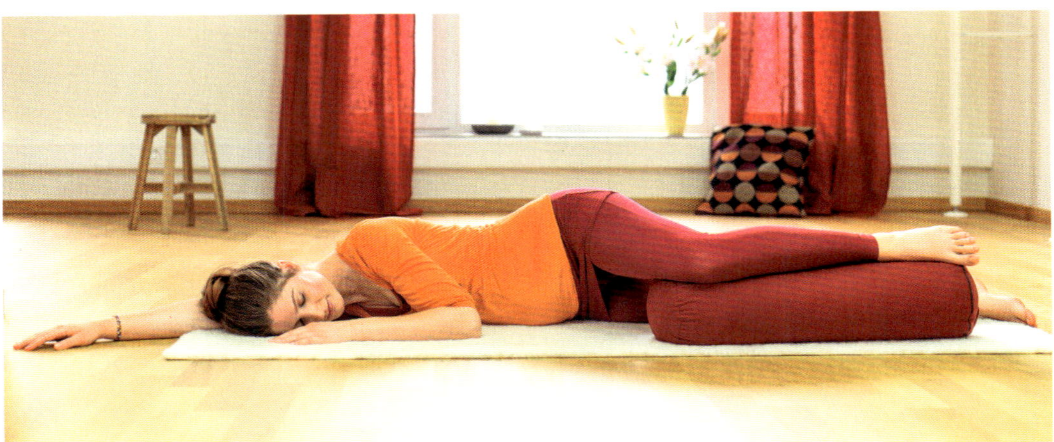

Die richtige Schlafhaltung

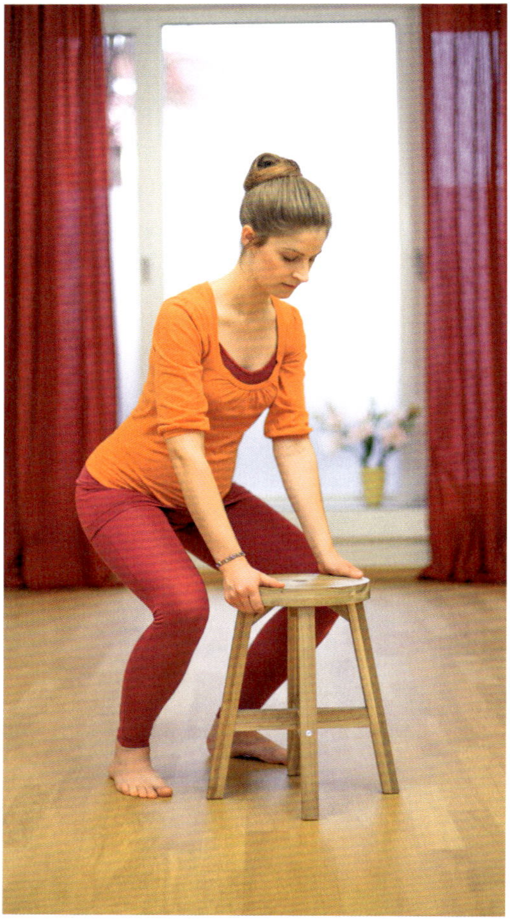

Richtig bücken

nach unten, und stehen Sie mit dem Ausatmen wieder auf.

- Wenn Sie lange sitzen wollen und nicht auf einem Stuhl sitzen müssen, können Sie sich in den Schneidersitz *(Sukhasana)* oder mit ausgestreckten Beinen auf den Boden setzen oder sich mit dem Rücken an die Wand lehnen. Das erhöht die Beweglichkeit der Beckenregion.
- Seien Sie besonders vorsichtig, wenn Sie aus einer am Boden liegenden oder sitzenden Position aufstehen. Gehen Sie besser zunächst in den Vierfüßlerstand, bevor Sie ganz aufstehen. Beim Aufstehen vom Bett oder Sofa rollen Sie sich zunächst auf eine Seite und stützen sich dann mit den Händen ab, um sich aufzusetzen. Stehen Sie erst dann auf.

Spazieren gehen

Während der gesamten Schwangerschaft können Sie als selbstverständliche und einfachste Form der Körperübung immer spazieren gehen. Dabei beanspruchen Sie alle Muskeln in den Oberschenkeln und rund um die Hüftgelenke. So erhalten Sie auf natürliche Weise Ihre Beweglichkeit, was eine natürliche Geburt begünstigt. Spazierengehen an der frischen Luft verbessert zudem die Durchblutung und erhöht die Sauerstoffaufnahme. Außerdem kann ein Spaziergang in der Früh die morgendliche Übelkeit lindern. Für Spaziergänge eignet sich jede Tageszeit, außer direkt nach dem Mittagessen, da der Körper dann mit der Verdauung beschäftigt ist. Gehen Sie weder zu schnell noch zu langsam. Mit zunehmendem Gewicht des Fötus sollten Sie die Geschwindigkeit etwas drosseln. Empfohlen wird ein täglicher Spaziergang von mindestens 15 Minuten im ersten, von 30 Minuten im zweiten und

45 Minuten im dritten Trimester. Gerade im letzten Drittel der Schwangerschaft kann das Gehen dazu beitragen, dass der Kopf des Fötus ins Becken sinkt, was die Wahrscheinlichkeit einer Spontangeburt erhöht.
Ab dem siebten Schwangerschaftsmonat kann es vorkommen, dass die Beine anschwellen. Setzen Sie die regelmäßigen Spaziergänge trotzdem fort, und ruhen Sie sich, wenn nötig, anschließend flach auf dem Rücken liegend aus. Legen Sie dabei die Füße leicht erhöht auf ein Kissen.

Yogische Sitzpositionen

Die Schwangerschaft wird in drei Phasen eingeteilt, das erste, zweite und dritte Trimester. Sie können den Nutzen der Asanas maximieren, indem Sie sich auf die Übungen konzentrieren, die sich für das betreffende Trimester besonders eignen, weil sie die Größe des Fötus und die körperlichen Veränderungen gleichermaßen berücksichtigen. Bei den folgenden Asanas handelt es sich um verschiedene Sitzpositionen. Probieren Sie aus, in welcher dieser Positionen Sie länger ohne Anstrengung aufrecht und entspannt sitzen können. Die Haltungen sind die Grundlage, um Atemübungen durchzuführen oder zu meditieren. Wenn Sie anfangs noch Probleme haben sollten, können Sie die Sitzhaltungen auch graduell einüben. Da mit den Sitzpositionen auch die Flexibilität der Beuge- und Streckmuskeln von Hüften und Hüftgelenken verbessert wird, eignen sie sich zusätzlich zur Geburtsvorbereitung.

Führen Sie morgendliche Atemübungen (*Pranayama*, siehe unten) im Schneidersitz *(Sukhasana)* oder im Lotossitz *(Padmasana)* durch. Auch verschiedene Hausarbeiten wie Gemüseschneiden, Brote schmieren, Schreiben etc. können Sie im Schneidersitz – oder, wenn Ihre Flexibilität es zulässt, noch besser im Lotossitz – erledigen. Das ist die gesündere Variante als länger zu stehen oder mit herabhängenden Beinen auf einem Stuhl zu sitzen.

Sukhasana – Schneidersitz

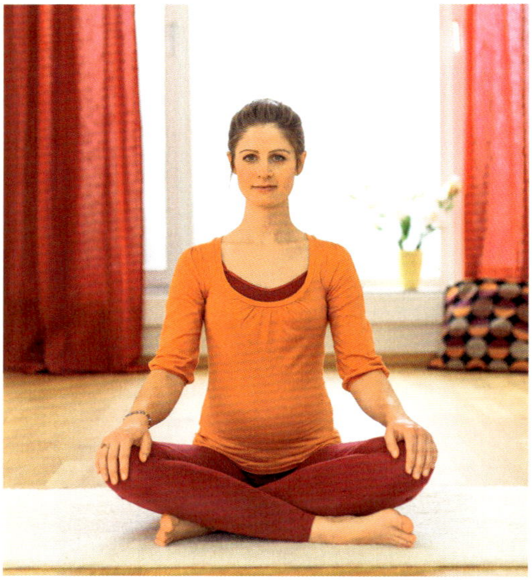

Sukhasana – *Schneidersitz*

Sukhasana ist die einfachste Sitzposition am Boden. Setzen Sie sich einfach mit gekreuzten Beinen, geradem Rücken und entspannten Schultern auf den Boden und lassen Sie die Hände auf den Knien ruhen.

Diese Position unterstützt die Stabilität, daher kann sie meist problemlos über einen längeren Zeitraum eingenommen werden. Zudem verhilft sie zu der Erfahrung, im eigenen Selbst zu ruhen.

Padmasana – Lotossitz

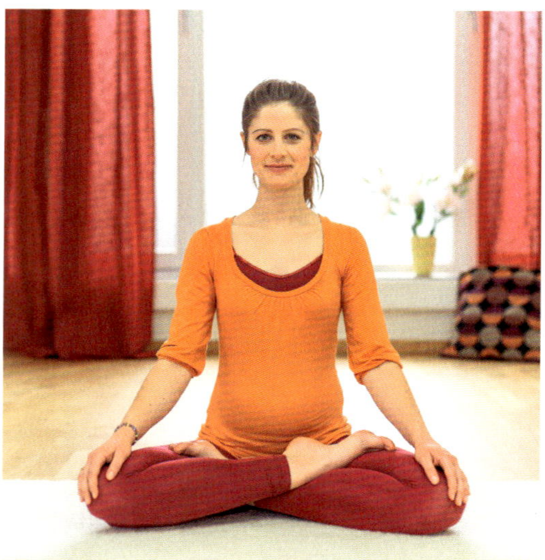

Padmasana – *Lotossitz*

Setzen Sie sich mit ausgestreckten Beinen *(Dandasana)* auf den Boden.

Legen Sie den rechten Fuß mithilfe der rechten Hand auf den linken Oberschenkel. Die Fußsohle ist nach oben gerichtet.

In gleicher Weise platzieren Sie den linken Fuß mithilfe der linken Hand auf dem rechten Oberschenkel. Auch hier ist die Fußsohle nach oben gerichtet.

Sitzen Sie so aufrecht und entspannt wie möglich. Die Position der Beine kann auch gewechselt werden. Sollte es schwierig sein, den Rücken in dieser Position gerade zu halten, können Sie auch ein Kissen zuhilfe nehmen.

Die Hände werden in das *Dnyana Mudra* (Meditations-Mudra) gebracht: Dabei ruhen die Handrücken auf den Knien, die Fingerspitzen von Daumen und Zeigefinger berühren sich, sodass Sie den eigenen Puls in den Fingerspitzen wahrnehmen können. Die verbleibenden drei Finger bleiben gestreckt und berühren einander.

Diese Sitzposition stärkt die Wirbelsäule und verhilft zu physischer und mentaler Ausgeglichenheit und Kraft, indem *Prana* (die Lebensenergie) in den zentralen Kanal *(Sushumna)* geleitet wird und sich die im unteren Rücken wurzelnde *Kundalini*-Energie nach oben bewegen kann.

Außerdem kräftigt diese Position die Funktion der Ausscheidungsorgane, verbessert die Flexibilität in den Knie- und Hüftgelenken und sorgt für eine verstärkte Blutzirkulation im Unterleib – somit eine ideale Asana für die Schwangerschaft und zur Geburtsvorbereitung.

Muktasana – die bequeme Haltung

Setzen Sie Sich auf den Boden und ziehen Sie den linken Fuß zum Schambein. Die Fußsohle des linken Fußes liegt an der Innenseite des rechten Oberschenkels an. Beugen Sie nun das rechte Bein und platzieren die rechte Ferse direkt vor die linke. Diese Sitzposition wird *Muktasana* (die bequeme Stellung) genannt. Sie bietet Stabilität, da die Sitzbasis ein Dreieck bildet und vollkommen ausbalanciert ist. Deshalb ist es einfach, für einen langen Zeitraum in dieser Position zu bleiben. Weil in dieser Position kein Druck auf Oberschenkel, Waden und Fußgelenke ausgeübt wird, schlafen die Füße nicht so leicht ein. Die Atmung beruhigt und vertieft sich, und die Energie wird nach oben zum Kronenchakra geleitet – ideale Voraussetzungen für *Pranayama* und Meditation. Falls erforderlich, können Sie ein Kissen unter den Po legen, um sich leichter aufrichten und die Knie zum Boden senken zu können.

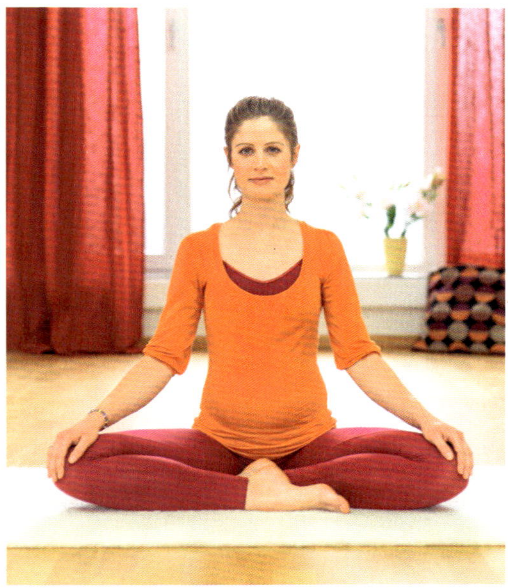

Muktasana – *die bequeme Haltung*

Vajrasana – Fersensitz

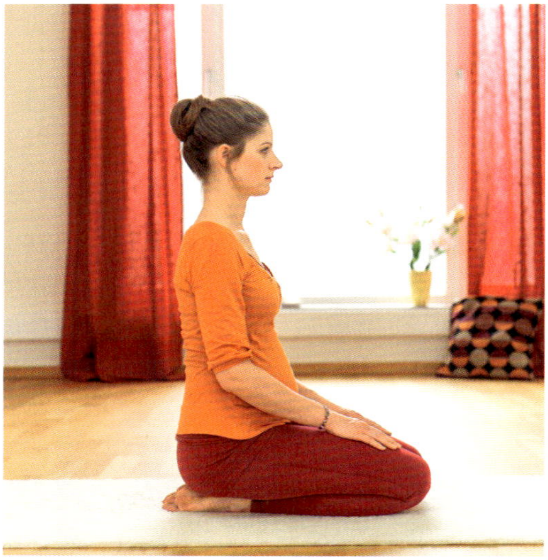

Vajrasana – *Fersensitz*

Setzen Sie sich mit gerade ausgestreckten Beinen auf den Boden und legen Sie die Handflächen hinter dem Gesäß in Hüftbreite ab.

Verlagern Sie nun das Körpergewicht auf die linke Seite und beugen das rechte Knie, während Sie das Fußgelenk mit der rechten Hand umfassen, um den Fuß unter das Gesäß zu ziehen.

Verlagern Sie dann das Gewicht auf die rechte Seite, um das linke Bein in die gleiche Position zu bringen wie das rechte.

Setzen Sie sich zwischen die Fersen, die Fußspitzen berühren einander.

Die Handflächen liegen auf den Oberschenkeln.

Der Fersensitz verbessert die Elastizität der Beinmuskulatur, fördert die Flexibilität der Knie- und Fußgelenke und optimiert die Blutzirkulation im Unterleib. Auf der mentalen Ebene stärkt diese Position die Konzentration. Der Fersensitz empfiehlt sich beispielsweise nach dem Mittagessen, da diese Haltung die Verdauung stimuliert. Falls es Ihnen schwerfällt, diese Position länger einzunehmen, können Sie ein dünnes Kissen zwischen Fersen und Po platzieren.

Alle beschriebenen Sitzhaltungen können Sie die ganze Schwangerschaft hindurch sicher einnehmen. Im letzten Trimester können Sie die Knie ein wenig auseinandernehmen, damit der Bauch bequem Platz hat.

Bewusst atmen

Wir alle atmen tendenziell flach und oberflächlich. Diese Neigung verstärkt sich häufig in der Schwangerschaft, besonders, wenn sich das Volumen im Unterleib ausdehnt. Doch gerade dann ist die Aufnahme von Sauerstoff wichtiger denn je, da Sie sich und Ihr heranwachsendes Baby gleichermaßen damit versorgen müssen. Daher ist die flachere Brustatmung nicht ausreichend.

Übung: Tiefenatmung

Setzen Sie sich in eine der oben beschriebenen Sitzpositionen und legen Sie beide Hände leicht auf den Bauch. Atmen Sie tief und gleichmäßig ein und aus. Erspüren Sie mit den Handflächen, wie sich die Bauchdecke mit der Einatmung hebt und mit der Ausatmung wieder senkt. Die Hände üben dabei keinen Druck auf die Bauchdecke aus, sondern unterstützen nur die bewusste Wahrnehmung der Atembewegung.

Machen Sie diese Atemübung jeden Morgen und ggf. noch einmal tagsüber. Praktizieren Sie die bewusste Atmung insbesondere auch dann, wenn Sie sich rastlos, ängstlich, nervös oder gestresst fühlen. Der Atem unterstützt Sie dabei, sich davon zu befreien und Ihre innere Harmonie wiederzufinden. Zudem kann diese Art zu atmen Übelkeit und morgendliches Erbrechen lindern.

Pranayama – yogische Atmung

Für sich und das heranwachsende Kind brauchen Sie in der Schwangerschaft etwa eineinhalb Mal mehr Sauerstoff als sonst. Ihr Fötus benötigt den Sauerstoff für sein Wachstum, Sie selbst für einen guten Schlaf, aber auch für Ihre innere Ausgeglichenheit.

Praktizieren Sie sowohl die einfache Tiefenatmung als auch *Pranayama* – die Zusammenführung von Körper und Geist durch Atemübungen – am besten täglich. Die Tiefenatmung steigert *Prana*, die Lebensenergie. *Pranayama* hilft, *Prana* und *Apana Vata* ins Gleichgewicht zu bringen. Wenn *Prana* gut funktioniert, fallen die typischen Beschwerden des ersten Trimesters wie Übelkeit und morgendliches Erbrechen weniger heftig aus. *Apana Vata* ist für Körperfunktionen wie Wasser lassen, Stuhlgang und für eine natürliche Vaginalgeburt zuständig. Wenn Sie *Pranayama* regelmäßig praktizieren, können Sie damit zu einer fristgerechten und natürlichen Geburt beitragen.

Es gibt verschiedene *Pranayama*-Techniken, die Sie unter Anleitung eines Yogalehrers lernen können. Hier stellen wir Ihnen nur die Wechselatmung vor, eine der bekanntesten Formen der yogischen Atmung.

Üben Sie idealerweise bei Sonnenaufgang und, wenn möglich, ein zweites Mal zwischen 16 und 18 Uhr (wenn der Magen nicht zu voll ist). Fünf Minuten pro Übungseinheit sind für den Anfang genug. Allmählich können Sie die Übungsdauer auf bis zu 15 Minuten steigern. Üben Sie langsam – *Pranayama* sollte nicht in Eile gemacht werden, auch wenn Sie sehr wenig Zeit haben. Führen Sie lieber weniger Wiederholungen entspannt durch als viele Wiederholungen in Eile.

Beim *Pranayama* gibt es drei charakteristische Phasen:

1. Einatmen *(Puraka)*.
2. Anhalten des Atems (*Kumbhaka* – in der Schwangerschaft nur kurz), sowohl nach dem Einatmen als auch nach dem Ausatmen.
3. Ausatmen *(Rechaka)*.
4. Das Einatmen *(Puraka)* erfolgt in der Regel leicht und mühelos.
5. Achten Sie darauf, dass Nacken und Brust nicht steif werden, wenn Sie den Atem kurz anhalten *(Kumbhaka)*.
6. Das Ausatmen *(Rechaka)* muss langsam und vorsichtig erfolgen. Wenn Sie sich in dieser Phase unter Zeitdruck setzen, kann dies zu Reizungen der Atemwege führen.

Praktizieren Sie *Pranayama* an einem sauberen und ruhigen Ort. Das trägt dazu bei, dass der Geist ruhig und heiter bleibt, und erleichtert die Konzentration sowie die Verbundenheit mit dem eigenen Atem.

Wenn Sie noch keine Erfahrung mit *Pranayama* haben, fangen Sie mit der oben beschriebenen bewussten Tiefenatmung an. Sobald Ihnen das tiefe und vollständige Ein- und Ausatmen leichtfällt, können Sie zu *Pranayama* übergehen.

Tiefenatmung und *Pranayama* sind wohltuend, stärken die Ausdauer der Mutter während des Geburtsvorgangs und helfen, die Wehen besser durchzuhalten. Die Ausatemphase *(Rechaka)* erhöht die Kraft der Bauchmuskeln – eine gute Vorbereitung für den natürlichen Geburtsvorgang.

Auch regelmäßiges Singen von Om *(Aum)* wirkt ähnlich wie *Pranayama* und energetisiert den Fötus mit den heilsamen Schwingungen des Urlautes Om (siehe auch Seite 126 f.).

Anuloma Viloma oder Nadi Shodhana – Wechselatmung

Nehmen Sie eine der vorher beschriebenen Sitzpositionen ein.

Achten Sie darauf, dass die Schultern locker sind und der Kopf gerade ist.

Bevor Sie mit der Wechselatmung beginnen, konzentrieren Sie sich auf Ihren Atemrhythmus: Atmen Sie einmal tief ein und danach verlängert aus. Zählen Sie gedanklich im Sekundentempo mit, wie lange Sie ausatmen. Zählt die Ausatmung *(Rechaka)* z. B. sechs Sekunden, so sollte die Einatmung *(Puraka)* in drei Sekunden erfolgen. Auch das Halten des Atems *(Kumbhaka)* dauert drei Sekunden. Im Verlauf der Schwangerschaft können Sie *Kumbhaka* auf zwei Sekunden verkürzen.

1. Beugen Sie nun Zeige- und Mittelfinger der rechten Hand ein (1). Schließen Sie mit dem rechten Daumen das rechte Nasenloch und mit dem kleinen Finger und Ringfinger das linke.

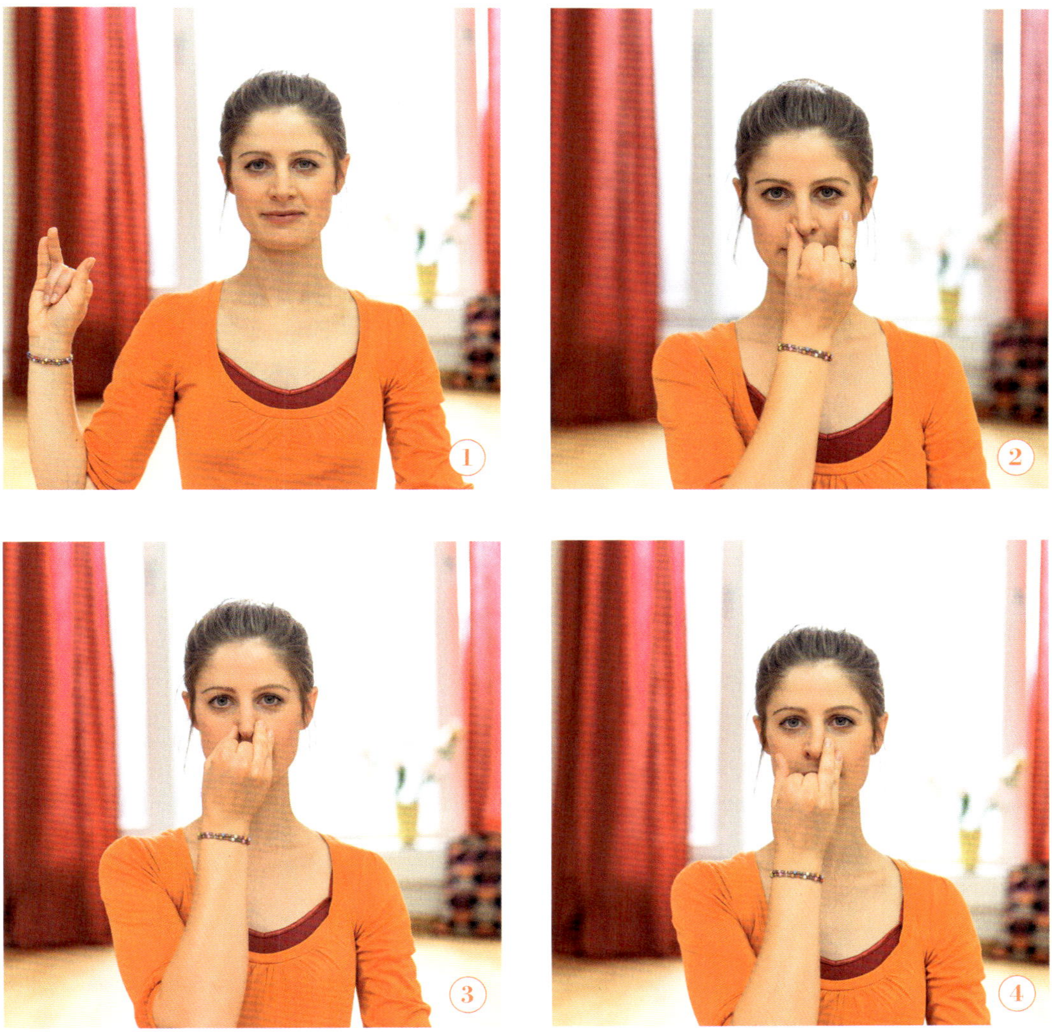

Anuloma Viloma – *Wechselatmung*

2. Spüren Sie nach, welches Nasenloch das aktivere, offenere ist. Beginnen Sie mit der Wechselatmung mit diesem Nasenloch. Ist es das linke, so schließen Sie das rechte Nasenloch mit dem rechten Daumen und atmen tief durch das linke aus (Seite 97, 2).
3. Atmen Sie durch das gleiche Nasenloch wieder ein und halten dann den Atem an, indem Sie beide Nasenlöcher mit Daumen und Ringfinger verschließen (Seite 97, 3).
4. Öffnen Sie nun das rechte Nasenloch und atmen Sie aus (Seite 97, 4). Danach wieder durch das gleiche Nasenloch einatmen, den Atem anhalten, und wieder die Seiten wechseln.

Je nach Kapazität können Sie die Wechselatmung zwischen fünf und 15 Minuten durchführen. Legen Sie am besten einen täglichen Übungszeitraum fest, beispielsweise von zehn Minuten.

Shavasana – yogische Tiefenentspannung

Werdende Mütter sind aufgrund der vielen physischen und mentalen Veränderungen, die eine Schwangerschaft mit sich bringt, oft sehr unruhig. *Shavasana*, die Totenstellung, hilft auf mentaler Ebene, Stille und Frieden zu erfahren. Da Gedanken und Emotionen in Wechselwirkung mit dem Hormonsystem stehen, wird auch dieses harmonisiert. *Shavasana* unterstützt zudem einen guten Schlaf. Mit zunehmendem Wachstum des Fötus klagen Schwangere häufig über Rücken- und Nackenschmerzen und stellen fest, dass ihr Bewegungsspielraum immer stärker eingeschränkt wird. *Shavasana* hilft, die Muskeln im ganzen Körper zu entspannen, und sorgt für eine sofortige Linderung. Regelmäßig praktiziert, steigert *Shavasana* die Vitalenergie *(Prana)* im Körper und verbessert die Durchblutung. Davon profitiert der wachsende Fötus natürlich auch. Insbesondere kann *Shavasana* im letzten Trimester den Blutdruck regulieren und Bluthochdruck vorbeugen.

Shavasana, die Totenstellung, können Sie problemlos während der gesamten Schwangerschaft und auch unmittelbar vor dem Schlafengehen praktizieren. Diese Yogahaltung steht auch am Ende einer Übungsstunde und bildet einen harmonischen Abschluss.
Lernen Sie, alle Körperteile in der richtigen Reihenfolge zu entspannen und dabei konzentriert zu bleiben.
Längeres Liegen auf dem Rücken kann insbesondere im späteren Verlauf der Schwangerschaft manchmal das so genannte Vena-Cava-Syndrom auslösen. Die größer gewordene Gebärmutter drückt auf die unteren

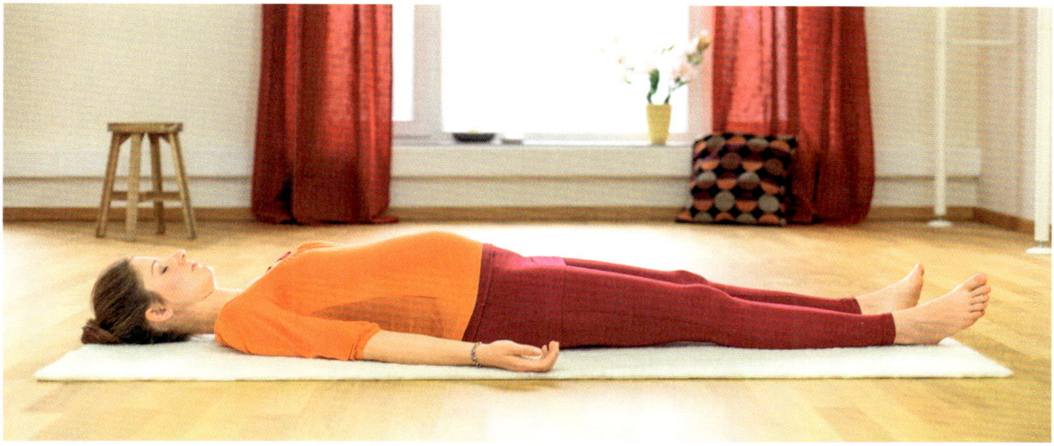

Shavasana – *yogische Tiefenentspannung*

Hohlvenen, dadurch kann es zu Kreislaufproblemen und Schwindel kommen.

In diesem Fall oder wenn Ihnen die Rückenlage aus anderen Gründen Probleme bereitet, können Sie *Shavasana* auch in der Seitenlage ausführen.

Am leichtesten lässt sich *Shavasana* von einem qualifizierten Lehrer lernen, aber Sie können sich auch alleine mit der Tiefenentspannung beschäftigen.

1. Legen Sie sich auf den Rücken und strecken Sie den gesamten Körper mit der Einatmung aus. Ziehen Sie die Füße nach unten und die Arme über den Kopf. Halten Sie die Streckung für einen kurzen Moment, atmen Sie dann aus und entspannen Sie sich. Kreisen Sie nun die Hand- und Fußgelenke mit und gegen den Uhrzeigersinn. Ziehen Sie die Gesichtsmuskulatur für einen Moment zusammen und entspannen dann Gesicht und Nacken.
2. Finden Sie nun eine für Sie angenehme Position. Die Beine liegen hüftbreit auseinander, die Arme werden entspannt neben dem Körper mit den Handflächen nach oben abgelegt. Atmen Sie tief und ruhig und spüren Sie, wie der Atem von den Nasenlöchern über die Luftröhre in die Lunge strömt. Beobachten Sie die leichte Hebung und Senkung Ihrer Bauchdecke.
3. Nun visualisieren Sie die einzelnen Körperteile und fokussieren sich darauf, Muskeln und Gelenke zu entspannen. Beginnen Sie am Kopf: Entspannen Sie Kopfhaut, Gesicht, Nacken und Hals. Reisen Sie dann langsam hinunter zu den Schultern, Oberarmen, Ellenbogen, Unterarmen, Händen und Fingern. Versuchen Sie, jeden kleinsten Muskel zu entspannen. Weiter geht die Reise vom oberen Rücken und Brustkorb zum unteren Rücken. Nehmen Sie wahr, welcher Teil des Rückens den

Boden berührt und welcher nicht bzw. mit weniger Druck aufliegt. Kommen Sie nun zum Becken, über die Hüftgelenke zu den Oberschenkeln, zu den Knien, Unterschenkeln und Knöcheln bis zu den Füßen und Zehen.

4. Visualisieren Sie Ihre Fortpflanzungsorgane und das werdende Kind in Ihrer Gebärmutter. Gehen Sie weiter zu Blase und Nieren, Dünndarm und Dickdarm, Leber und Gallenblase, Magen, Bauchspeicheldrüse und Milz. Dann visualisieren Sie Ihre Lunge, das Herz, Luft- und Speiseröhre. Beenden Sie die Reise durch den Körper beim Gehirn.
5. Spüren Sie, wie jede Ausatmung Sie von Toxinen und Erschöpfung befreit und jede Einatmung Sie energetisiert und verjüngt.
6. Nun sind Sie komplett entspannt.
7. Bringen Sie Ihre Aufmerksamkeit zwischen die Augenbrauen zum Stirnchakra. Bleiben Sie ein paar Minuten lang still im Zustand der Tiefenentspannung.
8. Kommen Sie langsam wieder in Ihr Wachbewusstsein, indem sie Hände und Füße kreisen lassen, und strecken Sie sich mit geschlossenen Augen. Rollen Sie sich auf eine Seite und setzen Sie sich langsam auf.
9. Reiben Sie nun die Handflächen aneinander, bis sie warm werden, und bedecken Sie Ihre Augen mit den Händen. Genießen Sie die Wärme und den energetisierenden Effekt der Hände und öffnen Sie dann langsam die Augen, während die Hände langsam nach unten sinken.
10. Bleiben Sie noch einen Moment sitzen und genießen Sie den Zustand der Entspannung.

Yoga Nidra – bewusster Schlaf

Eine Variante von *Shavasana* (der Totenstellung) ist *Yoga Nidra* – eine geführte, mit Musik untermalte Reise durch den Körper auf der physischen, geistigen sowie seelischen Ebene, die zu einer tiefen Entspannung führt. Während der Reise lauscht der Zuhörer der Stimme eines Sprechers und lässt sich Schritt für Schritt tiefer auf die Entspannung ein. Passende Musik harmonisiert die meditative Reise. Dieser Prozess unterstützt das Empfangen des neuen Lebens auf allen Ebenen und verhilft zu mehr Sensibilität und Akzeptanz für Veränderungen, die Sie während der Schwangerschaft in sich erfahren. *Yoga-Nidra*-Audio-CDs oder -Downloads gibt es von verschiedenen Anbietern (siehe auch Seite 310).

Schwangerschaftsyoga

Im ersten Trimester ist der Fötus noch nicht ganz stabil. Daher sollten Sie in dieser Zeit keine schwierigen Asanas ausführen. Einige Asanas lassen sich wiederum im letzten Trimester wegen des stetigen Wachstums des Fötus nicht mehr praktizieren. Im zweiten Trimester fällt es also am leichtesten, alle Asanas zu üben. Nutzen Sie deshalb gerade diese Zeit für sich und Ihr Baby.

Um den größtmöglichen Nutzen aus den Übungen zu ziehen und alle Bewegungsabläufe zu vertiefen, halten Sie sich bitte genau an die Anleitungen.

Die optimale Vorbereitung:

1. Halten Sie einen Augenblick inne, bevor Sie beginnen.
2. Richten Sie sich idealerweise in Richtung Ost-West aus, während Sie die Übungen machen.
3. Suchen Sie sich einen vor Zugluft geschützten Platz.
4. Üben Sie die Asanas nicht mit vollem Magen. Der perfekte Zeitpunkt ist morgens nach dem Duschen.
5. Tragen Sie bequeme Kleidung, die weder zu eng noch zu weit ist.

Am besten lassen sich die folgenden Asanas zunächst bei einem Yogalehrer lernen, ehe man sie alleine praktiziert. Berücksichtigen Sie dabei Ihre Kondition, Ihre Beweglichkeit sowie den Zustand und die Kraft Ihrer Knochen und Gelenke. Achten Sie auch darauf, dass Sie sich nicht überanstrengen und dass nichts schmerzt.

Shakti Sancharan – Energiefluss

Shakti Sancharan stärkt die Muskeln des Nackens, der Schultern und des Rückens und erhöht die Zufuhr von *Prana* (Lebensenergie) in diese Bereiche. Der Asana verbessert den Energiefluss im ganzen Körper, besonders in der Wirbelsäule. Zusammen mit der Tiefenatmung erhöhen Sie mit diesem verbesserten Energiefluss die Schmerztoleranz, was Ihnen auch während der Wehen zugutekommen kann.

Dieser Asana sollte, wenn möglich, während der ganzen Schwangerschaft Teil Ihres täglichen Übungsprogramms sein.

1. Setzen Sie sich in den Schneidersitz (Sukhasana). Die Hände ruhen auf den Oberschenkeln.

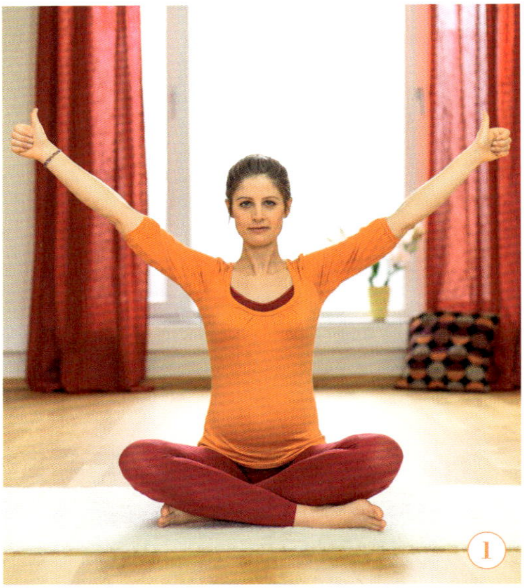
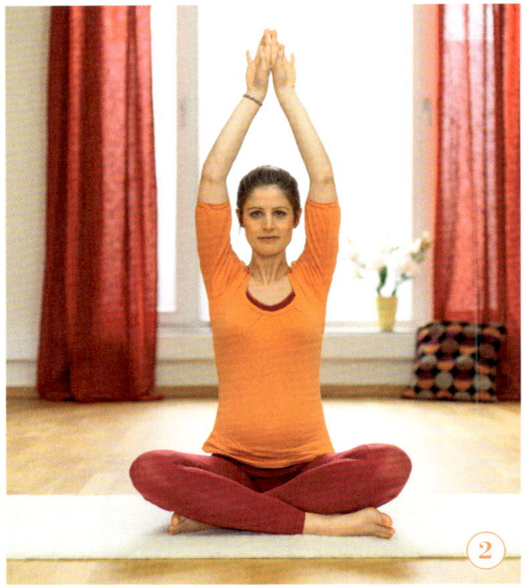

Shakti Sancharan – *Energiefluss*

2. Mit dem Einatmen heben Sie die Arme langsam seitlich vom Körper bis auf 60 Grad zum Kopf an (1). Die Daumen weisen nach oben, die restlichen Finger bilden eine lockere Faust. Die Arme sind gestreckt.
3. Atmen Sie langsam und tief weiter. Jede Einatmung und jede Ausatmung sollte zunächst etwa 20 bis 30 Sekunden dauern.
4. Zum Abschluss der Übung heben Sie beide Arme mit dem Einatmen über den Kopf. Die Handflächen weisen nach außen, die Handrücken berühren sich. Atmen Sie aus (2).
5. Atmen Sie wieder ein. Senken Sie mit dem Ausatmen die Arme langsam ab, und legen Sie die Hände wieder auf die Oberschenkel.

Die Augen sind während der ganzen Übung auf einen Punkt fokussiert oder bleiben geschlossen.

Sobald Sie diesen Asana besser beherrschen, halten Sie Ihre Arme in der abgebildeten Position 2 und atmen Sie langsam und tief bis zu eine Minute lang. So kann sich die Wirkung am besten entfalten. Auch wenn die Haltung unbequem wird, senken Sie die Arme nicht plötzlich, sondern halten die oben beschriebene Abfolge bis zum Schluss ein.

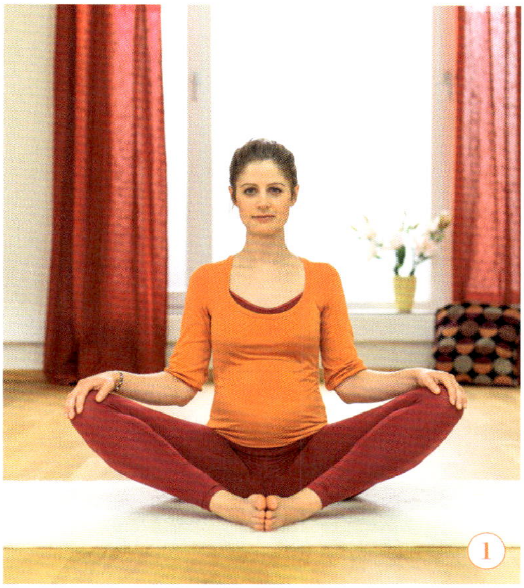

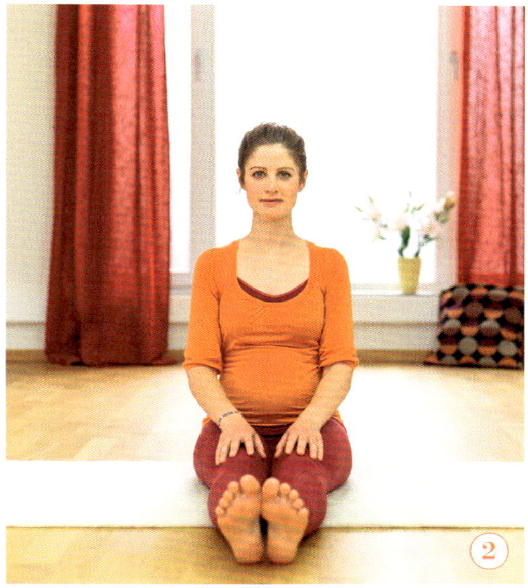

Kriya Bhadrasana – *Variante 1*

Kriya Bhadrasana – Schmetterling

Kriya Bhadrasana fördert die Kontraktions- und Ausdehnungsfähigkeit des Gesäßes und der Beckenbodenmuskulatur. Außerdem kräftigt er die Muskeln der Oberschenkel, der Beine und des Beckens, was später die Wehentätigkeit unterstützt.

Variante 1 – Übungsablauf im ersten Trimester

1. Setzen Sie sich in den Schneidersitz *(Sukhasana)*.
2. Bringen Sie die Fußsohlen langsam nacheinander zusammen und die Fersen so nah wie möglich zum Schambein. Legen Sie die Hände anschließend auf den Knien ab (1).
3. Atmen Sie tief ein, bleiben Sie 30 Sekunden in dieser Position und strecken Sie dann mit dem Ausatmen beide Beine gerade nach vorn (2). Mit etwas Übung können Sie diese Position 60 bis 90 Sekunden halten.

Variante 2 – Übungsablauf ab dem zweiten Trimester

1. Setzen Sie sich in den Schneidersitz *(Sukhasana)*.
2. Bringen Sie, wie oben beschrieben, die Fußsohlen zusammen und die Fersen Richtung Schambein.
3. Halten Sie beide Füße mit den Händen fest (siehe Foto rechts).
4. Bewegen Sie beide Knie gleichmäßig und langsam so weit wie möglich auf und ab – wie die Flügel eines Schmetterlings. Bewegen Sie die Beine mit dem Ausatmen zum Boden und mit dem Einatmen nach oben. Achten Sie darauf, die Bewegung nicht ruckartig oder hastig durchzuführen.

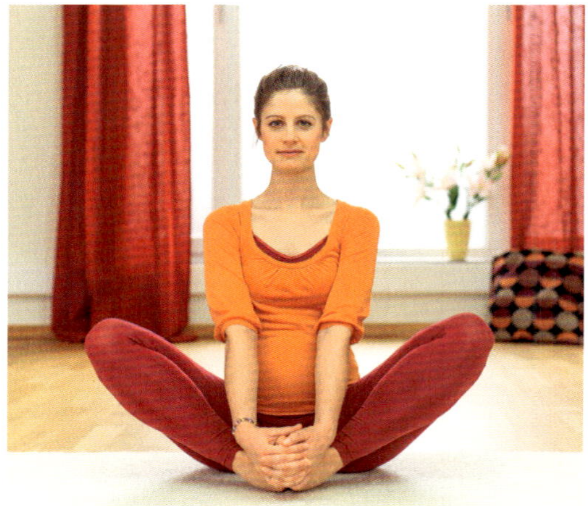

Kriya Bhadrasana – *Variante 2*

5. Führen Sie den Asana 60 bis 90 Sekunden lang aus. Mit etwas Übung sollten beide Knie den Boden berühren können.

Kriya Sneha – Liebe

Regelmäßig praktiziert, stimuliert diese Übung die Lungenfunktion und ermöglicht eine bessere Aufnahme von *Prana* (Lebensenergie). Außerdem öffnet und aktiviert sie das Herzzentrum. Sie können diesen Asana die ganze Schwangerschaft hindurch praktizieren.

1. Stehen Sie aufrecht. Nehmen Sie die Füße ca. 15 bis 20 Zentimeter auseinander und drehen Sie sie leicht auswärts. Die Arme hängen zu beiden Seiten des Körpers gerade nach unten.
2. Heben Sie die Arme, winkeln Sie die Ellenbogen an und klopfen Sie beim Einatmen leicht mit den Fingerkuppen beider Hände auf den Brustkorb (1, rechts).
3. Während Sie den Atem für einen Moment anhalten, ballen Sie die Hände zu lockeren Fäusten und klopfen mit den Innenseiten dieser Fäuste leicht auf die Brust – so lange, wie Sie den Atem bequem anhalten können (2, rechts).
4. Atmen Sie durch den Mund aus, während Sie mit den Armen einen großen Kreis von oben nach unten beschreiben. Stellen Sie sich vor, dass Sie sich für die Welt öffnen.
5. Wiederholen Sie die Übung sechs- bis siebenmal.

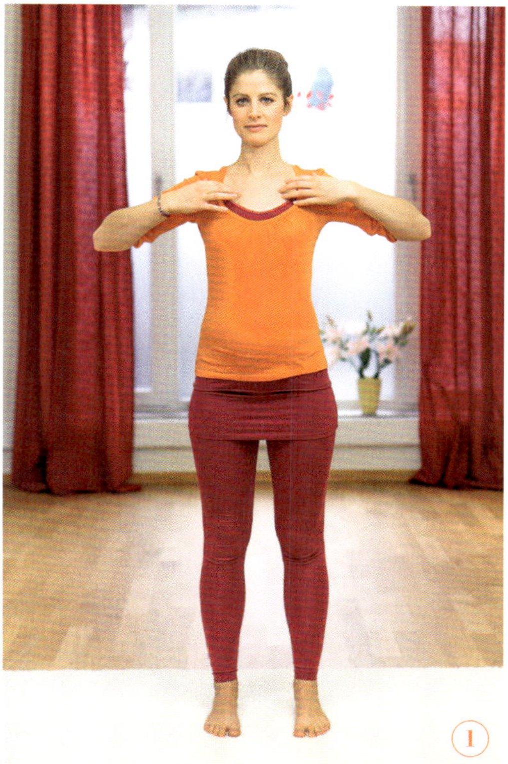

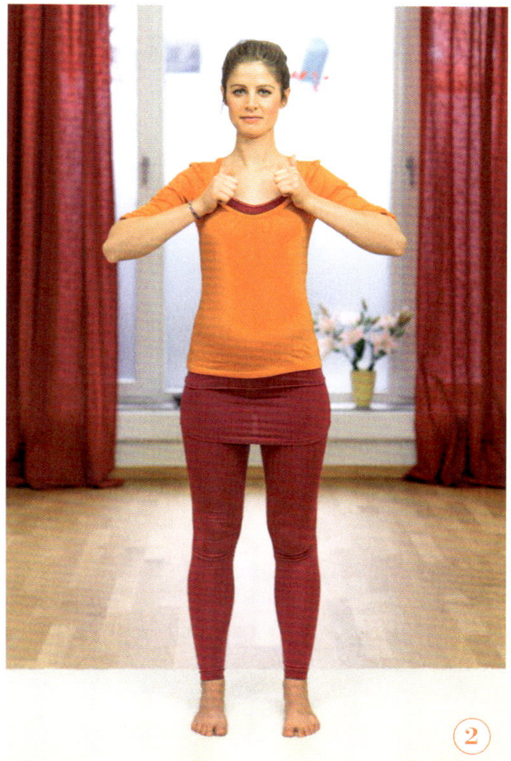

Kriya Sneha – *Liebe*

Hridaya Chakra Unmilan – Balance für das Herzzentrum

Hridaya Chakra Unmilan aktiviert das Herzzentrum, erhöht die Lungenkapazität und trainiert die Nacken- und Schultermuskeln. Wird dieser Asana regelmäßig während der ganzen Schwangerschaft praktiziert, kann er auch die Brustmuskulatur stärken.

1. Setzen Sie sich in den Schneider- *(Sukhasana)* oder Fersensitz *(Vajrasana)*.
2. Legen Sie die Handflächen zum *Namaste* wie im Gebet zusammen. Heben Sie nun die zusammengelegten Hände nach oben an, bis die Unterarme und Ellenbogen einander berühren und sich die Oberarme parallel zum Boden befinden. Atmen Sie vollständig aus (Seite 106, 1).
3. Atmen Sie langsam ein und breiten Sie die angewinkelten Arme ganz aus, ohne dabei die horizontale Position der Oberarme oder den Winkel der Ellenbogen zu verändern (Seite 106, 2).

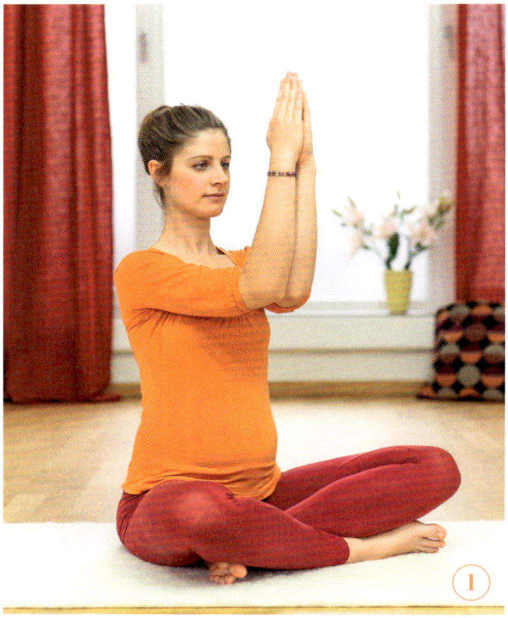

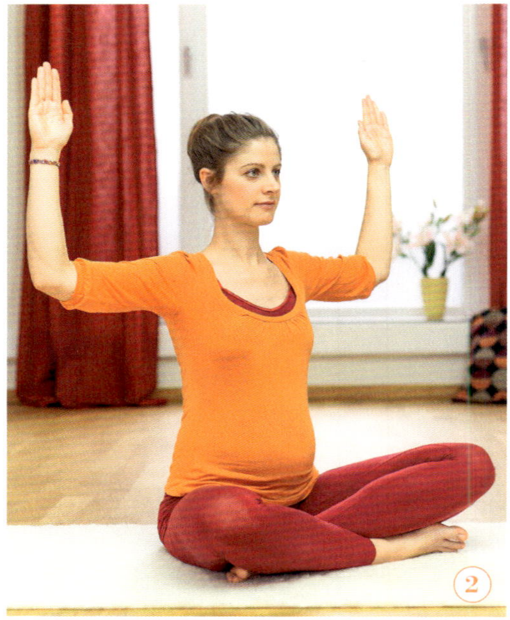

Hridaya Chakra Unmilan – *Balance für das Herzzentrum*

4. Bringen Sie die Arme mit dem Ausatmen in Position 2 zurück. Wiederholen Sie diesen Bewegungsablauf etwa zehnmal.
5. Zum Schluss atmen Sie nochmals tief ein und legen die Hände mit dem Ausatmen auf die Oberschenkel.

Gomukhasana – Kuhgesicht

Gomukhasana (Kuhgesicht) hat einen ähnlichen Effekt wie *Hridaya Chakra Unmilan* (Balance für das Herzzentrum). Zusätzlich werden Rücken- und Ischiasschmerzen gelindert und die Nierentätigkeit wird angeregt. Wenn es Ihnen schwerfällt, die Hände hinter dem Rücken zusammenzuführen, können Sie den Abstand zwischen den Händen mit einem kleinen Handtuch überbrücken. Sollte die beschriebene Beinposition unbequem für Sie sein, können Sie auch eine andere Haltung wie den Schneider- oder Fersensitz einnehmen.

1. Setzen Sie sich auf den Boden und strecken Sie die Beine vor sich aus *(Dandasana)*. Legen Sie die Handflächen mit den Fingerspitzen Richtung Füße seitlich Ihrer Hüften am Boden auf.

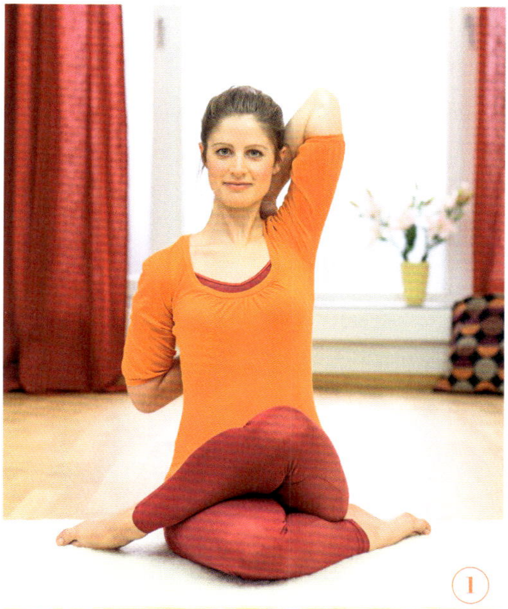

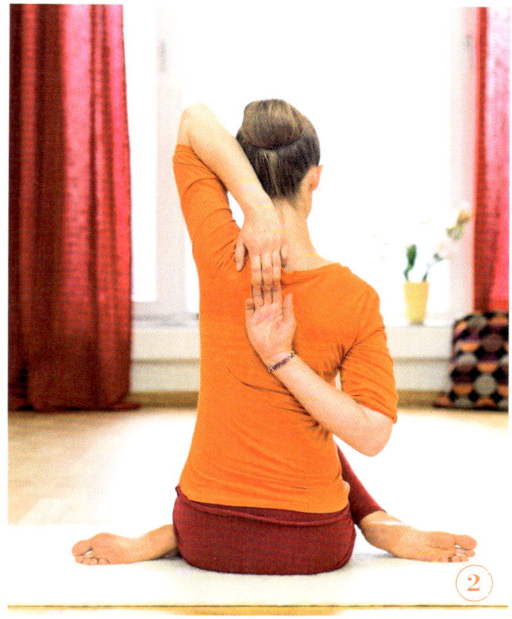

Gomukhasana – *Kuhgesicht*

2. Ziehen Sie die Füße langsam über dem Boden zu sich heran, bis die Fußsohlen komplett den Boden berühren.
3. Lassen Sie den rechten Fuß unter dem linken Bein Richtung linke Hüfte gleiten, sodass die Ferse die linke Hüfte berührt.
4. Falten Sie das linke Bein über das rechte, und versuchen Sie die Knie übereinander ruhen zu lassen.
5. Strecken Sie den rechten Arm nach oben aus und beugen Sie den Arm im Ellenbogen, sodass die Ellenbogenspitze nach oben zeigt. Die rechte Handfläche kommt auf dem oberen Rücken zum Liegen.
6. Bewegen Sie nun den linken Arm hinter den Rücken, die Ellenbogenspitze zeigt nach unten, und der Handrücken ruht auf dem mittleren Rücken (1).
7. Versuchen Sie jetzt, die Hände so nah wie möglich zueinander zu bewegen, und lassen Sie die Finger der Hände einander greifen (2).
8. Kommen Sie in umgekehrter Reihenfolge wieder aus dem Asana.
9. Wiederholen Sie Schritte 1 bis 7 auf der anderen Seite.

Malasana – tiefe Hocke

Die hockende Position *Malasana* stärkt die Kontraktionsfähigkeit der Muskulatur im Becken und um den Bauch. Zusätzlich werden die Gesäß-, die Oberschenkel- und die Wadenmuskeln sowie die Muskeln um das Kniegelenk gestärkt. All das begünstigt einen normalen Geburtsvorgang.

Variante 1 – Übungsablauf im ersten Trimester

1. Setzen Sie sich auf den Boden und strecken Sie die Beine gerade nach vorn aus. Die Füße liegen etwa drei bis vier Zentimeter auseinander (1).
2. Legen Sie die Handflächen neben dem Po auf den Boden, parallel zum Körper.
3. Beugen Sie langsam die Knie, während Sie die Handflächen zur Unterstützung auf den Boden pressen. Heben Sie den Po und setzen Sie sich tief in die Hocke. Bleiben Sie einige Atemzüge lang in dieser Position.
4. Legen Sie die Handflächen zur *Namaste*-Geste zusammen (2). Die Unterarme bleiben dabei parallel zum Boden. Atmen Sie eine Minute lang ruhig und gleichmäßig. Wenn nötig, halten Sie sich mit den Händen an einer Stuhllehne fest. In diesem Fall wird die *Namaste*-Geste aufgelöst.
5. Führen Sie die oben beschriebenen Schritte in umgekehrter Reihenfolge aus, bis Sie wieder mit ausgestreckten Beinen sitzen.

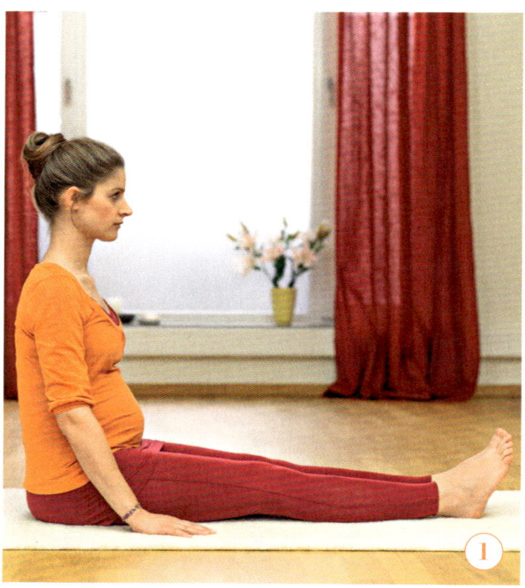

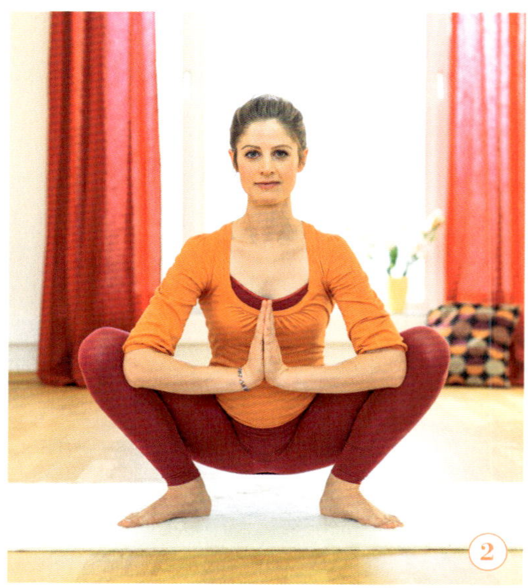

Malasana – *Variante 1*

Variante 2 – Übungsablauf ab dem zweiten Trimester

1. Stehen Sie aufrecht und halten Sie sich an einer stabilen Stütze in Nabelhöhe fest. Die Füße stehen etwa 22 bis 25 Zentimeter auseinander (1).
2. Halten Sie sich gut fest, und bewegen Sie sich mit dem Einatmen langsam nach unten, als wollten Sie sich auf einen Stuhl setzen. Senken Sie sich so weit ab, bis sich die Arme auf Brusthöhe und die Oberschenkel parallel zum Boden befinden (2).
3. Kehren Sie mit dem Ausatmen in den Stand zurück.

Auf diese Weise ausgeführt, entfaltet der Asana die gleiche Wirkung wie die klassische Variante, ohne dass übermäßiger Druck auf Bauch oder Uterus ausgeübt wird.
Anfangs kann es zu einem stärkeren Ziehen in den Oberschenkeln kommen. In diesem Fall führen Sie die Übung nur so oft durch, wie es angenehm ist. Sobald Sie routinierter sind, können Sie den Asana zehn- bis zwölfmal wiederholen. Falls erforderlich, können Sie leicht Oberschenkel und Beine massieren. Bringen Sie die Füße am Ende wieder zusammen. Dieser Asana unterstützt Sie bei der Vorbereitung auf eine natürliche Geburt.

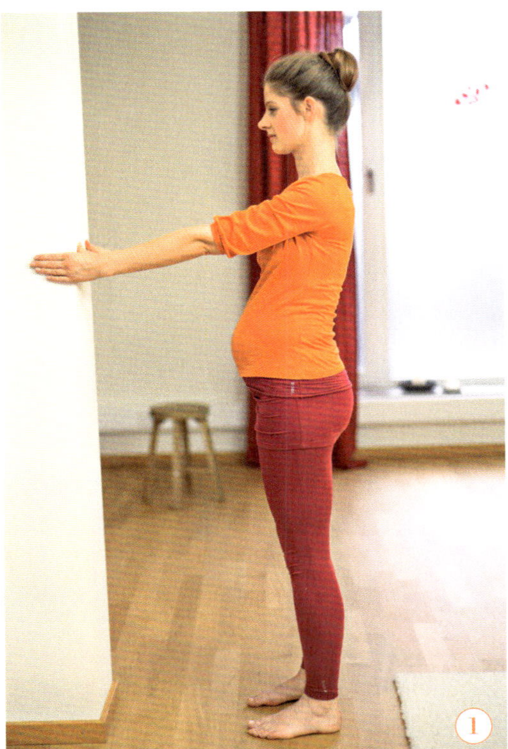

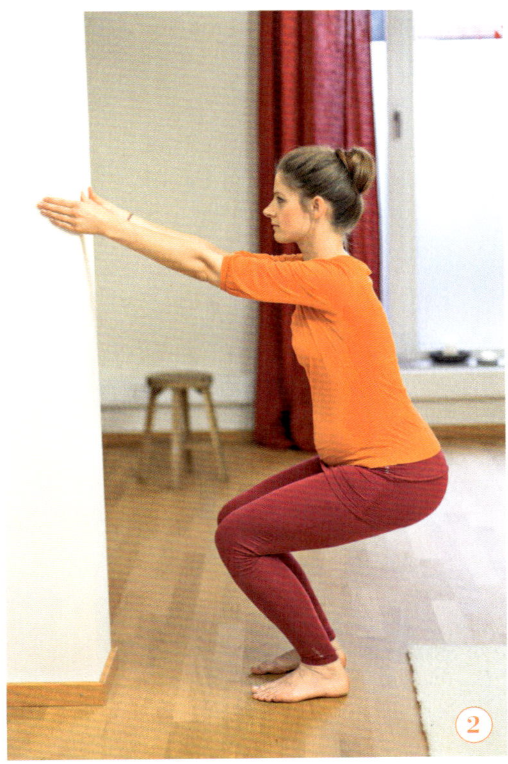

Malasana – *Variante 2*

Meru Taranga – Rückenwelle

Diese Übung stärkt die gesamte Wirbelsäule. Sie verbessert die Kontraktionsfähigkeit der Wirbelsäulenmuskulatur sowie die Durchblutung dieses Bereichs. Außerdem erhöht sie die Stresstoleranz und bereitet auf die Anstrengung der Wehen vor. Die Übung können Sie ab dem vierten Schwangerschaftsmonat bis zur Entbindung durchführen.
Es gibt drei Varianten.

Variante 1

Die erste Variante kommt dem Lendenwirbelbereich zugute. Außerdem stimuliert sie das erste Chakra, was später bei den Geburtswehen hilfreich ist.

1. Setzen Sie sich in *Sukhasana* (Schneidersitz) oder *Muktasana* (die bequeme Haltung).
2. Halten Sie beide Füße mit den Händen fest. Die Daumen liegen übereinander zwischen Innenknöchel und Ferse des oberen Fußes. Die Finger umfassen stabilisierend beide Füße (1).
3. Konzentrieren Sie sich auf die Kreuzbeinregion, und atmen Sie tief in den Bauch ein.

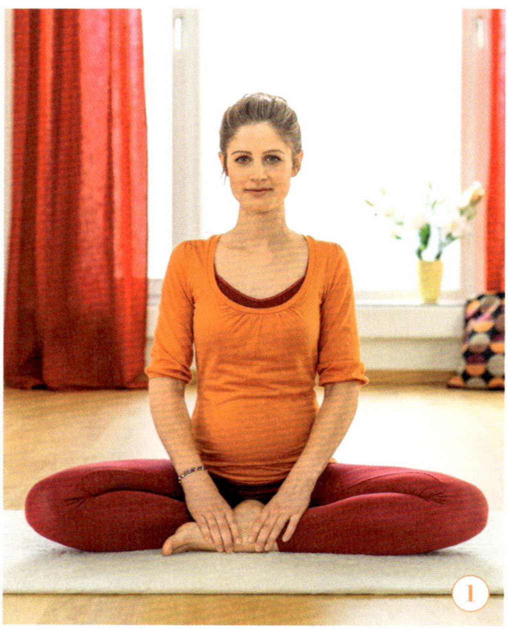
1

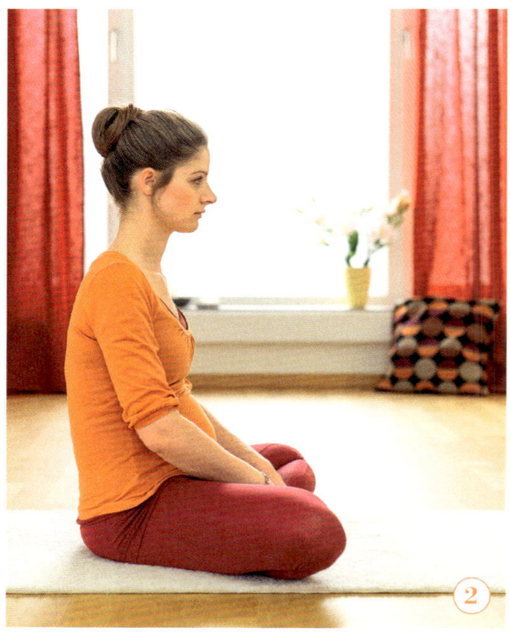
2

Meru Taranga – *Variante 1*

Der Rücken bleibt dabei aufrecht. Mit dem Ausatmen entspannen Sie die Kreuzbeinregion, damit sich der untere Rücken leicht nach hinten wölben kann (2). Mit dem Einatmen richten Sie den Rücken ganz langsam wieder auf.

Wiederholen Sie diese Übung fünfmal zu Beginn und mit etwas Praxis zwölf- bis 15-mal. Vermeiden Sie ruckartige oder plötzliche Bewegungen. Lassen Sie vielmehr Anspannung und Entspannung rhythmisch und harmonisch aufeinander folgen. Wenn der Fötus im Laufe der Schwangerschaft immer größer und schwerer wird, kann ein Kissen unter dem Po angenehm sein.

Variante 2

Auch von dieser Variante profitiert die Lendenwirbelsäule. In den frühen Stadien der Schwangerschaft bekommt das Ungeborene nichts von dieser Übung mit, aber im weiteren Verlauf seiner Entwicklung wird es sie auch genießen. Und das spüren Sie als werdende Mutter, da Ihr Baby auf Ihre Bewegungen reagiert.

Diese Übung balanciert das zweite Chakra *(Svadhishthana)* aus. Außerdem aktiviert sie die Nebennieren, die für die Produktion von Stresshormonen verantwortlich sind. Werden sie nicht genügend entlastet, kann es zu Erschöpfung und Schwäche kommen. Alle drei Varianten, aber besonders die zweite, sollten

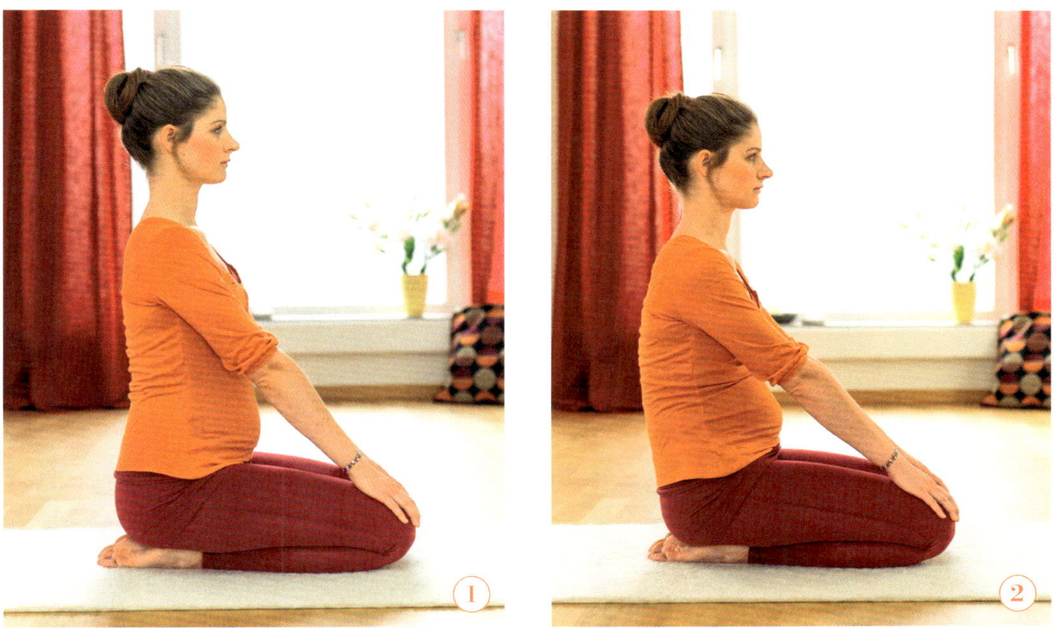

Meru Taranga – *Variante 2*

Sie in Ihre tägliche Yoga-Praxis integrieren.

1. Setzen Sie sich in den Fersensitz *(Vajrasana)*.
2. Lassen Sie die Hände auf den Knien ruhen. Arme und Schultern bleiben dabei entspannt (Seite 111, 1).
3. Atmen Sie tief ein, und konzentrieren Sie sich auf die Lendenwirbelsäule. Halten Sie den Rücken dabei aufrecht. Entspannen Sie den Lendenwirbelbereich beim Ausatmen, indem Sie einen Buckel machen (Seite 111, 2). Richten Sie den Rücken mit dem Einatmen wieder auf.

Wiederholen Sie diesen Ablauf anfangs fünfmal, später, wenn Sie mehr Übung haben, zwölf- bis 15-mal.

Vermeiden Sie auch bei dieser Übung ruckartige oder plötzliche Bewegungen. Lassen Sie Anspannung und Entspannung rhythmisch und harmonisch aufeinander folgen.

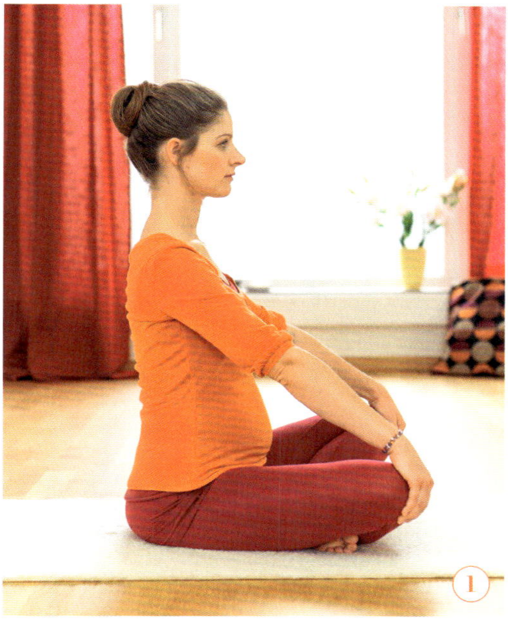

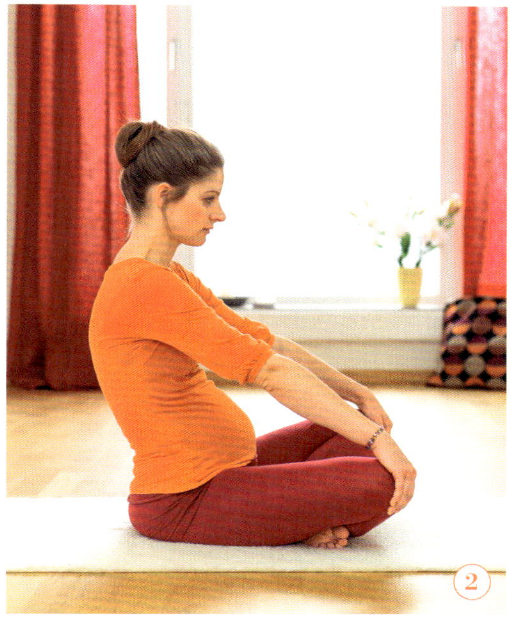

Meru Taranga – *Variante 3*

Variante 3

Diese Übungsvariante mobilisiert die Brustwirbelsäule. Regelmäßig praktiziert, stimuliert sie das Herz und das *Anahata*-Chakra (Herz-Chakra).

1. Setzen Sie sich in den Schneidersitz *(Sukhasana)*.
2. Lassen Sie die Hände auf den Knien ruhen. Arme und Schultern sind entspannt (1).
3. Atmen Sie tief ein, und konzentrieren Sie sich auf die Brustwirbelsäule. Halten Sie den Rücken dabei aufrecht. Entspannen Sie den Brustwirbelbereich mit dem Ausatmen, indem Sie einen Buckel machen (2). Mit dem Einatmen richten Sie den Rücken wieder auf.

Wiederholen Sie diesen Ablauf anfangs fünfmal und mit mehr Übung zwölf- bis 15-mal. Achten Sie darauf, dass die Arme im Verlauf der Übung gestreckt bleiben, und vermeiden Sie grundsätzlich ruckartige Bewegungen. Lassen Sie auch diesmal Anspannung und Entspannung rhythmisch und harmonisch aufeinander folgen. Führen Sie am besten alle drei Varianten von *Meru Taranga* regelmäßig aus. Eine Pause von zwei bis drei Minuten zwischen jeder Variante ist empfehlenswert.

Ardha Marjarasana – halbe Katzenhaltung

Die Übung heißt halbe *(ardha)* Katzenhaltung *(marjarasana)*, weil die Gegenbewegung des Katzenbuckels fehlt, nämlich die Krümmung der Wirbelsäule ins Hohlkreuz. Die komplette Katze *(Marjarasana)* ist in der Schwangerschaft kontraindiziert.

Die halbe Katzenhaltung hat eine ähnliche Wirkung wie *Meru Taranga* (Rückenwelle). Mit dem Wachsen des Ungeborenen werden die Bauch- und Nackenmuskeln immer stärker beansprucht. *Ardha Marjarasana* kann dies abmildern und sollte auf jeden Fall im letzten Trimester ausgeführt werden. Sogar in den ersten Wehenstadien können Sie diese Position bei starken Rückenschmerzen einnehmen und den Schmerz dadurch erträglicher machen.

1. Setzen Sie sich in den Fersensitz *(Vajrasana)*.
2. Gehen Sie langsam in den Vierfüßlerstand. Beide Hände sind in gerader Linie unter den Schultern aufgestützt und beide Knie ebenfalls in gerader Linie unter dem Po. Die Füße liegen flach auf (1).
3. Atmen Sie ein.
4. Heben Sie mit dem Ausatmen den Rücken, und senken Sie den Kopf nach unten zwischen die Arme (2).
5. Machen Sie den Rücken mit dem Einatmen wieder gerade. Vermeiden Sie es, ins Hohlkreuz zu gehen.

Wiederholen Sie diesen Ablauf anfangs fünfmal und später, mit mehr Übung, zwölf- bis 15-mal.

Wie für alle Asanas gilt auch hier, dass die Übung rhythmisch durchgeführt werden sollten, ohne ruckartige oder plötzliche Bewegungen. Lassen Sie den Atem die ganze Zeit gleichmäßig fließen.

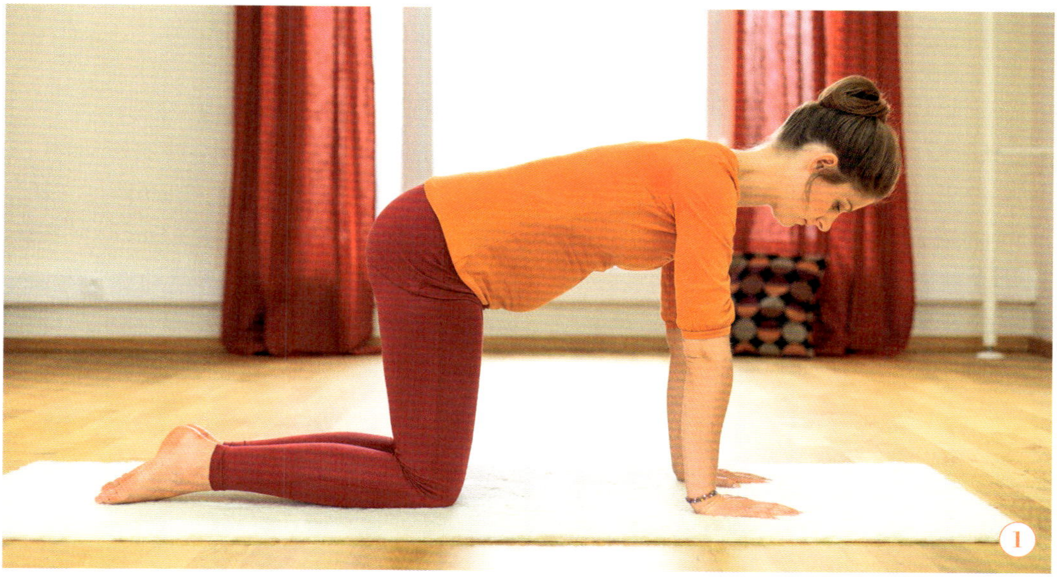

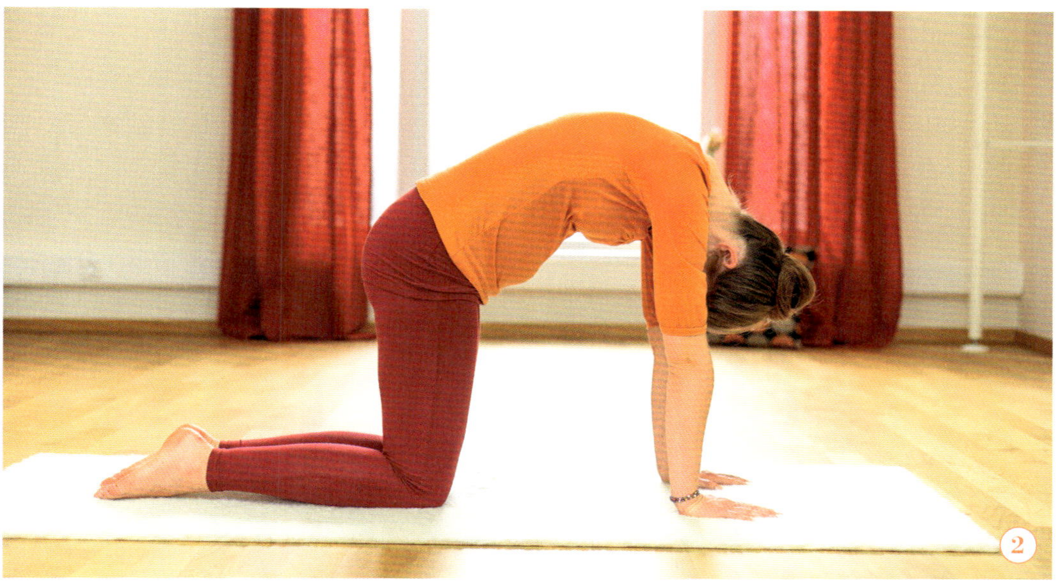

Ardha Marjarasana – *halbe Katzenhaltung*

Einfache Dehnübungen

In der Schwangerschaft können Sie sich manchmal müde, schwach und erschöpft fühlen. Statt in solchen Phasen ganz auf Yoga zu verzichten, sollten Sie ein paar der folgenden einfachen Übungen praktizieren. Selbst wenn Ihnen Bettruhe verordnet wurde, können Sie sie mit ärztlicher Erlaubnis durchführen.

Sie stärken den Rücken und den Bauch, lindern Spannungen in den Beckenmuskeln, helfen Gase freizusetzen und tragen zu einer besseren Durchblutung bei. Und obwohl sie nicht viel Zeit beanspruchen, wirken sie sich auch positiv auf die Muskeln aus und beugen Schwellungen der Beine vor.

Für *Kriya* 1 bis 5 sollten Sie auf dem Rücken liegen. Wenn nötig, können Sie ein flaches Kissen unter den unteren Rücken legen. Die ausgestreckten Arme liegen parallel zum Körper.

Kriya 1 – Dehnung der Füße

1. Atmen Sie tief ein, und drücken Sie die Fußspitzen nach unten, sodass die Sohlen zum Boden zeigen (1).
2. Bringen Sie die Füße mit dem Ausatmen wieder in die ursprüngliche Position (2).
3. Ziehen Sie die Fußspitzen mit dem Einatmen zum Körper (3).
4. Bringen Sie die Füße mit dem Ausatmen wieder in die ursprüngliche Position (2).

Wiederholen Sie diesen Ablauf fünfmal. Achten Sie darauf, dass die Fersen stabil bleiben und sich während des ganzen Ablaufs nicht zur Seite bewegen.

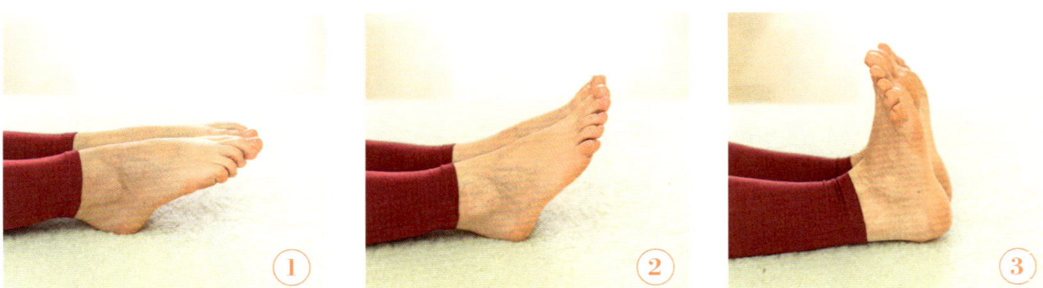

Kriya 1 – *Dehnung der Füße*

Kriya 2 – Mobilisierung der Fuß- und Handgelenke

Lassen Sie Ihre Füße und Hände um die Fuß- bzw. Handgelenke kreisen, zuerst im Uhrzeigersinn, dann in entgegengesetzter Richtung.

Achten Sie darauf, dass Fersen und Arme dabei fest am Boden bleiben. Nur die Hände und Füße sollten gedreht werden.

Kriya 3 – den ganzen Körper dehnen

1. Legen Sie Ihre Hände knapp über dem Kopf auf den Boden. Die Handflächen zeigen nach oben (1).
2. Strecken Sie mit dem Einatmen die Arme ganz nach oben und die Füße ganz nach unten, als ob Sie in entgegengesetzte Richtungen gezogen würden (2).
3. Atmen Sie aus, und entspannen Sie sich.
4. Wiederholen Sie diesen Ablauf fünfmal.

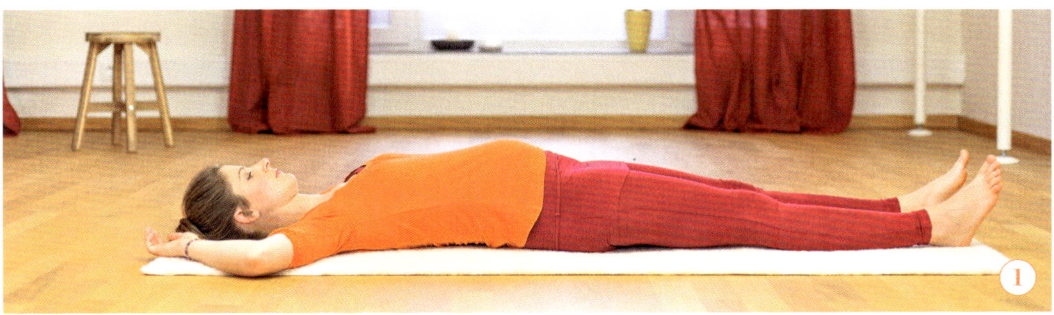

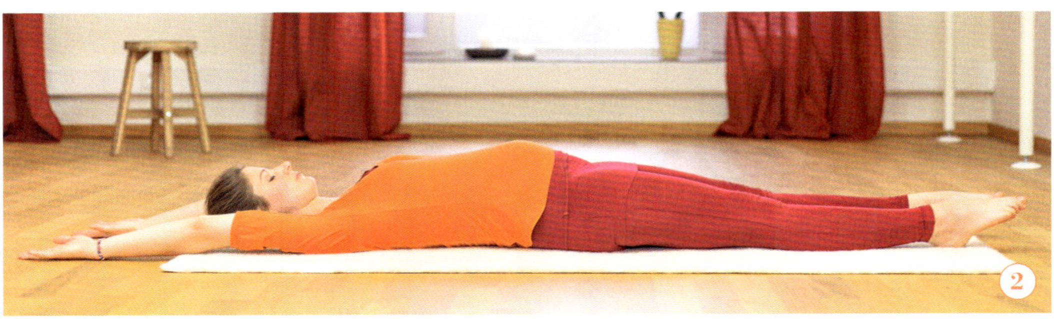

Kriya 3 – *den ganzen Körper dehnen*

Kriya 4 – die Oberschenkel dehnen

1. Legen Sie sich flach auf den Rücken. Fassen Sie das rechte Knie mit beiden Händen und führen es so weit wie möglich zum Bauch (siehe Abbildung). Knie- und Hüftgelenk sind gebeugt. Halten Sie diese Position, und atmen Sie etwa fünfmal tief ein und aus.
2. Strecken Sie das Bein wieder aus.
3. Wiederholen Sie diesen Ablauf mit dem linken Bein.

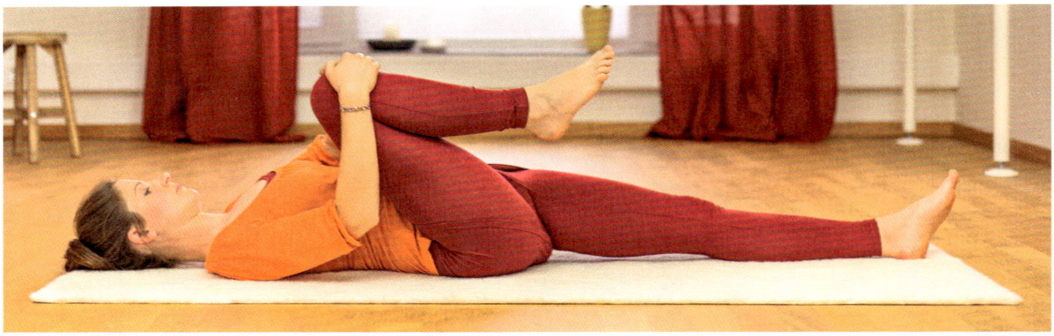

Kriya 4 – *die Oberschenkel dehnen*

Kriya 5 – die Lendenwirbelsäule entlasten

1. Legen Sie sich flach auf den Rücken. Dann winkeln Sie beide Beine an und ziehen die Knie zum Bauch oder – wenn der Bauch schon größer geworden ist – an die Seiten des Bauchs. Halten Sie diese Position, und atmen Sie etwa fünfmal tief ein und aus (siehe Abbildung rechts oben).
2. Zum Abschluss strecken Sie die Beine wieder aus. Dann drehen Sie sich auf eine Seite und kommen in den Vierfüßlerstand, bevor Sie mit dem Ausatmen ganz aufstehen.

Achten Sie darauf, keinen übermäßigen Druck auf den Bauch auszuüben oder die Bauchmuskeln zu sehr anzuspannen, wenn Sie die Kriyas 4 und 5 durchführen.

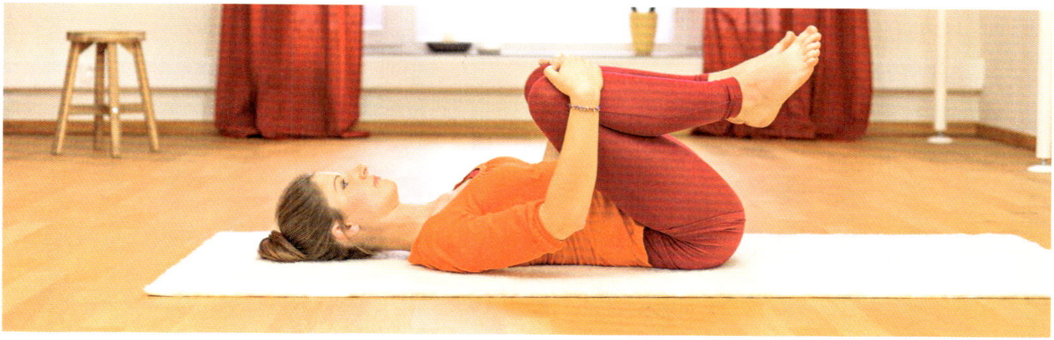

Kriya 5 – *die Lendenwirbelsäule entlasten*

Kriya 6 – den Brustkorb öffnen

1. Stehen Sie mit den Füßen etwa zehn bis zwölf Zentimeter auseinander.
2. Verschränken Sie beide Hände hinter dem Rücken.
3. Strecken Sie die Arme mit dem Ausatmen so weit wie möglich nach hinten und oben (siehe Abbildung rechts).
4. Bringen Sie Ihre Hände mit dem Einatmen in die entspannte Ausgangsposition zurück.
5. Wiederholen Sie diesen Ablauf fünf- bis zehnmal.

Setzen Sie sich zum Abschluss aufrecht auf den Boden. Der Rücken ist gegen eine Wand gelehnt, die Beine sind ausgestreckt. Oder bleiben Sie noch einige Minuten auf dem Rücken liegen. Atmen Sie ruhig und langsam ein und aus.

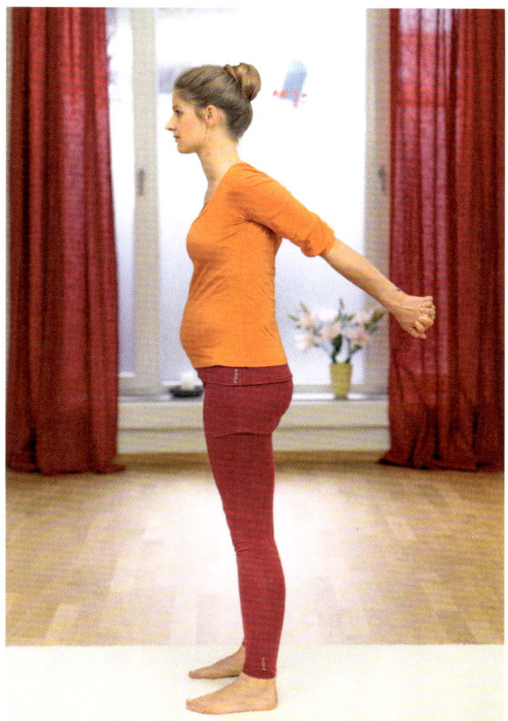

Kriya 6 – *den Brustkorb öffnen*

Das Wichtigste in Kürze

- Praktizieren Sie regelmäßig Tiefenatmung und *Pranayama*, um den erhöhten Sauerstoffbedarf während der Schwangerschaft zu decken.
- Üben Sie während der ganzen Schwangerschaft Tiefenentspannung *(Shavasana)* für Ihre innere Ruhe.
- Gehen Sie beim Üben nicht über Ihre körperlichen Grenzen.
- Atmen Sie während der Übungen normal und regelmäßig, außer es ist anders angegeben.
- Unterbrechen Sie die Übungsroutine nicht, auch wenn Sie sich müde oder erschöpft fühlen.
- Führen Sie alle Bewegungen mit Vorsicht und Achtsamkeit aus.
- Konzentrieren Sie sich beim Üben auf den Teil des Körpers, der von der jeweiligen Übung profitiert.

Pflegerituale, Heilmusik und Hausmittel

Während der Schwangerschaft verändert sich die werdende Mutter äußerlich und innerlich. Ayurveda hat dies erforscht und empfiehlt verschiedene Maßnahmen, die Sie unkompliziert in den normalen Tagesablauf einbauen können.

Körperliche Veränderungen

Auch wenn sich in den ersten drei Monaten äußerlich nicht allzu viel verändert, macht Ihr Körper einen großen Wandel durch. Die sich ausdehnende Gebärmutter übt beispielsweise Druck auf die Blase aus, was zu häufigem Harndrang führen kann. Unterdrücken sie ihn nicht, sonst kann es zu Störungen von *Vata Dosha* kommen. Außerdem sollten Sie in den ersten drei Monaten anstrengende Tätigkeiten möglichst vermeiden.

Die Brüste pflegen

In der Schwangerschaft verändern sich auch die Brüste und Brustwarzen, damit später genügend Muttermilch produziert werden kann und das Stillen möglich wird. Massieren Sie zur Unterstützung und Pflege in den ersten drei Monaten täglich ca. fünf Minuten lang ein ayurvedisches Brustmassageöl leicht in Ihre Brüste ein. Danach können Sie die Anwendung für den Rest der Schwangerschaft auf zwei- bis dreimal pro Woche reduzieren. Diese Massage kann auch verhindern, dass die Brüste nach dem Abstillen ihre Spannkraft verlieren.

Schwangerschaftsstreifen

Wenn der Fötus immer größer wird, spannt sich die Haut um den Bauch, und Schwangerschaftsstreifen können sichtbar werden. Dagegen hilft *Kumkumadi*-Öl (Sesamöl mit Safran und anderen Kräutern), das Sie vom dritten Schwangerschaftsmonat an sanft in Bauch, Oberschenkel und Po einmassieren können. Wenn Sie dem Öl ayurvedisches Kräuterbadepulver zufügen, verstärken Sie die Wirkung noch, außerdem reduziert es Juckreiz bei trockener Haut und hält die Haut geschmeidig. Um sichtbare Ergebnisse zu erzielen, empfiehlt sich diese Anwendung im zweiten Trimester täglich und ab dem sechsten Monat zwei- bis dreimal täglich.

Vedisches Wissen

Eine Paste, hergestellt aus der Rinde des *Shirish*-Baumes, der Blüte der *Dhataki*-Pflanze, aus Senfsamen und Süßholz, sollte sanft in Brüste und Bauch einmassiert werden.

Charaka Samhita

Pflegepaste für Brüste und Bauch

Zutaten

20 g *Shirish*-Rinde (Frauenzungenbaum)
20 g *Dhataki*-Blüten (Blutweiderich)
20 g Süßholz, gemahlen
5 g gelbe Senfsamen, gemahlen

Alle Zutaten mischen, in einem Mörser zu Pulver zerreiben und in eine Dose füllen.
Fünf Gramm der Mischung mit warmem Wasser verrühren, bis eine dickflüssige Paste entsteht.
Diese bei Bedarf täglich auf Bauch und Brüste auftragen. Ca. 15 Minuten einwirken lassen und mit warmem Wasser abspülen.

vedisches wissen

Ein Sud aus den Blättern von Jasmin und Süßholz sollte gleichmäßig auf den Bauch getropft werden.

Charaka Samhita

Jasmin-Süßholz-Paste für den Bauch

Zutaten

25 g Jasminblätter
25 g Süßholz, gemahlen
4 l Wasser

Das Wasser in einem großen Topf zum Kochen bringen. Jasmin und Süßholz hinzufügen und so lange weiterkochen lassen, bis die Menge auf einen Liter einreduziert ist. Abgießen und abkühlen lassen, bis die Flüssigkeit lauwarm ist. Dann in einen Krug umfüllen und in einem dünnen Strahl langsam, etwa fünf bis sieben Minuten lang, auf den Bauch tropfen lassen.

Für diese und einige der folgenden Anwendungen brauchen Sie Ihren Partner oder eine Freundin. Vielleicht haben Sie aber auch eine ayurvedisch geschulte Hebamme, die diese Anwendung durchführen kann.

Ölmassagen

Beginnen Sie ab dem vierten Monat damit, Ihren ganzen Körper sanft mit Öl zu massieren. Verwenden Sie dafür Öle wie Sesam-Massage-Öl oder *Narayan*-Öl (Sesamöl mit ätherischen Ölen wie Eukalyptus und Nelke). Ein solches Öl können Sie von Zeit zu Zeit auf den ganzen Körper auftragen, was auch einer übermäßigen Gewichtszunahme vorbeugen kann. In den letzten drei Monaten sind Ganzkörpermassagen besonders wichtig, sie sollten aber durch ein anderes Öl, etwa *Chandanbala-Lakshadi*-Öl speziell für den Rücken und die Wirbelsäule, ergänzt werden. Dieses Öl auf Sandelholzbasis balanciert *Pitta* und *Kapha Dosha* und sollte im letzten Trimester täglich auf Bauch und Rücken bis hin zu den Schultern einmassiert werden. Das hält die Gelenke im Rücken geschmeidig und flexibel und erleichtert später den Wehen- und Geburtsprozess.

Alle diese Maßnahmen bringen *Vata* ins Gleichgewicht, halten die Figur in Form und sorgen für ein ganzheitliches Wohlbefinden. Sie helfen auch, Kraft zu sammeln

und den Körper auf eine rechtzeitige und einfache Geburt vorzubereiten.
Bei einer ausgeprägten *Kapha*-Konstitution (siehe Seite 267) werden statt *Abhyanga*-Massagen *Udvarthana*-Behandlungen, trockene Kräutermassagen, empfohlen. Diese können nur von Ayurveda-Therapeuten durchgeführt werden.

Eine harmonische Atmosphäre

Das Ungeborene wird nicht nur durch das, was seine Eltern sind und tun beeinflusst, sondern auch durch die Atmosphäre in seinem Zuhause und in seinem Umfeld. Hier gelten dieselben Empfehlungen wie für die Zeit der Vorbereitung auf die Schwangerschaft (siehe Seite 25).
Die ayurvedische Heilkunde empfiehlt sehr traditionelle Lebensregeln, wenn es um das Umfeld von Schwangeren geht. Auch wenn vieles davon im Westen nicht umsetzbar ist, können Sie wertvolle Anregungen daraus ableiten, um die Schwangerschaft zu einer Zeit der intensiven und liebevollen Selbstfürsorge zu machen und die Bindung zu Ihrem Baby aufzubauen.

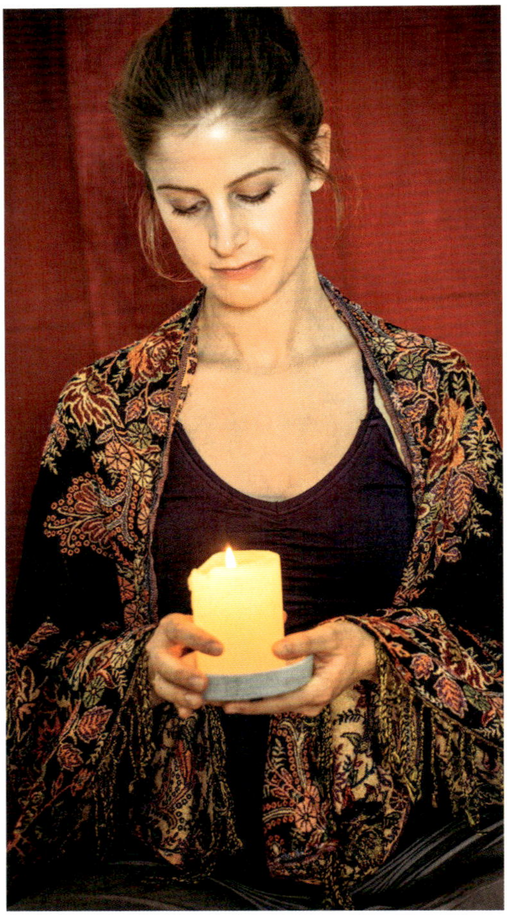

Rituale stärken das Band zwischen Mutter und Kind.

Nach dem Aufstehen soll die schwangere Frau ein warmes Bad nehmen und ihre Morgenrituale durchführen. Traditionell gehört dazu auch eine morgendliche Andacht oder ein Gebet. Vielleicht wollen Sie stattdessen meditieren (siehe unten), um sich innerlich auszurichten und Kontakt mit Ihrem Baby aufzunehmen. All das trägt zu einer harmonischen, wohltuenden Atmosphäre bei und schenkt Ihnen inneren Frieden und ein Gefühl der Zufriedenheit.

Verstärkt wird dies, wenn Sie sich mit schöngeistigen Dingen wie Kunst, Literatur und Musik beschäftigen sowie in die Natur gehen und Sonne tanken. Schmücken Sie Ihre Wohnung zudem mit inspirierenden Bildern, Gemälden oder Fotos.

Heilende Musik und Meditation

Musik und Meditation sind unverzichtbare Bestandteile der ayurvedischen Schwangerschaftsvorsorge. Denn bestimmte Musikkompositionen haben die Kapazität, auf den Hormonhaushalt ausgleichend einzuwirken und das Baby bereits pränatal zu fördern. Meditation beruhigt den Geist und hilft dabei, Auszeiten in den Alltag einzubauen.

Musik zur pränatalen Förderung

Neben der Stimme seiner Mutter kann das Ungeborene auch andere Laute wahrnehmen. Spezielle harmonisierende Heilmusik, Mantras und Instrumentalmusik, besonders mit dem Instrument *Vina* (einer Art Zither), können es bereits im Mutterleib fördern.

Die Musik aus dem Album *Garbha Sanskar – Blessings To The New Arrival* wurde eigens für Schwangere komponiert. Sie basiert auf vedischen Richtlinien und umfasst vedische Gesänge, bestimmte Ragas (melodische Grundstrukturen der indischen Musik), Instrumentalmusik und Verse aus dem *Samaveda*, einer der vedischen Schriften.

Alle Ragas und Noten sind darauf ausgelegt, das Baby zu schützen, seine Entwicklung zu fördern, ihm zu einem langen und glücklichen Leben zu verhelfen und ihm positive Werte zu vermitteln.

Studien, praktische Anwendungen und das Feedback von Nutzerinnen haben gezeigt, dass diese Kompositionen einen sehr positiven Effekt haben.

Den Link für den kostenlosen Download finden Sie auf Seite 15.

Der Download enthält folgende Stücke (ca. ein Drittel des Albums):

1. *Atharvaveda* und *Yajurveda* Mantras
2. Instrumentalmusik
3. *Rigveda* Mantra
4. *Aumkara – Panchatattva – Bijamantra*
5. *Atma Sanskara Shatakam*

In der Schwangerschaft können Sie diese Musik täglich hören. Da die Musik ihnen vertraut ist, lieben sie Kinder auch nach der Geburt. Viele Eltern berichten, dass sich ihr schreiendes Baby beim Hören dieser Stücke sofort beruhigt.

Meditation

Wenn Sie es noch nicht versucht haben, ist jetzt ein guter Zeitpunkt, um mit dem Meditieren zu beginnen. Das schenkt Ihnen nicht nur Ruhe und Ausgeglichenheit, sondern auch wertvolle Zeit für sich. Als Meditationspraxis eignen sich alle Methoden, die Ihnen guttun – Atembeobachtung, Achtsamkeitsübungen oder Mantra-Meditationen.

Eine der kraftvollsten Techniken ist das Singen von Om *(Aum)*.

Om-Singen

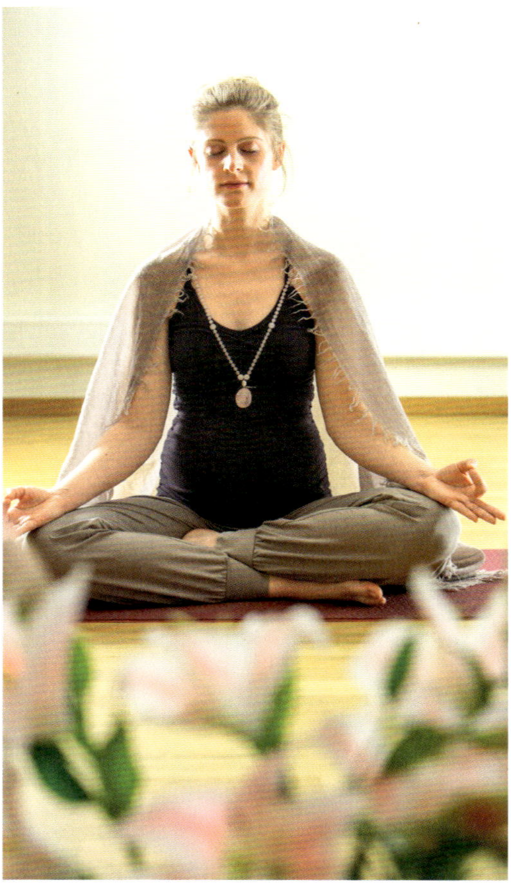

Nehmen Sie sich regelmäßig kleine Auszeiten mit Meditation.

Setzen Sie sich an einen ruhigen Ort – idealerweise in eine klassische Sitzhaltung (siehe Seite 91 ff.), aber auch ein Stuhl ist geeignet. Richten Sie die Wirbelsäule auf. Atmen Sie einige Minuten lang tief durch die Nase ein und aus. Die Ausatmung sollte länger dauern als die Einatmung. Beginnen Sie dann, beim Ausatmen Om (*Aum*) zu singen. *Aum* wird üblicherweise Om geschrieben, aber die Silbe besteht eigentlich aus drei Lauten. Das wird verständlich, wenn man *Aum* in der richtigen Weise singt. Der Klang entsteht im Unterbauch und beginnt mit *A*. Wenn er fortgesetzt wird und im Bauch nach oben steigt, wird er zu *U* und schließlich endet er mit *M*.

Achten Sie darauf, dass der Atem aus der Region des Bauchnabels kommt und sich das Zwerchfell etwas zusammenzieht. Beim Einatmen dehnt sich der Körper aus, beim Ausatmen zieht er sich zusammen. Lauschen Sie dem Om, während Sie es singen. Singen Sie für fünf bis zehn Minuten in unter-

schiedlichen Tonhöhen. Bleiben Sie schließlich noch eine Weile mit geschlossenen Augen sitzen.
Wenn Sie noch keine Erfahrung mit dem Om-Singen haben, sollten Sie sich von einem Meditationslehrer einweisen lassen oder mithilfe einer Meditations-CD bzw. eines -Downloads üben.

Häufige Beschwerden ayurvedisch behandeln

Weil der Körper in der Schwangerschaft großen »Umbauprozessen« ausgesetzt ist, können verschiedene Beschwerden auftreten. Die Philosophie des Ayurveda sagt dazu:

Vedisches Wissen

Wenn es zu kleineren Erkrankungen kommt, sollten die verordneten Arzneien mild, natürlich, leicht anzuwenden und frei von Nebenwirkungen sein und im Körper keine Hitze verursachen.

Charaka Samhita

Nehmen Sie auch alltägliche Medikamente nur nach Rücksprache mit einem Arzt ein. Dies gilt auch für Arzneien wie Schmerzmittel, von denen viele in der Schwangerschaft kontraindiziert sind. Antibiotika sollten nur nach einer strengen Indikation verabreicht werden, da manche das Ungeborene schädigen können. Bei gesundheitlichen Beschwerden sollten Sie sich im Zweifelsfall lieber einmal zu oft als einmal zu wenig an Ihren Arzt wenden. Zudem ist es nützlich, über ein paar einfache ayurvedische Heilmittel für kleinere Beschwerden Bescheid zu wissen. Diese können ohne Probleme untereinander oder mit verschriebenen allopathischen Medikamenten kombiniert werden.

Völlegefühl, Blähungen und Bauchschmerzen

Gegen diese Beschwerden hilft es, vor den Mahlzeiten ein kleines Stück Ingwer mit Steinsalz *(Saindhava Lavan)* zu kauen.

Ayurvedische Nahrungsergänzungsmittel wie *Lavan Bhaskar Churna* (eine Mischung verschiedener verdauungsfördernder Salze) helfen bei vielen Verdauungsproblemen.

Durchfall

Als Sofortmaßnahme bei Durchfall können Sie eine Mischung aus Zitronensaft, Ingwersaft und Honig einnehmen. Sollten Sie bei einem Arzt oder Heilpraktiker mit ayurvedischer Zusatzausbildung in Behandlung sein, kann er Ihnen spezielle Präparate verordnen. Nehmen Sie nur leicht verdauliche Nahrung zu sich, solange der Durchfall anhält. Gerichte wie *Mung-Dal-Khichadi* (Reisgericht mit Munglinsen, siehe Seite 246 f.) und gekochter Reis mit Buttermilch eignen sich am besten. Wenn der Stuhlgang zu häufig und der Stuhl wässrig ist und/oder Blut oder Schleim enthält, müssen Sie sofort einen Arzt aufsuchen.

Hämorrhoiden und Fissuren

Bei solchen Beschwerden wird der Verzehr von Butter mit Kandiszucker empfohlen. Auch Flohsamen sorgen für regelmäßigen Stuhlgang und eine gründliche Reinigung des Darms. Ein- bis zweimal täglich nach den Mahlzeiten einen Teelöffel Flohsamen in einem Glas lauwarmen Wasser kurz quellen lassen und trinken. Ein weiteres Glas Wasser nachtrinken.

Verstopfung

Avipattikara Churna ist ein bewährtes Kräuterpulver mit Ingredienzien wie Nelke, Ingwer und Langpfeffer gegen Verstopfung. Sie erhalten es im ayurvedischen Fachhandel.
Ein Glas heißes Wasser mit 1 ½ bis 2 Teelöffeln Ghee, vor dem Schlafengehen eingenommen, ist ebenfalls empfehlenswert.
Auch Flohsamen (siehe oben) sind ein bewährtes Hausmittel bei chronischer Verstopfung.

Erkältung, Husten und Halsschmerzen

Gurgeln Sie mit heißem Wasser, dem Sie etwas Salz und eine Prise Kurkumapulver zugeben.
Besonders wirksam ist *Sitopaladi Churna*, ein ayurvedisches Kräuterpräparat mit Langpfeffer, das mit heißem Wasser oder Honig eingenommen wird. Auch dieses Präparat ist als Fertigmischung erhältlich.

Erkältungstee

1 Stück *Bibhitaki* (Belerische Myrobalane)
2,5 cm Süßholz, gemahlen
1 Blatt *Adulsa* (Indisches Lungenkraut)
1 l Wasser

Alle Zutaten in das Wasser geben und kochen, bis die Flüssigkeit auf 250 ml reduziert ist. Vor dem Trinken abseihen und mit Zucker süßen.

Fieber

Bei den ersten Anzeichen von Fieber, Unwohlsein und Gliederschmerzen verabreichen *Vaidyas* warmes Wasser, das mit Koriandersamen, Sandelholz und Mohnsamen aufgekocht wurde.
Essen Sie nur leichte Speisen.
Eine Fußsohlenmassage unter Verwendung einer speziellen Metallschale hilft, das Fieber zu senken (siehe Seite 172 f.).
Wenn die Temperatur dennoch hoch bleibt, sollten Sie sofort einen Arzt konsultieren.

Harnwegsinfektionen

Zur Behandlung aller Arten von Harnwegsinfekten eignet sich die Rauchtherapie mit *Vidanga* (Falscher schwarzer Pfeffer), Kurkuma und *Guggul* (Indische Myrrhe). Außerdem kann ein Ayurveda-Therapeut eine Vaginalspülung mit einem Kräuterabsud aus *Dhataki* (Blutweiderich) und *Triphala* (Mischung aus *Amla*/Indische Stachelbeere, *Haritaki*/Chebulische Myrobalane und *Bibhitaki*/Belerische Myrobalane) durchführen. Bitte stimmen Sie sich bei Infektionen aber grundsätzlich mit einem Arzt ab.

Schwellungen (Ödeme)

Leichte Schwellungen der Füße zählen im achten oder neunten Schwangerschaftsmonat zu den üblichen Beschwerden. Ödeme, die vor dieser Zeit oder am ganzen Körper auftreten, sind jedoch Alarmzeichen. Auch ein aufgedunsenes Gesicht könnte ein Anzeichen für ein schweres Ödem und erhöhten Blutdruck sein. Konsultieren Sie in diesem Fall unbedingt Ihren Arzt.

Das Wichtigste in Kürze

- *Kumkumadi-Öl* (Sesamöl mit Safran und anderen Kräutern), in Bauch und Oberschenkel einmassiert, reduziert das Auftreten von Schwangerschaftsstreifen.
- Massieren Sie Bauch und Rücken mit Sesam-Massage-Öl, um die Flexibilität der Gelenke zu erhalten.
- Schaffen Sie mit Meditation, kleinen Ritualen und inspirierenden Gegenständen eine wohltuende Atmosphäre.
- Hören Sie entspannende Musik und Heilmusik.

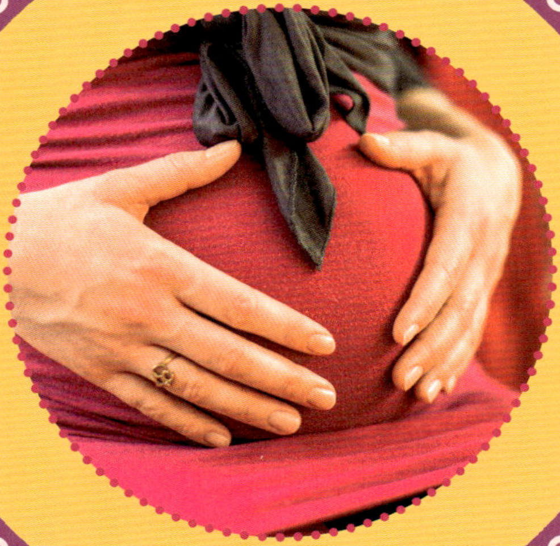

Neun Monate bis zur Geburt

Wie sich der Fötus ausbildet, ist heute sehr genau bekannt. Mit jedem Monat wird der kleine Mensch vollständiger, bis er schließlich reif für die Geburt ist. In diesem Kapitel erfahren Sie, wie Sie diese Entwicklung optimal unterstützen, aber auch, welche Komplikationen auftreten können.

Entwicklung und Ernährung des Ungeborenen

*Der Fötus ist nach ayurvedischem Verständnis nicht nur ein physischer Körper, sondern er wird gebildet aus der männlichen Samen- und der weiblichen Eizelle, der Seele (*Atman*), dem Geist, dem Intellekt, den fünf Elementen und dem Bewusstsein. Vom dritten Monat an kann das Ungeborene Glück und Freude empfinden. Ab dem vierten Monat beginnt sich das Bewusstsein selbst auszudrücken, der Geist und der Körper kommen sich näher und verbinden sich. Die Kultivierung (*Sanskara*) des Ungeborenen z. B. durch Klang ist der wichtigste Teil des ayurvedischen* Garbha Sanskara, *das dem Fötus hilft, sich auf allen drei Ebenen zu entwickeln – physisch, psychisch und spirituell.*

Das Wachstum des Fötus

Es ist verblüffend, wie treffend und detailliert die alten vedischen Schriften schon vor Tausenden von Jahren ohne bildgebende Verfahren das Wachstum des Fötus beschrieben haben. Mittlerweile kann jeder mithilfe moderner Techniken wie z. B. Ultraschall die Entwicklung des Ungeborenen ganz genau beobachten.

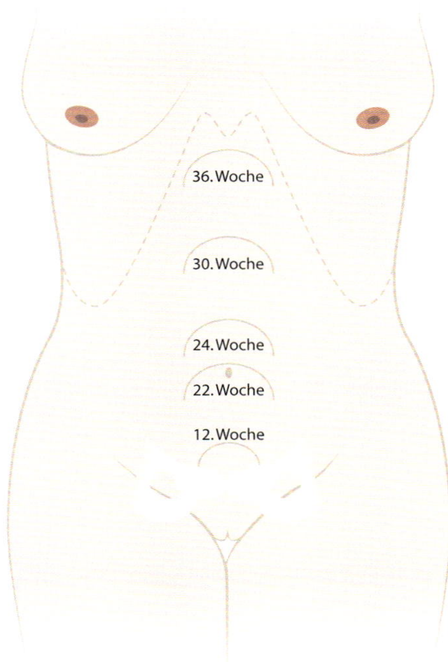

Die Entwicklung der Gebärmutter während der Schwangerschaft

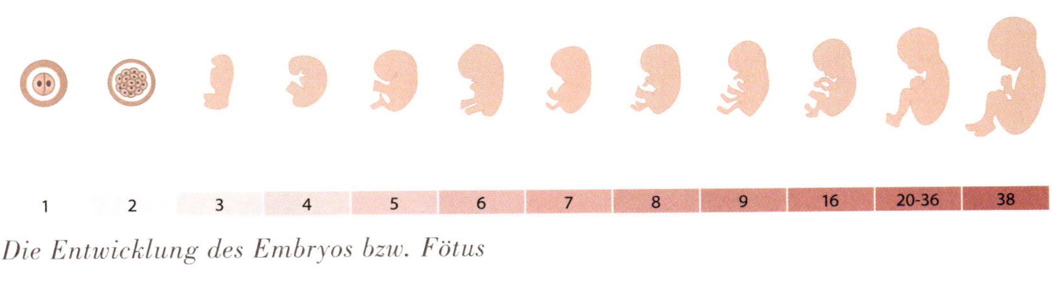

Die Entwicklung des Embryos bzw. Fötus

Vedisches Wissen

Alle Zitate stammen aus der *Chakara Samhita*.

Erster Monat

Im ersten Monat gleicht der Embryo einem Klumpen *Kapha* und ist formlos.

Zweiter Monat

Im zweiten Monat nimmt der Embryo an Dichte zu und wird langsam rund, oval oder tränenförmig.

Dritter Monat

Der kleine runde Fötus entwickelt einen Schwanz, zwei Arme, zwei Beine und einen Kopf und scheint fünf verschiedene Teile zu haben. Andere Organe und Sinne entwickeln sich zu dieser Zeit auf mikroskopisch kleinem Niveau.

Vierter Monat

Der Fötus stabilisiert sich, und während er immer größer wird, spürt die werdende Mutter ein Gefühl der Schwere.

Im vierten Monat wird die Schwangere als *Dauhrudini* bezeichnet – eine, in deren Körper zwei Herzen schlagen, ihr eigenes und das ihres Babys. Die Wünsche des sich entwickelnden Babys, die als *Dauhrud* bekannt sind, werden in diesem Stadium offenbar. Von jetzt an ist das Baby fähig, seinen Wünschen über sein Herz Ausdruck zu verleihen, und diese werden von der Mutter als *Dauhrud* erfahren. Es ist wichtig, dass diese Wünsche erfüllt werden, sonst, kann es zu einem Anstieg von *Vata* kommen.

Beziehen sich die Wünsche des Ungeborenen auf das Essen, löst das bei der Frau Heißhungerattacken aus. Diesen sollten Sie zwar nachgeben, aber nicht maßlos, um unerwünschte Folgen durch einseitige Ernährung zu vermeiden.

Das Befriedigen der Nahrungswünsche ist Teil des *Sanskara*-Rituals *Simantonnayana*, das traditionell im vierten Monat ausgeführt wird (siehe auch Seite 287).

Fünfter Monat

Vom fünften Monat an wird der Geist des Kindes sowohl für verschiedene Gefühle und Ereignisse sensibilisiert als auch für seine Umgebung. In dieser Phase findet die maximale Entwicklung der *Dhatus Mamsa* (Muskelgewebe) und *Rakta* (Blut) statt. Auch die Wirbelsäule entwickelt sich in diesem Monat.

Sechster Monat

Intelligenz, Kraft und Aussehen entwickeln sich im sechsten Monat.
Laut den ayurvedischen Schriften werden die Grundlagen für diese Eigenschaften in der fötalen Entwicklung insbesondere im sechsten Monat gelegt. Deshalb muss die werdende Mutter ganz besonders im sechsten Monat gut auf ihre Ernährung und ihren Lebensstil achten.

Siebter Monat

Der Fötus ist in diesem Stadium fast voll entwickelt. Alle Organe sind im Wesentlichen ausgebildet. Sie müssen nur noch weiter wachsen und sind noch nicht ganz ausgereift. Trotzdem ist das Kind schon überlebensfähig, falls es im siebten Monat zu einer Frühgeburt kommen sollte. Natürlich sollte das Baby idealerweise erst nach neun Monaten geboren werden, wenn seine Entwicklung im Mutterleib abgeschlossen ist.

Achter Monat

In diesem Monat fließt *Ojas* (höchste Energie) zwischen Mutter und Kind hin und her. Die werdende Mutter wirkt abwechselnd extrem glücklich und enthusiastisch (wenn die Energie zu ihr fließt) oder müde und erschöpft (wenn die Energie zum Fötus fließt).

Neunter Monat

Ab dem neunten Monat können die Wehen jederzeit einsetzen. Der gesamte neunte Monat ist ideal für die Geburt. Der ideale Geburtstermin liegt zwischen der vollendeten 37. und der 40. Woche.

Die Ernährung des Fötus

vedisches wissen

Rasa Dhatu (Plasmagewebe) ist verantwortlich für die Ernährung des Fötus, die Entwicklung der Brüste und die Ernährung der Mutter.

Charaka Samhita

Der Fötus profitiert in erster Linie von der Ernährung der Mutter, besonders von ihrem *Rasa Dhatu*. Deshalb muss das *Rasa Dhatu* der Mutter ausreichend und gesund sein.

Während das Ungeborene wächst, entwickelt sich auch die Nabelschnur weiter, durch die die Essenz von *Rasa Dhatu* zu ihm transportiert wird.

Ein Ende der Nabelschnur ist mit dem Nabel des Fötus verbunden, das andere mit der Plazenta (Mutterkuchen), die am Uterus (Gebärmutter) haftet. An der Stelle, wo die Nabelschnur mit der Plazenta verbunden ist, bilden die Blutgefäße ein kompliziertes Netzwerk.

Weil er ohnehin an den Körper der Mutter angepasst ist, nimmt der Fötus *Rasa Dhatu* über die Plazenta auf. Er kann fast alle ihm gelieferten Nährstoffe verwerten und produziert deshalb nur eine sehr geringe Menge an Ausscheidungen.

Das Fruchtwasser

In der Gebärmutter schwebt der Fötus im Fruchtwasser, das aus einem Überfluss von *Mahabhutas Prithvi* (Erdelement) und *Jala* (Wasserelement) gebildet wird.

In dem Verhältnis, in dem das Ungeborene an Größe zunimmt, nimmt auch die Fruchtwassermenge bis zur 34. Woche zu. Der Fötus schwimmt praktisch im Fruchtwasser. Das schützt ihn vor äußeren Verletzungen und erleichtert seine Bewegungen. Üblicherweise ist der Fötus in der 34. Schwangerschaftswoche von 900 bis 1000 Millilitern Fruchtwasser umgeben, aber diese Menge kann abhängig von der individuellen Konstitution der Mutter variieren. Ab der 34. Schwangerschaftswoche nimmt das Fruchtwasser langsam ab. Bei der Geburt sind es noch etwa 800 Milliliter. Mit dem Blasensprung platzt die Fruchtblase und setzt das Fruchtwasser frei. Damit beginnt oft die Wehentätigkeit.

Die fünf Elemente

Die fünf Elemente *(Panchmahabhuta)* geben dem Fötus Gestalt und Form, indem sie sein Wachstum und seine Ernährung beeinflussen.

Die folgende Tabelle zeigt das Verhältnis zwischen den Elementen und den Sinnen und Sinnesorganen bzw. Körperteilen:

Element *(Mahabhuta)*	Sinne und Sinnesorgane/ Körperteile
Vayu	Tastsinn, Haut
Agni	Gesichtssinn, Augen *Jatharagni* (Verdauungsfeuer)
Jala	Geschmackssinn, Zunge, Fettgewebe, Schleim, Muskeln, *Mamsa Dhatu*, Samen
Prithvi	Geruchssinn, Nase, allgemeine physische Struktur
Aakasha	Gehörsinn, Ohren, Mund, Stimme, Hals, die Hohlorgane des Körpers

Vedisches Wissen

Das Element Luft *(Vayu)* ist verantwortlich für alle Teilungen, die im Fötus stattfinden, von der allerersten Zellteilung bis zur Ausbildung aller Körperteile und Organe.
Feuer *(Agni)* liefert die notwendige Energie für die Entwicklung der fötalen Organe und sorgt für die verschiedenen wesentlichen Transformationen.
Wasser *(Jala)* verleiht den Organen Feuchtigkeit und Schmierung, hält sie zusammen und unterstützt die Ernährung des ungeborenen Kindes.
Erde *(Prithvi)* gibt dem physischen Körper Stabilität und Dichte und trägt zu seiner Struktur bei.
Raum/Äther *(Akasha)* stellt den optimalen Raum zur Verfügung, in dem alle diese Veränderungen zur rechten Zeit stattfinden können.

Sushruta Sharirsthana

Zusätzlich haben die drei *Doshas – Vata, Pitta, Kapha* – und die sieben *Dhatus – Rasa, Rakta, Mamsa, Meda, Asthi, Majja* und *Shukra* – einen signifikanten Einfluss auf die Entwicklung der verschiedenen Organe.

Die ayurvedischen Texte beschreiben die Bildung aller Organe im Detail. Einige davon finden Sie im folgenden Kasten. Zudem weisen die Schriften auch darauf hin, dass sich der Fötus zwar ganz aus seinen Eltern entwickelt, die Merkmale eines Organs aber nicht zu gleichen Teilen von beiden Eltern vererbt werden. Manche Organe zeigen einen überwiegend mütterlichen Einfluss, während andere mehr vom Vater bestimmt sind.

In der Regel sind alle weichen Strukturen und Organe von der Mutter und die harten, festen Organe vom Vater beeinflusst.

Haut, *Rakta Dhatu* (Blut), *Mamsa Dhatu* (Muskeln), *Meda Dhatu* (Fettgewebe), Bauchnabel, Herz, Bauchspeicheldrüse, Leber, Milz, Magen, Dickdarm und Dünndarm, Mastdarm, After, Nieren und Harnblase sind von der Mutter beeinflusst; Haare, Zähne, Knochen, Bänder, Sperma bzw. Eizellen und Blutgefäße vom Vater.

Vedisches Wissen

Die Entwicklung der Organe

Herz

Das Herz entwickelt sich aus ausgewogenem *Kapha* und der Essenz von *Rakta Dhatu*.

Lunge

Die Lunge entwickelt sich aus dem Schaum (extrem dünnen Säckchen) der Essenz von *Rakta Dhatu*.

Leber und Milz

Leber und Milz entwickeln sich hauptsächlich aus *Rakta Dhatu*.

Nieren

Die Nieren entwickeln sich aus der Essenz von *Rakta Dhatu* und *Meda Dhatu* (Fettgewebe).

Hoden

Die Essenz der *Dhatus Mamsa, Rakta* und *Meda* und ausbalanciertes *Kapha* tragen zur Entwicklung der Hoden bei.

Haut

Gleich einer Sahneschicht, die sich auf der Milch bildet, wenn sie erhitzt wird, formt sich die Haut aus Spermium und Ei, wenn der Fötus sich entwickelt. Diese Transformation ist ein ununterbrochener Prozess, der im Moment der Befruchtung beginnt und sich durch die ganze Entwicklung des Fötus zieht.

Sushruta Sharirsthana

Das Wichtigste in Kürze

- Da das Herz des Fötus im vierten Monat schon weit entwickelt ist, kann es seine Wünsche über die Mutter zum Ausdruck bringen.
- Diese Wünsche *(Dauhrud)* sollten erfüllt werden, um die körperliche und geistige Gesundheit des Babys sicherzustellen.
- Die Grundlagen für Intelligenz, Aussehen und Vitalität werden in der Schwangerschaft gelegt.

Komplikationen bei der Entwicklung des Fötus

In den allermeisten Fällen entwickeln sich Föten normal und kommen als gesunde Babys zur Welt. Leider gibt es manchmal auch Komplikationen, die unterschiedliche Gründe haben und verschieden schwer sein können. So kann es dann zu Blutungen kommen. Sie können harmlos sein, aber auch ein erster Hinweis auf eine Fehlgeburt.

Ursachen für Schwierigkeiten und Fehlbildungen

Entwickelt sich der Fötus nicht wie gewünscht oder kommt das Baby mit Fehlbildungen auf die Welt, kann das unterschiedliche Ursachen haben:

- **Familien- oder Erbkrankheiten:** Dabei kann es sich um alle Arten von heilbaren und unheilbaren Krankheiten handeln wie Diabetes, Asthma, Fehlsichtigkeit, Hautprobleme oder bestimmte Arten von Geisteskrankheiten. All diese Anlagen und Dispositionen könnten an zukünftige Generationen weitergegeben werden, wobei sie sich in verschiedenen Phasen des Lebens manifestieren können. Oft zeigen sich subtile Hinweise aber schon in der frühen Kindheit.
- **Infektionskrankheiten der Eltern:** Nicht ausgeheilte oder versteckte Infektionskrankheiten bei Mutter oder Vater können die Fortpflanzungszellen schädigen.

- **Partielle Defekte der Samen- oder Eizelle:** Die moderne Genetik spricht von Gen- und Chromosom-Defekten. Die ayurvedischen Texte beschreiben Ähnliches. In diesen Fällen kommt das Baby mit Fehlbildungen zur Welt, die sich auch bereits im Ultraschall erkennen lassen. Dazu gehören Herzfehler oder unzureichend entwickelte Organe.
- **Probleme in der Schwangerschaft:** Erkrankungen der werdenden Mutter, etwa Harnwegsinfekte, können auch das ungeborene Kind beeinflussen. Auch kleinere Störungen wie leichtes Fieber, Unwohlsein oder Erkältungen müssen deshalb in der Schwangerschaft vollständig auskuriert werden.
- **Unerklärliche Ursachen:** Es ist auch möglich, dass es keine offensichtliche Erklärung für auftretende Fehlbildungen des Babys gibt.

Blutungen und Fehlgeburten

Immer mehr Frauen leiden heute unter vereinzelten Blutungen und Schmierblutungen im Verlauf der Schwangerschaft. Diese führen zwar nicht unbedingt zu einem Abort, müssen aber behandelt werden. In der frühen Schwangerschaft sind die Hauptgründe für Blutungen eine drohende oder beginnende Fehlgeburt, in der späten Schwangerschaft sind sie oft ein Hinweis auf vorzeitige Wehen, eine Plazenta praevia (Fehllage des Mutterkuchens) oder eine vorzeitige Plazentalösung. Im ersten Trimester ist der Embryo noch in einem instabilen Zustand. Hat er z. B. einen genetischen Defekt, kann dies zu einer Fehlgeburt führen. Häufig geht diese mit einer Blutung einher. Dies wird als *Garbhastrava* bezeichnet. Fehlgeburten, die sich in den ersten drei Monaten ankündigen, lassen sich nur schwer abwenden.

Treten ab der 24. Schwangerschaftswoche Blutungen auf, könnte das ein Hinweis auf eine bevorstehende Frühgeburt sein. Ab der 24. Schwangerschaftswoche kann durch eine schnelle und korrekte Behandlung versucht werden, die Wehen zu hemmen und eine Frühgeburt zu verhindern.

Die Anzeichen für eine beginnende Fehlgeburt sind Schmierblutung bzw. leichte bis starke Blutung und Schmerzen im Rücken und im Unterbauch. Nach dem vierten oder fünften Monat fühlt sich der Schmerz wie Wehenschmerz an.

Den Fötus stabilisieren

Ayurveda kennt verschiedene Methoden, um dem Fötus von einem frühen Stadium an Stabilität zu geben, die als *Garbhasthapan* (dem Fötus Stabilität geben) bekannt sind. Sie können entweder präventiv angewendet werden oder, sollte es zu Blutungen oder einer Fehlgeburt gekommen sein, dabei helfen, die negativen Auswirkungen zu reduzieren. Wenn eine Frau nach einer oder mehreren Fehlgeburten wieder schwanger geworden ist, ist es ratsam, diese Maßnahmen nach Rücksprache mit einem Ayurveda-Arzt die ganze Schwangerschaft hindurch einzusetzen. Und selbst bei einer unauffälligen Schwangerschaft schützen sie das Ungeborene.

Maßnahmen bei Blutungen

Kommt es zu einer Blutung oder Schmierblutung, sollten Sie unverzüglich ärztliche Hilfe suchen. Gynäkologen verabreichen meist Magnesium und Utrogest, ein Gelbkörperhormon.

In jedem Fall sind die folgenden Maßnahmen hilfreich:

- Legen Sie sich so oft wie möglich auf eine weiche und bequeme Unterlage, die Füße erhöht.
- Vermeiden Sie Stress, und versuchen Sie, sich mit angenehmen und fröhlichen Dingen zu beschäftigen oder abzulenken.
- Nehmen Sie nur leichte Mahlzeiten zu sich.
- Probieren Sie die beiden folgenden Rezepte gegen Blutungen in der Schwangerschaft aus.

Leibwickel bei Blutungen

4 l Wasser
25 g *Dhataki* (Blutweiderich)
25 g *Bibhitaki* (Belerische Myrobalane)
25 g *Udumbara* (Traubenfeige)
25 g *Pipal* (Pappelfeige)

Das Wasser in einem großen Topf zum Kochen bringen. Die Kräuter hinzufügen und weiterkochen lassen, bis die Menge auf einen Liter einreduziert ist. Absieben und auf Zimmertemperatur abkühlen lassen. Ein Baumwolltuch oder kleines Handtuch mit der Abkochung tränken, auswringen und auf den unteren Bauch legen. Etwa 45 Minuten lang alle zehn bis 15 Minuten ein frisch getränktes Tuch auflegen.

Alternativ können Sie auch ein Tuch in Kuhmilch einweichen und es auf den Bauch unterhalb des Bauchnabels legen. Auch bei dieser Anwendung alle zehn bis 15 Minuten austauschen.

Der Leibwickel empfiehlt sich für die Spätschwangerschaft.

Wasserkastanien-*Sheera*

2 TL Ghee
30 g Wasserkastanienmehl
30 ml warmes Wasser
10 g Zucker
1 Prise Kardamom, gemahlen
5–6 Rosinen, kleingeschnitten

Das Ghee in einer beschichteten Pfanne erhitzen. Wasserkastanienmehl zugeben und auf kleiner Flamme unter ständigem Rühren etwa vier Minuten anbraten, bis das Mehl eine hellbraune Farbe annimmt.
Das Wasser dazugeben, gut durchmischen und auf kleiner Flamme weitere vier Minuten weiterkochen. Ständig rühren, bis das Wasser aufgenommen ist.
Den Zucker hinzufügen und unter ständigem Rühren nochmals etwa vier Minuten weiterkochen.
Den Herd ausstellen, den Kardamom darüberstreuen und mit den Rosinen garnieren.

Süßholz-*Kheer*

250 ml Milch
500 ml Wasser
10 g Süßholz, gemahlen
1 TL Ghee
10 g roter Reis
10 g Kandiszucker, gemahlen

Milch und Wasser mit dem Süßholz mischen und zum Kochen bringen. Weiterkochen lassen, bis die Flüssigkeit auf 250 Milliliter einreduziert ist. Absieben und beiseitestellen.
Das Ghee in einer Pfanne mit dickem Boden erhitzen. Den roten Reis hinzufügen und auf kleiner bis mittlerer Hitze etwa 30 Sekunden anbraten, bis der Reis sein Aroma verströmt. Die Süßholzmilch dazugeben, aufkochen und ständig bei niedriger bis mittlerer Flamme rühren, bis der Reis gar ist.
Den Zucker beimengen und für weitere fünf Minuten simmern lassen.
Abkühlen lassen und vor dem Essen etwas Ghee darüberträufeln.

Fehlgeburten vorbeugen

Frauen, die schon einmal eine Fehlgeburt erlitten haben oder die von ihrem *Vaidya* oder Arzt auf das Risiko einer Fehlgeburt besonders hingewiesen wurden, können bestimmte Heilmittel zum Schutz des Fötus einnehmen. Dazu gehören *Garbhapal Rasa*, *Shatavari Ghrita* und *Laghumalini Vasanta*. Sie sollten jedoch nur unter Berücksichtigung der jeweiligen Konstitution und nach ärztlicher Beratung eingesetzt werden. Das gilt auch für die folgenden Rezepturen, die nach Bedarf vom jeweiligen *Vaidya* zusammengemischt werden.

Rezepte zum Schutz des Fötus

Erster Monat

Basismischung

10 g Süßholz, gemahlen
10 g Sandelholz, gemahlen
10 g rotes Sandelholz, gemahlen (Kaliaturholz)

Die Zutaten mischen und in eine Dose füllen.

Tägliche Zubereitung

3–4 schwarze Rosinen
250 ml Milch
Kandiszucker, nach Geschmack

Die Rosinen in kleine Stücke schneiden. Milch erwärmen und etwa einen halben Teelöffel der Pulvermischung hinzufügen. Die Rosinen dazugeben, gut umrühren und nach Belieben süßen. Ein- bis zweimal täglich einnehmen.

Zweiter Monat

250 ml Milch
500 ml Wasser
5 g *Nagkesar* (Eisenbaum)
5 g Lotosstängel
Kandiszucker, nach Geschmack

Milch, Wasser, *Nagkesar* und Lotosstängel zum Kochen bringen und kochen lassen, bis die Mischung auf 250 ml einreduziert ist. Abgießen und mit Kandiszucker süßen.
Einmal täglich trinken.

Dritter Monat

Basismischung

15 g *Padmakashtha* (Himalaya-Sauerkirsche)
15 g Sandelholz, gemahlen
15 g Vetiver
15 g Lotosstängel
15 g *Nagkesar* (Eisenbaum)

Die Zutaten in einem Mörser zerreiben und in einer Dose mischen.

Tägliche Zubereitung

250 ml Milch
Kandiszucker, nach Geschmack

Milch erwärmen, einen halben Teelöffel der Pulvermischung hinzufügen und mit Kandiszucker süßen.
Einmal täglich trinken.

Vierter Monat

Basismischung

30 g Bananenwurzel, gemahlen
30 g Lotosblüten, zerrieben
30 g Vetiver

Die Zutaten mischen und in eine Dose füllen.

Tägliche Zubereitung

10 ml Milch

Einen Teelöffel der Pulvermischung in einem Mörser mit der Milch zerreiben, bis eine Paste entsteht. Einmal täglich einnehmen.

Fünfter Monat

Basismischung

15 g Lotosblüten
15 g Lotosstängel
15 g Roter Pfeffer
15 g *Nagkesar* (Eisenbaum)
15 g *Padmakashtha* (Himalaya-Sauerkirsche)

Die Zutaten mischen und in eine Dose füllen.

Tägliche Zubereitung

1–2 TL Wasser

Einen Teelöffel der Mischung in einem Mörser mit etwas Wasser mischen und etwa fünf Minuten lang zu einer Paste zerreiben.
Ein- bis zweimal täglich einnehmen.

Sechster Monat

Im sechsten Monat spricht man nicht mehr von Fehlgeburten, sondern von Frühgeburten. Zur Vorbeugung wird ein Rezept empfohlen, für das verschiedene medizinische Erd- und Aschesorten auf spezielle Weise aufbereitet werden. Sprechen Sie ggf. mit einem Ayurveda-Therapeuten darüber.

Siebter Monat

Basismischung

10 g Vetiver, 10 g *Gokshura* (Erd-Burzeldorn)
10 g *Musta* (Nussgras), 10 g *Lajjalu* (Mimose)
10 g *Nagarkesar* (Eisenbaum)
10 g *Padmakashtha* (Himalaya-Sauerkirsche)

Alle Zutaten in einem Mörser zerkleinern, mischen und in eine Dose füllen.

Tägliche Zubereitung

1 TL Honig

Einen halben Teelöffel der Pulvermischung ein- bis zweimal täglich mit Honig einnehmen.

Achter Monat

Basismischung

20 g Langpfeffer, 20 g *Lodhra* (Lodh-Baum)

Beide Zutaten in einem Mörser zerreiben, mischen und in eine Dose füllen.

Tägliche Zubereitung

1 TL Honig

Einen halben Teelöffel der Mischung ein- bis zweimal täglich mit Honig einnehmen.

Neunter Monat

Für den neunten Monat gibt es keine speziellen Empfehlungen, da der Fötus in dieser Phase ausgereift ist.

Nach einer Fehlgeburt

Jede Frau, die eine Fehlgeburt erlebt, braucht viel Trost und ausreichend Zeit, um dieses Ereignis zu verarbeiten. Auch im ersten Schwangerschafts-Trimester hinterlässt diese Erfahrung seelische und körperliche Spuren. Möglicherweise muss sich die Frau einer Ausschabung unterziehen oder sie braucht eine andere medizinische Betreuung. Ayurveda kennt für solche Fälle verschiedene Spezialbehandlungen wie eine Gebärmutterreinigung. Dabei lautet eine einfache, aber wirksame Regel, dass nach einer Fehlgeburt oder einem Abbruch die Therapie so viele Tage dauern soll, wie die Schwangerschaft in Monaten bestanden hat. Hat die Fehlgeburt oder der Schwangerschaftsabbruch also im dritten Monat stattgefunden, sollte sich die Frau mindestens drei Tage lang allen empfohlenen Behandlungen unterziehen.

Ernährung nach einer Fehlgeburt

Nach einer Fehlgeburt sollten die Mahlzeiten leicht verdaulich sein – wie z. B. weich gekochter Reis mit verdauungsfördernden Gewürzen. Dazu zählen Ingwer, schwarzer oder grüner Pfeffer, *Chitrak* (Bleiwurz) und *Chavya* (thailändischer Langpfeffer). Alternativ können diese Gewürze auch mit Mung-Dal-Suppe gemischt werden.

Auch Ingwerkugeln sind empfehlenswert, sie fördern die Verdauung und geben wieder Kraft (siehe Rezept auf Seite 256).

Auf scharfe Gewürze wie Chili sollte dagegen verzichtet werden, und auch Salz sollte nur sehr sparsam dosiert werden.

Heilmittel, die *Vata* ins Gleichgewicht bringen

Nach einer traumatischen Erfahrung wie einer Fehlgeburt oder einem Abbruch kommt es aus ayurvedischer Sicht zu einem großen *Vata*-Ungleichgewicht, das unbedingt behoben werden muss. Folgende Maßnahmen sind dafür hilfreich:

- Mindestens zwei Wochen lang ein *vata*-beruhigendes Öl wie *Abhyanga*-Sesamöl für eine tägliche Ganzkörpermassage verwenden.
- Kräuterrauchtherapie im Genitalbereich zur Reinigung des Uterus.
- Wenn die Blutung nach der Fehlgeburt aufgehört hat, wird die Verwendung von Vaginalöl (siehe Seite 38 f.) für mindestens einen Monat lang empfohlen.
- Mindestens eine Woche lang strikte Ruhe einhalten.
- Mindestens einen Monat lang sollte laut Ayurveda auf Geschlechtsverkehr verzichtet werden. Die Schulmedizin hält es

für ausreichend darauf zu verzichten, bis die Blutung aufhört.

Die folgende Kräutermischung hilft dabei, *Vata* wieder ins Gleichgewicht zu bringen:

Kräutermischung zur *Vata*-Reduzierung

Basismischung

20 g *Guduchi* (Herzblättriger Mondsamen)
20 g *Pitpapra* (Gewöhnlicher Erdrauch)
20 g Vetiver
20 g *Musta* (Nussgras)
20 g Sandelholz, gemahlen
20 g Koriandersamen, gemahlen
20 g *Bala* (Sandmalve)

Alle Zutaten mischen und in eine Dose füllen.

Tägliche Zubereitung

800 ml Wasser

Einen Esslöffel der Kräutermischung mit 200 Millilitern Wasser mischen und über Nacht abgedeckt ziehen lassen. Am nächsten Morgen 600 Milliliter Wasser dazugeben, aufkochen und weiterkochen lassen, bis die Flüssigkeit auf 100 Milliliter einreduziert ist. Durch ein Sieb abgießen und auf Zimmertemperatur abkühlen lassen.
Acht bis zehn Tage lang einmal täglich nach dem Frühstück einnehmen.

Es dauert einige Zeit, bis sich eine Frau nach einer Fehlgeburt seelisch und körperlich erholt hat. In dieser Zeit empfehlen sich die in diesem Buch vorgestellten Maßnahmen zur Vorbereitung einer Schwangerschaft, damit der Uterus und die gesamte Gesundheit wieder gestärkt werden, bevor über eine erneute Schwangerschaft nachgedacht werden kann.

Das Wichtigste in Kürze

- Wenn das Risiko einer Fehlgeburt besteht, sollten Maßnahmen zur Stabilisierung des Fötus eingeleitet werden. Die entsprechenden Heilmittel sind auch bei einer unauffälligen Schwangerschaft von Vorteil, selbst wenn kein Risiko für eine Fehlgeburt besteht.
- Kein ungewöhnliches Symptom sollte in der Schwangerschaft auf die leichte Schulter genommen werden.
- Nach einer Fehlgeburt muss die Gebärmutter gereinigt und gestärkt werden.

Wenn das Baby zu früh kommt

Ein Kind, das vor Ende der vollendeten 37. Schwangerschaftswoche zur Welt kommt, wird als Frühgeborenes oder Frühchen bezeichnet. Da es etwas weniger Zeit in der Gebärmutter verbracht hat, ist es womöglich nicht voll ausgereift. Es braucht besonders viel liebevolle Fürsorge und meist auch eine spezielle medizinische Versorgung.

Mögliche Ursachen

Eine Frühgeburt kann mehrere Gründe haben: Infektionen, eine Zervixinsuffizienz, Probleme in der Schwangerschaft, selten auch Unfälle.

Daraus lassen sich spezifische Gründe für eine Frühgeburt ableiten:

- Die Schwangere ist älter als 35 oder jünger als 18 Jahre alt (Risikoschwangerschaft).
- Die Schwangere ist entweder sehr klein oder extrem übergewichtig.
- Eine frühere Frühgeburt oder Totgeburt.
- Unzureichende Ernährung in der Schwangerschaft (selten).
- Die Schwangere leidet unter Diabetes und/oder Bluthochdruck.
- Eine Zwillings- oder Mehrlingsschwangerschaft.
- Die Schwangere hat extremen psychischen Stress.
- Die Schwangere raucht, trinkt Alkohol oder zeigt ein anderes Suchtverhalten.
- Nicht ganz klar ist die Studienlage bei künstlicher Befruchtung. Je nach angewandter Methode kann das Frühgeburtsrisiko steigen.

Besondere Bedingungen

Von den vielen Veränderungen, die ein Baby nach Verlassen der Gebärmutter bewältigten muss, ist das Atmen durch die Lunge die wohl wichtigste. Die Lunge eines Frühgeborenen ist manchmal noch nicht ausgereift, da sie als letztes Organ im Mutterleib heranreift. Daher muss das Baby anfangs möglicherweise in einen Brutkasten gelegt werden, braucht vielleicht noch Atemhilfe oder Sauerstoff oder muss beatmet werden.

Je weniger Wochen es in der Gebärmutter verbracht hat, desto mehr Pflege braucht das Frühchen. Ein Baby, das nach Ende der 24. Schwangerschaftswoche geboren wird, muss extrem vorsichtig behandelt werden. Frühgeborene sind untergewichtig und körperlich noch nicht ganz entwickelt. Sie haben weniger Haare, manchmal sind sogar die Ohren noch nicht vollständig ausgeformt. Bei der Geburt von Frühgeborenen können Arme und Beine abgespreizt sein statt angezogen und vor dem Körper zusammengelegt, wie es bei ausgetragenen Babys der Fall ist. Bei männlichen Frühgeborenen kommt es häufiger als bei regulär Geborenen vor, dass die Hoden noch nicht in den Hodensack gewandert sind (Hodenhochstand).

Frühgeborene können anfälliger für Krankheiten sein und haben eine schwächere Immunabwehr. Deswegen wachsen und entwickeln sie sich langsamer als andere Kinder. Schon bei der Geburt ist der Umgang mit einem Frühchen schwierig. Deshalb muss das Baby in den ersten Wochen und Monaten besonders gut gepflegt und von einem Neonatologen oder Kinderarzt überwacht werden. Normalerweise bleiben Frühchen bis zum errechneten Geburtstermin im Krankenhaus.

Pflege des Frühgeborenen

Von einem Frühchen kann nicht erwartet werden, dass es sich so schnell an die Außenwelt gewöhnt wie ein voll ausgetragenes Kind. Ein zu früh geborenes Baby muss oft in einen Brutkasten gelegt werden, der ihm die notwendige Wärme und physische Sicherheit für sein Überleben in der Übergangszeit bietet. Dort ist es vor Störungen aus der Umgebung geschützt. Wie lange ein Frühchen im Brutkasten bleiben muss, hängt von seinem allgemeinen Gesundheitszustand ab und davon, wie schnell es sich erholt. Doch auch nachdem es den Brutkasten verlassen hat und nach Hause gekommen ist, muss das Baby weiterhin regelmäßig von einem Facharzt untersucht werden.

Da sein Immunsystem besonders schwach ist, muss es besonders gut vor Infektionen geschützt werden:

- Achten Sie darauf, dass Ihre Hände absolut sauber sind, wenn Sie das Baby anfassen.

- Babykleidung, Bettlaken und Decken sollten peinlich sauber sein.
- Hantieren Sie so wenig wie möglich an dem Baby herum.
- Lassen Sie nur enge Familienangehörige mit dem Baby in Kontakt kommen.
- Reisen Sie nicht mit dem Baby.

Ein Frühgeborenes kann möglicherweise noch nicht an die Brust gelegt und gestillt werden. Die Muttermilch sollte dann abgepumpt und dem Kind mit speziellen Schläuchen oder Fläschchen eingeflößt werden. Während dieses Prozesses muss unbedingt auf Sauberkeit und Hygiene geachtet werden. Am Anfang braucht das Baby nur wenig Nahrung, aber gerade jetzt ist Muttermilch besonders wertvoll.

Die Wachstumsmeilensteine eines Frühgeborenen sollten nicht vom tatsächlichen Zeitpunkt seiner Geburt an berechnet werden, sondern von dem erwarteten Geburtstermin an. Ein Beispiel: Ein Kind, das um den 1. März erwartet war, wurde zu früh geboren, nämlich um den 1. Januar. Acht Monate nach der Geburt sollten die Wachstumsmeilensteine dieses Kindes ein Wachstum von sechs Monaten widerspiegeln, um die Zeit zu kompensieren, die es zu früh geboren wurde. Da das Kind nicht alles empfangen hat, was es noch im Mutterleib hätte bekommen sollen, wächst es möglicherweise etwas langsamer als normal. Bis ein Frühchen in seinem Wachstum mit dem anderer Babys gleichgezogen hat, kann es bis zu zwei Jahre dauern.

Ayurveda bei Frühchen

Da Frühgeborene oft ein paar Wochen, manchmal sogar ein paar Monate lang intensive fachärztliche Betreuung brauchen, ist es unter Umständen nicht möglich, alle traditionellen Rituale (*Jatakarma Sanskara*, siehe Seite 287) durchzuführen. Empfohlen werden zumindest die einfacheren, wie das Aufbringen von goldgetränktem Honig auf die Zunge, das Einölen des Scheitels und das Auftragen von Öl auf den Körper.

Einige Anwendungen gelten gerade für Frühgeborene als besonders hilfreich:

- Ein Frühchen kann eine noch nicht voll ausgereifte Lunge sowie einen niedrigen Hämoglobinspiegel haben. *Balguti* (siehe Seite 279 ff.) trägt dazu bei, dies auszugleichen.
- Ein Nahrungsergänzungsmittel *(Rasayana)* mit Safran, Blattgold, Zucker und *Guduchi* (Herzblättrigem Mondsamen) unterstützt die Blutbildung und stärkt das Immunsystem. Die Einnahme sollte jedoch mit einem Kinderarzt abgestimmt werden.
- Das Verdauungssystem ist bei Frühgeborenen ebenfalls weniger gut entwickelt. Wenn die Zeit für Beikost gekommen ist (ab abgeschlossenen vier Monaten nach dem errechneten Geburtstermin), soll-

te neue Nahrung deshalb sehr vorsichtig eingeführt und das Essen in äußerst kleinen Mengen gefüttert werden. Das Risiko von Bauchschmerzen und anderen Verdauungsbeschwerden ist bei Frühchen viel größer. *Balguti* (siehe Seite 279 ff.) kann auch hier helfen, ebenso wie warme Umschläge für den Bauch.

Alle Behandlungen, die eine umfassende Entwicklung des Kindes fördern (siehe Seite 205 ff.), sollten auch bei einem Frühchen regelmäßig durchgeführt werden – z. B. Babymassagen mit Öl oder Massagepuder. Sie können dem Baby helfen sich gut zu erholen und Entwicklungslücken schneller zu schließen.

Besondere Pflege der Mutter

Oft wird Frauen, die zu früh entbunden haben, nicht so viel Aufmerksamkeit geschenkt, wie sie bräuchten. Doch auch sie sollten Ölmassagen, Kräuterpackungen, Rauchtherapie-Behandlungen sowie alle anderen postpartalen Behandlungen bekommen, die für Mütter nach einer termingerechten Geburt empfohlen werden.

Für Frauen, die über 35 sind und/oder eine Frühgeburt hinter sich haben, kann es hilfreich sein, sich einer *Panchakarma*-Kur (siehe Seite 275 ff.) zu unterziehen und die Prozesse zur Kultivierung der Eizellen zu durchlaufen, wenn sie wieder schwanger werden möchten.

Das Wichtigste in Kürze

- Frühgeborene brauchen eine besondere medizinische Pflege und elterliche Fürsorge.
- Bis Frühchen ihren Entwicklungsrückstand aufgeholt haben, kann es bis zu zwei Jahre dauern.
- Auch Frauen, die eine Frühgeburt hinter sich haben, benötigen umfassende postpartale Behandlungen.

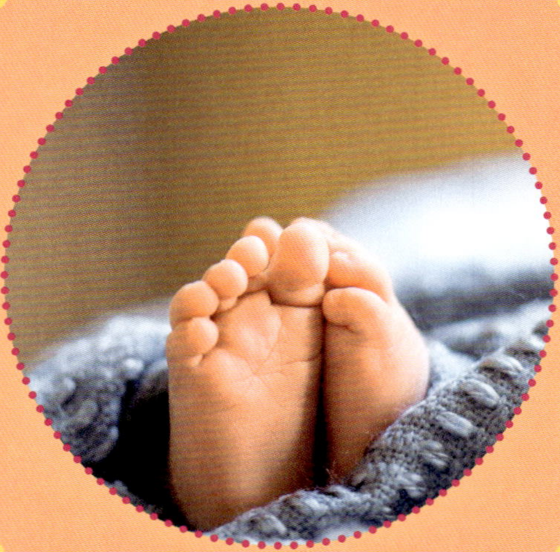

Rund um die Geburt

Wenn der Kopf des Babys ins Becken rutscht und die Vorwehen beginnen, kündigt sich die Entbindung an. Mutter und Kind bereiten sich, jeder auf seine Weise, auf das große Ereignis vor: die Geburt. Lernen Sie in diesem Kapitel wichtige Aspekte rund um Entbindung und Wochenbett kennen.

Die letzten Wochen vor der Entbindung

Solange er klein ist, bewegt sich der Fötus im Fruchtwasser in alle Richtungen: nach oben, nach unten, seitwärts, auch mit dem Kopf nach unten. Mit zunehmender Größe werden seine Bewegungen immer stärker eingeschränkt – und für die Mutter deutlicher zu spüren. Nun dauert es nicht mehr lange bis zur Geburt.

Der Countdown läuft

Auch wenn Mutter und Kind bis zur Entbindung in einer engen Symbiose leben, bereitet sich doch jeder von beiden auf seine eigene Art auf das große Ereignis vor. Das Kind bringt sich in Stellung, und die werdende Mutter trifft noch eine Reihe weiterer Vorbereitungen.

Die Kindslage

Vedisches Wissen

Der Fötus liegt in der Gebärmutter natürlicherweise mit dem Gesicht zur Wirbelsäue der Mutter. Sein Körper ist gebeugt und beide Hände liegen zusammen vor dem Kopf.

Ashtangahridaya Sharirsthana

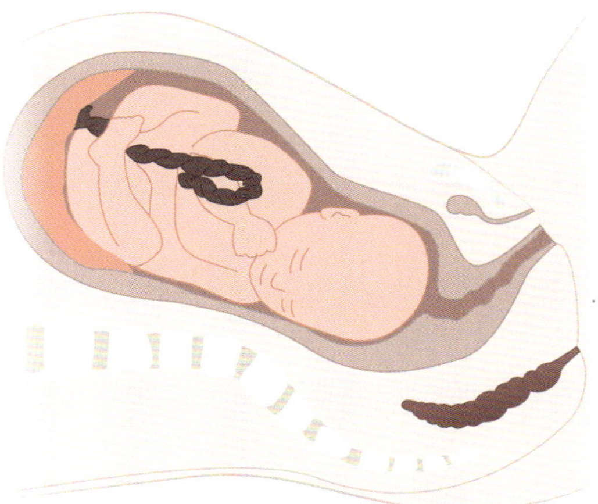

Die Position des Babys während der Geburt

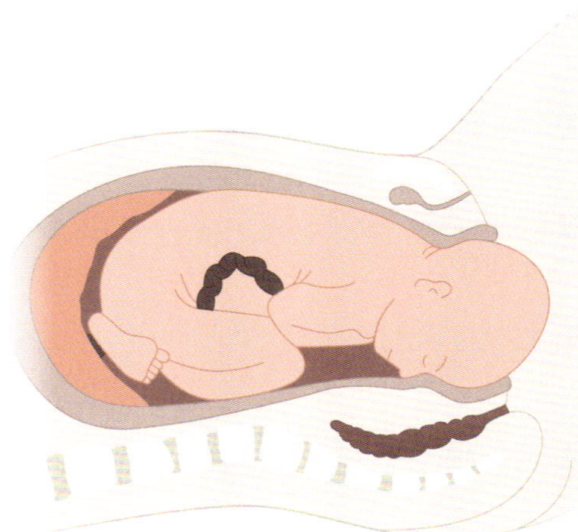

Geburtsbeginn

In seiner natürlichen Geburtsposition ist der Kopf des Babys gebeugt und nach unten gerichtet, sein Gesicht der Wirbelsäule der Mutter zugewandt, und die Beine sind zum Körper hin gebeugt. Diese Kindslage ist ideal für eine natürliche Geburt, denn sie hält den Kopf des Ungeborenen in den letzten Schwangerschaftswochen im kleinen Becken und fixiert ihn dort bis zur Entbindung. Bei einer Erstschwangerschaft geschieht dies normalerweise gegen Ende des achten Monats, bei einer zweiten oder nachfolgenden Schwangerschaft erst im neunten Monat. In dieser Position bewegt sich das Baby weniger, was aber kein Grund zur Beunruhigung ist, sondern ganz natürlich, weil die Fruchtwassermenge abgenommen hat und der Bewegungsspielraum des gewachsenen Babys kleiner geworden ist. Regelmäßige längere Spaziergänge gegen Ende der Schwangerschaft tragen dazu bei, dass der Kopf des Babys nach unten sinkt und sich im kleinen Becken niederlässt.

In allen anderen Kindslagen, die man in der ayurvedischen Literatur *Mudhagarbha* nennt, kann eine natürliche Geburt schwierig oder unmöglich sein. Dann liegen statt des Hinterkopfs Gesicht, Schultern oder Hände des Fötus am tiefsten. Oder Gesäß, Knie oder Füße sind am tiefsten Punkt. In diesen Fällen spricht man von einer Steißlage. Manchmal liegt der Fötus auch horizontal (quer) in der Gebärmutter, was im Ayurveda *Parigh* (Querlage) genannt wird. Eine natürliche Geburt ist bei dieser Kindslage nicht möglich.

Eine normale Vaginalgeburt kann auch dann schwierig werden, wenn die Plazenta ganz oder teilweise über dem Muttermund liegt (Placenta praevia).

Aus Sicht der *Doshas* ist der Hauptgrund für *Mudhagarbha* ein Ungleichgewicht von *Vata Dosha*, besonders des für den Geburtsvorgang zuständigen *Apana Vata* (siehe Seite 294). Während der Wehen bewegt sich *Apana Vata* nach unten und schiebt das Baby hinaus. Sobald der Fötus seine optimale Größe erreicht hat, wird *Apana Vata* automatisch aktiviert – es sei denn, es liegt eine Störung vor.

In manchen Fällen können erfahrene Ärzte oder Hebammen die Kindslage noch rechtzeitig korrigieren. Bei schwerwiegenderen Problemen kann jedoch ein Kaiserschnitt nötig sein.

Gemeinsame Einstimmung

Im neunten Monat können Sie sich und Ihr Baby innerlich auf die bevorstehende Geburt vorbereiten. Ein neun Monate alter Fötus ist nun bereits ein ausgewachsenes »Baby«, das eine unabhängige Identität hat und sehr feinfühlig ist. Daher können Sie in diesem Monat besonders intensiv mit ihm interagieren. Sprechen Sie zu ihm, als wäre es schon da. Erzählen Sie ihm, wie sehr sich die ganze Familie darauf freut es willkommen zu heißen. So ein innerer Dialog wird noch klarer und deutlicher, wenn Sie regelmäßig meditieren und harmonisierende Musik hören, was im neunten Monat besonders wichtig wird. Überhaupt können Sie das Band zwischen sich und Ihrem Baby am Ende der Schwangerschaft noch einmal verstärken, indem Sie ihm möglichst viel Zeit widmen.

Wichtiges vor der Entbindung

Wählen Sie die Hebamme, den behandelnden Arzt und die Geburtsklinik (bzw. das Geburtshaus) rechtzeitig und sorgfältig aus, denn sie spielen eine wichtige Rolle für den gesamten Entbindungsprozess.

Wenn Sie sich für die speziellen ayurvedischen Behandlungen unter der Geburt interessieren, die in den folgenden Kapiteln vorgestellt werden, empfiehlt es sich, dies im Vorfeld mit Ihrer Klinik zu besprechen. Nicht jeder Geburtsraum ist entsprechend ausgestattet. Ggf. müssen Sie einen Ayurveda-Therapeuten oder eine Hebamme mit ayurvedischer Zusatzausbildung hinzuziehen, der oder die die Anwendungen durchführen kann.

Beachten Sie auch in der letzten Phase vor der Entbindung die Empfehlungen zu Ernährung und Yoga. Zudem sollten Sie im neunten Monat täglich folgende Maßnahmen ergreifen:

- Nehmen Sie nur leichte Mahlzeiten zu sich und essen Sie früh zu Abend, etwa um 19 Uhr.
- Sorgen Sie für einen regelmäßigen Stuhlgang.
- Tragen Sie ayurvedisches Wirbelsäulenöl (siehe Seite 123 f.) vom Steißbein bis zum Bauch auf.
- Massieren Sie ayurvedisches Brustöl (siehe Seite 121) in die Brüste und ayurvedisches Rosenöl in den Unterbauch ein.
- Ayurveda-Ärzte empfehlen außerdem die Verwendung von Vaginalöl (siehe Seite 38 f.).

Mit diesen Maßnahmen werden die Muskeln der Lenden- und Beckenregion sowie des Rückens geschmeidig und elastisch und sie gleichen *Vata Dosha* aus – beides ist wichtig für die Geburt.

Der Geburtstermin

In der Regel dauert eine Schwangerschaft 280 Tage. Der »offizielle« Geburtstermin, den der Frauenarzt errechnet, dient jedoch nur als Anhaltspunkt – gerade mal vier Prozent der Babys kommen genau am ermittelten Tag zur Welt. Und das müssen sie auch nicht: Ein Baby kann auch 21 Tage vor oder 14 Tage nach diesem Datum geboren werden. Fixieren Sie sich nicht auf den errechneten Termin, sonst machen Sie sich nur unnötig Sorgen, wenn die Wehen nicht genau an diesem Tag einsetzen.

Vorwehen und echte Wehen

Schon mehrere Wochen vor der Geburt können Vorwehen auftreten. Sie werden auch Übungswehen genannt, weil sie zwar echten Wehen sehr ähnlich sind, aber keine entsprechenden Folgen haben. Wie bei allen Wehen kontrahieren auch bei den Vorwehen die Muskeln der Gebärmutter, die später das Baby bei der Geburt austreiben. Das verursacht Wehenschmerzen, die anderen Unterleibs- oder Bauchschmerzen in keiner Weise ähnlich sind. Vorwehen und echte Wehen unterscheiden sich in einigen Punkten: Vorwehen treten in der Regel unregelmäßig auf, echte Wehen ziemlich regelmäßig. Vorwehenschmerzen sind dumpf oder schwach und werden im Gegensatz zu echten Wehen auch nicht stärker; sie können auch wieder ganz aufhören. Echte Wehen dauern hingegen länger und nehmen an Intensität zu, während die Intervalle zwischen den Wehen kürzer werden.

Hausmittel bei Vorwehen

- Essen Sie nur leicht Verdauliches.
- Nehmen Sie eine Mischung aus jeweils einem Teelöffel Ingwersaft und Honig ein.
- Trinken Sie regelmäßig warmes Wasser.
- Tragen Sie ayurvedisches Rosenöl auf den Bauch auf.
- Kauen Sie Königskümmelsamen.

Wenn dies keine Erleichterung bringt, sollten Sie einen Arzt konsultieren, es könnte sich dann um echte Wehen handeln.

Echte Wehenschmerzen lindern

Wehen sind ein wichtiger Teil des Geburtsprozesses und notwendig, um das Baby aus der Gebärmutter zu pressen. Leider sind sie ziemlich schmerzhaft. Mit Schwangerschaftsyoga, Massagen und anderen Anwendungen können Sie Ihren Körper gezielt darauf vorbereiten.

Versuchen Sie, während der Wehen möglichst entspannt zu bleiben und sich nicht auf den Schmerz zu konzentrieren, da dies den Stress nur steigern würde. Im Idealfall lassen Sie sich mit einer freudigen und ruhigen Einstellung auf den Geburtsprozess ein.

Viele Frauen überlegen, ob sie den Wehenschmerz nicht durch einen Kaiserschnitt vermeiden können. Bedenken Sie aber, dass die Wehen nur verhältnismäßig kurz dauern, während Sie unter den Nebenwirkungen eines chirurgischen Eingriffs in jedem Fall länger zu leiden hätten. Daneben sprechen noch einige andere Gründe gegen einen »Wunschkaiserschnitt« (siehe unten).

Auch über den Einsatz von Schmerzmitteln während der Wehen sollten Sie sich schon im Vorfeld Gedanken machen. Gerade bei einem sehr langen Geburtsprozess können sie Erleichterung verschaffen. Doch gilt es hier genau abzuwägen. Da Sie die Kontraktionen Ihrer Gebärmutter nach Gabe des Schmerzmittels (wie z. B. über die Periduralanästhesie/PDA) nicht spüren, können Sie nicht spontan zur richtigen Zeit pressen, was die Geburt erschweren könnte. Deshalb kann es sinnvoll sein, die PDA zum Schluss abzustellen, damit die Presswehen die Geburt unterstützen. Sprechen Sie am besten mit Ihrem Arzt darüber.

Außerdem gibt es Schmerzmittel, die über die Plazenta auf das Kind wirken und unter Umständen Anpassungsschwierigkeiten verursachen können.

Kaiserschnitt – ja oder nein?

Aus ayurvedischer Sicht ist ein Kaiserschnitt eine Notlösung, wenn keine spontane Geburt möglich ist. Da bei einem Kaiserschnitt *Apana Vata* zur falschen Zeit aktiv wird und sich in die falsche Richtung bewegt, kommt es zu einer Störung des *Vata*-Gleichgewichts. Die Nachwirkungen eines Kaiserschnitts machen es schwer, die notwendigen Maßnahmen zu ergreifen, um *Vata Dosha* nach der Geburt zu behandeln. Der Schnitt braucht Zeit zum Heilen, und der mit der Operation einhergehende Blutverlust schwächt den Körper. Durch die Narbe sind manche Bewegungen nur eingeschränkt möglich, und bestimmte Yogahaltungen und Übungen können gar nicht praktiziert werden. Nach einer natürlichen Vaginalgeburt gewinnen junge Mütter meist innerhalb von wenigen Tagen ihre gewohnte Bewegungsfreiheit zurück. Im Falle eines Kaiserschnitts muss also besonders darauf geachtet werden, dass *Vata Dosha* so ausgewogen wie möglich bleibt.

Auch Hebammen und die meisten mitteleuropäischen Gynäkologen stehen einem Kaiserschnitt zurückhaltend gegenüber. Aus schulmedizinischer Sicht sollte er nur durchgeführt werden, wenn es medizinisch erforderlich ist.

Leider gibt es in vielen Ländern einen Trend zum Kaiserschnitt, vor allem, weil er die Geburt planbar macht. Schwangeren werden Medikamente verabreicht, um die Wehen einzuleiten, weil das Wochenende vor der Tür steht oder der Zeitpunkt besser in den Terminplan des Arztes oder der Familie passt. Immer mehr Frauen entscheiden sich aber auch selbst dafür, um die Wehen zu umgehen.

Ist ein Kaiserschnitt nötig, muss er selbstverständlich gemacht werden, denn die Gesundheit von Mutter und Kind hat oberste Priorität. Es gibt auch keinen Grund, diesen Eingriff zu fürchten oder zu verteufeln, denn er ist in manchen Fällen ein lebensrettender Segen und gehört zu den absoluten Routineeingriffen.

Die Spontangeburt

Gibt es keine Gründe für einen Kaiserschnitt, sollte so lange gewartet werden, bis das Baby zu seiner eigenen Zeit geboren werden will. Viele Frauen entscheiden sich u. a. deshalb für eine Spontangeburt, weil sie durch ihre Atmung die Geschwindigkeit des herabsinkenden Babys kontrollieren und mit den Kontraktionen den Geburtsvorgang aktiv unterstützen können. Dabei hilft auch die Hebamme, die die Mutter entsprechend motiviert und anleitet. Mehr zum eigentlichen Geburtsvorgang erfahren Sie ab Seite 161.

Nach einer natürlichen Entbindung ist es für die Gebärmutter deutlich leichter, sich wieder zusammenzuziehen und allmählich zu ihrer normalen Form und Größe zurückzukehren.

Für das Kind besteht der wichtigste Vorteil einer natürlichen vaginalen Geburt darin, dass diese schrittweise verläuft und es sehr langsam aus dem Geburtskanal auftaucht. Während es durch den Geburtskanal kommt, wird das Wasser aus der Lunge gedrückt, wodurch das Kind leichter atmen kann. Das hilft dem Baby, sich allmählich an die äußere Umgebung zu gewöhnen. Atmen, Schreien und erste Bewegungen setzen relativ leicht und problemlos ein. Bei einer Kaiserschnittgeburt ist das Szenario ganz anders. Das Kind wird abrupt aus dem Fruchtwasser in die Außenwelt geholt. Deshalb braucht das Neugeborene mehr Zeit, um sich an die Außenwelt zu gewöhnen. Häufig ist noch Wasser in der Lunge, wodurch das Kind nach der Geburt häufiger unter Anpassungsstörungen leidet.

Das Wichtigste in Kürze

- Eine gute Voraussetzung für eine Spontangeburt ist, dass sich der Fötus in seiner natürlichen Position befindet. Der Kopf ist dabei gebeugt und nach unten gerichtet, und die Beine sind zum Körper hin gebeugt.
- Eine natürliche Geburt ist ideal für die Gesundheit von Mutter und Kind.
- Ist ein Kaiserschnitt notwendig, sollte er jedoch gemacht werden.

Die Entbindung

Weltweit bringen pro Jahr etwa 130 Millionen Frauen ein Kind auf die Welt. Jeder Geburtsprozess verläuft individuell und dauert unterschiedlich lange, bei Erstgebärenden durchschnittlich etwa 18 Stunden, bei Folgeschwangerschaften etwa zwölf Stunden. Gemeinsam ist allen Entbindungen, dass Mutter und Kind vom Einsetzen der Wehen bis zur eigentlichen Geburt des Babys drei Wehenphasen durchlaufen.

Der Geburtsverlauf

Der Gebärmutterhals bleibt normalerweise während der gesamten Schwangerschaft geschlossen. Während des Geburtsvorgangs tritt der Fötus durch den Gebärmutterhals in die Vagina ein, passiert diese und tritt schließlich aus der äußeren Vaginalöffnung aus.
Die Zeitspanne vom Auftreten der ersten Symptome bis zum Ausscheiden der Plazenta wird *Prasava Kriya* genannt.

Erste Anzeichen

Wenn sich der Zeitpunkt der Entbindung nähert, sinkt das Baby tiefer ins Becken. Dadurch verändert sich die Form des Bauches. Die Abwärtsverlagerung des Fötus entlastet den Oberbauch und führt dazu, dass die Mutter jetzt wieder leichter atmen kann. Allerdings übt der Fötus jetzt zusätzlichen Druck auf die Harnblase und die benachbarten Organe aus, weil der Uterus auf die Blase drückt. Dadurch hat die Schwangere häufiger Harn- und Stuhldrang. Es fällt ihr auch immer schwerer herumzulaufen, und sie spürt eine Schwere in den Oberschenkeln. Der Unterbauch (unterhalb des Nabels) fühlt sich sehr voluminös an. Bei der ersten Schwangerschaft treten diese Symptome etwa ein bis zwei Wochen vor der Geburt auf, bei nachfolgenden Schwangerschaften erst drei bis vier Tage vor der Entbindung.

Vedisches Wissen

Eine Frau, die Leere auf beiden Seiten des Bauches spürt, deren Herz sich frei von Bindung und Schwere fühlt (der Druck rund um das Herz verringert sich), wird in Kürze entbinden.

Sushruta Sharirsthana

Essen und trinken während der Wehen

Da die Wehen lange dauern können, sollten Sie genügend Flüssigkeit und etwas Nahrung in Reichweite haben. Trinken Sie zwischendurch immer wieder schluckweise, auch um sicherzustellen, dass der Körper mit ausreichend Salz und Zucker versorgt ist. Dafür eignen sich vor allem frische Fruchtsäfte, lauwarmer Tee oder Wasser mit Salz und Zucker. Auch flüssige Speisen wie Suppen oder Pürees eignen sich.

Empfehlenswert ist auch der ayurvedische Brauch, *Sheera* (siehe Rezept auf Seite 244 f.) zu essen, wenn die Wehen einsetzen oder bevor man ins Krankenhaus fährt. Denn *Sheera* macht satt und gibt Kraft. Das darin enthaltene Ghee wird leicht verdaut und liefert eine innere Schmierung, die den Darm geschmeidig hält und Verstopfung verhindert. Der Zucker im *Sheera* wird langsam aufgenommen und liefert Energie für die bevorstehende Anstrengung.

Wer begleitet die werdende Mutter?

Schon die ayurvedischen Texte sagen, dass zusätzlich zur Hebamme und den Ärzten noch andere Frauen zur Unterstützung bei der Geburt anwesend sein sollten (siehe Kasten rechts oben). Heute ist oft der angehende Vater dabei, manchmal begleitet auch eine Freundin die Schwangere.

vedisches wissen

Eine Geburtsbegleiterin muss ein liebevolles und hilfsbereites Wesen haben, Erfahrung mit und Wissen über Geburtshilfe, geistige Stärke und die Fähigkeit, die in den Wehen liegende Frau zu ermutigen und zu verstehen.

Charaka Samhita

Die entsprechende Person sollte während der gesamten Entbindung anwesend sein und das Vertrauen vermitteln, dass die Geburt ein natürlicher Prozess ist und am Ende alles gut ausgeht.

Die drei Wehenphasen

Bei der Geburt werden drei Wehenphasen durchlaufen. Die erste Phase, in der sich der Muttermund öffnet, wird von den meisten Frauen als die schmerzhafteste beschrieben. In der zweiten Phase kommt es zu Presswehen, die das Baby durch den Geburtskanal drücken. In der dritten Wehenphase wird die Nachgeburt, die Plazenta, ausgestoßen.

Erste Phase oder Eröffnungsphase

In der ersten Wehenphase dehnt sich der Gebärmutterhals allmählich so weit aus, dass der Kopf des Babys später hindurchpasst. Bei manchen Frauen geschieht dies leicht und ohne viel Unbehagen, andere dagegen leiden dabei unter starken Wehenschmerzen. Diese halten zwar nicht an, folgen aber einem bestimmten Muster. Zunächst treten sie alle zehn bis zwölf Minuten auf und dauern etwa 30 Sekunden an. Mit der Zeit steigert sich sowohl die Intensität als auch die Häufigkeit der Wehen. Gegen Ende dieser Phase treten die Wehen in der Regel alle drei bis fünf Minuten auf und dauern etwa 45 Sekunden.

Im Falle einer ersten Schwangerschaft dauert die Eröffnungsphase im Durchschnitt 16 bis 18 Stunden. Versuchen Sie immer wieder bewusst ruhig und gleichmäßig zu atmen, um Kraft für die folgenden Phasen zu sparen. Gegen Ende der Eröffnungsphase kommen die Wehen in regelmäßigen Abständen von etwa fünf Minuten.

Ayurveda empfiehlt, nun eine vorbereitete Kräuterpackung *(Lepa)* mit kreisenden Bewegungen rund um den Nabel aufzutragen. Die Anwendung hilft dabei, die nächste Wehenphase zu beschleunigen und mögliche Komplikationen abzumildern. Wenn Sie sich für diese Art der Behandlung interessieren, sollten Sie im Vorfeld klären, ob sie im Geburtsraum durchgeführt werden kann, und eine geschulte Ayurveda-Therapeutin hinzuziehen.

Wohltuend wirkt auch eine sanfte Massage, bei der angewärmtes *Vata*-beruhigendes Öl wie z. B. Sesam-Massage-Öl auf Rücken, Oberschenkel und Bauch aufgetragen wird. Sie erleichtert den Geburtsvorgang und sorgt mit dafür, dass sich *Apana Vata* in die gewünschte Richtung – nach unten – bewegt.

Beobachten Sie, wann jede Kontraktion beginnt und wann sie endet. Mit dem Fortschreiten der Wehen sollten die Kontraktionen immer stärker werden, in kürzeren Abständen auftreten und auch jedes Mal länger andauern. Sind die Kontraktionen unregelmäßig – manche sehr, andere weniger intensiv – und die Abstände dazwischen sehr lang, kann die Schulmedizin mit einem Oxytocin-Tropf helfen.

Bei unregelmäßigen Kontraktionen hat sich in der ayurvedischen Heilkunde das Inhalieren von Kräuterdüften wie *Agnisikha* (Ruhmeskrone) als wirksam erwiesen. Kräuterrauchbehandlungen *(Dhoop)* für den Genitalbereich mit Kräutern wie *Madanaphala* (Emeticnuss), *Guggul* (Indische Myrrhe) oder *Devadaru* (Himalaya-Zeder) sind ebenfalls empfehlenswert. Allerdings sind Kliniken in unseren Breitengraden in der Regel nicht für solche Behandlungen ausgestattet, sodass Sie ggf. vorab entsprechende Vorkehrungen treffen müssten.

Um mehr Platz für das Köpfchen des Babys zu schaffen, sollte der Darm entleert sein. Dafür wird am Anfang der Eröffnungsphase normalerweise ein Einlauf verabreicht.

Zweite Phase oder Austreibungsphase

Die Austreibungsphase beginnt mit der vollständigen Öffnung des Muttermundes und endet mit der Geburt des Babys. Die Kontraktionen treten in diesem Stadium normalerweise in Abständen von zwei bis drei Minuten auf und dauern jeweils etwa 45 Sekunden. Während der Austreibungsphase ist aktive Mitwirkung gefragt, sobald der Kopf des Babys auf den Beckenboden drückt. Beginnt eine Kontraktion, sollten Sie so lange pressen, bis die Wehe aufhört. Versuchen Sie in den Pausen zwischen den Presswehen gleichmäßig zu atmen, und pressen Sie nicht. Spätestens jetzt kommt es Ihnen zugute, wenn Sie während der Schwangerschaft für die entsprechenden Muskeln regelmäßig Yoga gemacht haben.

vedisches wissen

Während sich die Frau in der ersten Wehenphase noch frei bewegen kann, sollte sie sich in dieser zweiten Phase hinlegen.

Charaka Samhita

Auch beim Geburtsvorgang selbst sollten Sie zwischen den Wehen nicht pressen, das könnte die Geburt sogar erschweren. Der Kopf des Babys bewegt sich langsam vorwärts. In einigen Momenten ist es möglicherweise am besten, wenn Sie »hecheln«, um die Geburt etwas zu verlangsamen und beispielsweise einen Dammriss zu verhindern. Die anwesende Hebamme wird Sie dabei unterstützen und entsprechend anleiten. Sobald der Kopf den Geburtskanal passiert hat, folgen die Schultern und dann der Rest des Körpers. Bei Erstgebärenden dauert diese Phase etwa zwei Stunden, bei Folgeschwangerschaften etwa eine halbe Stunde. Die zweite Phase ist mit der Geburt des Kindes beendet.

vedisches wissen

Ein unterstützendes Mantra

»Mögen Erde, Wasser, Himmel und Luft dich und dein Kind schützen. Mögen sie dir zu einer sicheren Entbindung verhelfen. Möge dein Baby ohne übermäßige Anstrengung geboren werden. Möge es so strahlend sein wie *Kartikeya* und möge er selbst es beschützen.«

Charaka Samhita

Dieses spezielle vedische Mantra soll der Frau in der Endphase des Geburtsvorgangs, also während der Presswehen, ins Ohr geflüstert werden.
Kartikeya gilt in der hinduistischen Mythologie als Beschützer vor negativen Einflüssen.

Dritte Phase oder Nachgeburtsphase

Sobald das Baby geboren ist, schrumpft die Gebärmutter ein wenig, und die Plazenta, die mit der Gebärmutterwand verbunden ist, lockert sich. Nach den starken Kontraktionen während der Geburt sind die Gebärmuttermuskeln erschöpft. Die spontane Austreibung der Plazenta beginnt erst nach einer kurzen Pause. Die Kontraktionen sind nun schwächer und in der Regel nicht sehr schmerzhaft. Sie müssen auch nicht viel Druck ausüben, um die Nachgeburt herauszuschieben. Der Austreibungsprozess der Plazenta kann bis zu 30 Minuten dauern. Wenn die Plazenta die Vagina erreicht, kann sie von der Hebamme oder dem Arzt vorsichtig manuell und ohne viel Kraftaufwand entfernt werden. An der Nabelschnur zu ziehen, bevor eine natürliche Ablösung der Plazenta von der Gebärmutterwand stattgefunden hat, empfiehlt sich nicht; das kann in seltenen Fällen zu einer Umstülpung (Inversion) des Uterus führen.

Wenn sich die Nachgeburt verzögert

Ist die Plazenta nach 30 Minuten nicht von selbst abgestoßen, muss sie mit speziellen Maßnahmen entfernt werden. Schulmedizinisch wird in diesem Fall meist Oxytocin gegeben. Alternativ kann ein Katheter in die Blase eingeführt werden, damit sich diese entleert, oder es wird mit einer Eisblase oder Akupunktur behandelt.

Im Ayurveda werden bestimmte Mittel zur Austreibung einer nicht von selbst abgestoßenen Plazenta empfohlen. Sie können jedoch nur von geschulten Experten durchgeführt werden.

- Rauchtherapie mit *Bhojpatra* (Himalaya-Birke) und *Guggul* (Indische Myrrhe).
- Auftragen einer Paste aus Ghee, das mit der Wurzel der Reispflanze angesetzt wurde, auf den äußeren Genitalbereich (Vagina und Umgebung).
- Auftragen einer Paste aus gemahlener *Agnisikha*-Wurzel (Ruhmeskrone) auf die Handflächen und Fußsohlen der Frau.

Um die Gebärmutter noch einmal zu Kontraktionen zu animieren, mit denen der Mutterkuchen abgestoßen wird, kann folgende Medizin verabreicht werden:

Rezeptur zur Unterstützung der Uterus-Kontraktion

⅛ TL Langpfeffer, gemahlen
⅛ TL Kardamom, gemahlen
⅛ TL *Jujube* (Chinesische Dattel), getrocknet, gemahlen
⅛ TL *Bid Lavan* (ayurvedische Salzmischung)
150 ml Wasser

Die Zutaten mit dem Wasser mischen. Kurz aufkochen, abseihen und noch warm trinken.

Eine verzögerte Abstoßung der Plazenta kann auch auf eine blockierte Bewegung von *Apana Vata* zurückzuführen sein. In solchen Fällen hilft ein spezieller Einlauf (*Basti*), den Fluss von *Apana Vata* zu regulieren, was die Ausstoßung der Plazenta erleichtert. Dieses *Basti, Asthapana Basti* genannt, sollte von einem fachkundigen *Vaidya* verabreicht werden.

Wenn all das nicht zum gewünschten Ergebnis führt, wird als letzte Maßnahme empfohlen, die Plazenta von Hand zu entfernen. Dafür wird eine Hand mit Handschuh in die Vagina eingeführt. Sie folgt der Nabelschnur bis zur Plazenta, die vorsichtig gelöst und von der Gebärmutterwand entfernt wird. Diese Prozedur darf nur von einem Arzt durchgeführt werden. Er muss auch sicherstellen, dass die gesamte Plazenta ausgestoßen wird und nichts davon zurückbleibt.

Mit dem Ausstoßen der Plazenta ist die dritte Geburtsphase und damit der gesamte Geburtsvorgang beendet.

Nun werden Mutter und Kind versorgt. Über die Versorgung des Babys und das erste Anlegen an die Brust erfahren Sie mehr im nächsten Kapitel ab Seite 190 ff.

Besondere Fürsorge für die junge Mutter

Nach der Entbindung braucht auch die frisch gebackene Mutter – im Sanskrit *Sutika* genannt – eine besondere Fürsorge. Von den Strapazen der Geburt ist sie erschöpft und müde. Nachdem sie den Fötus neun Monate lang in sich getragen hat, ist die Gebärmutter nun leer. Dieser Zustand trägt zu einem Anstieg von *Vata* im Körper bei. Deshalb ist es das Hauptziel der ayurvedischen Behandlungen nach der Entbindung, *Vata* so schnell wie möglich zu beruhigen.

Als Erstes bekommt die *Sutika* eine sanfte Massage des Unterleibs, also des Bereichs unterhalb des Nabels, mit warmem, *vata*beruhigendem Öl. Auch der Rücken sollte ein wenig massiert werden.

Wenn sich die *Sutika* eine Weile ausgeruht und erholt hat, wird warmes Sesam-Massage-Öl auf den ganzen Körper aufgetragen. Anschließend nimmt sie eine warme Dusche. Danach kann ihr ganzer Körper, besonders der Genitalbereich, einer Kräuterrauchbehandlung (*Dhoop*, siehe Seite 36 ff.) unterzogen werden. Das Baby darf dabei nicht im Raum sein, damit es den Rauch nicht einatmet.

Die erste Stärkung danach

Infolge der intensiven körperlichen Anstrengung bei der Geburt sind junge Mütter in der Regel müde und hungrig. Für diesen Fall sieht Ayurveda zuerst ein besonderes medizinisches Ghee vor. Die Dosis sollte von einem *Vaidya* (Ayurveda-Arzt) festgesetzt werden, nachdem er die allgemeine Gesundheit, den Appetit, die physische Kraft und die Kraft des Verdauungsfeuers *(Agni)* überprüft hat.

Wenn die *Sutika* Ghee nicht verdauen kann, kann sie alternativ ein *Dashamula*-Präparat einnehmen. *Dashamula* ist eine Mischung aus zehn speziellen Wurzeln, die *Vata* beruhigen und vor postpartalen Krankheiten schützen. Es ist in Pulver- oder Kapselform im Ayurveda-Fachhandel oder bei Ayurveda-Therapeuten erhältlich.

Anschließend werden der *Sutika Sheera* (Rezept auf Seite 244 f.) oder Reis mit Mung Dal serviert. Dem Reis kann reichlich Ghee zugefügt werden sowie ein wenig Ingwerpulver, Langpfefferpulver und eine Prise Steinsalz. Auch Reissuppe ist eine gute Option: Sie stillt den Hunger, ist leicht verdaulich, hinterlässt kein Völlegefühl, lindert die Müdigkeit und beruhigt *Vata*.

Das Wichtigste in Kürze

- Bei Erstgebärenden können sich schon eine Woche vor der Entbindung erste Anzeichen für das baldige Einsetzen der Wehen bemerkbar machen.
- Eine ayurvedische Kräuterpackung *(Lepa)*, am Ende der ersten Wehenphase aufgetragen, kann die Dauer der Wehen unter Kontrolle halten.
- Massagen und Kräuterrauchbehandlungen sorgen nach der Geburt für eine schnellere Erholung.
- Sheera oder leichte Reisgerichte sind ideale Energiespender nach der Geburt.

Nach der Entbindung

In den Wochen nach der Geburt braucht die frischgebackene Mutter besondere Pflege und ausreichend Zeit, um sich zu regenerieren. Die ayurvedische Literatur gibt dafür detaillierte Empfehlungen, u. a. für die Rückbildung, zur Ernährung und zur Lebensweise in dieser sensiblen Lebensphase.

Im Wochenbett

Vedisches Wissen

Nach der Entbindung ist die Mutter sehr schwach, empfindlich und anfällig. Sie hat dem Kind während seines gesamten Entwicklungsprozesses Nahrung und Energie gegeben, die Strapazen der Wehen ebenso durchgemacht wie die daraus folgende Erschöpfung und den Blutverlust während und nach der Entbindung. Jedes gesundheitliche Problem, das in dieser Zeit auftritt, könnte schwierig zu behandeln und in extremen Fällen sogar unmöglich zu heilen sein. Spezielle Mittel können die Sutika von Beginn der nachgeburtlichen Phase an schützen und kräftigen.

Charaka Samhita

Es ist ganz natürlich, dass eine Frau, die gerade ein Baby geboren hat, erschöpft ist und der Körper anders aussieht als vor der Schwangerschaft. Die ayurvedischen Praktiken helfen Ihnen dabei, dass sich Ihr Körper schnell regeneriert. Welche Pflege notwendig ist, um dies zu erreichen, wird in den alten Schriften beschrieben.

Im Ayurveda gibt es drei Postpartum-Phasen:

Die ersten zehn Tage: Gleich nach der Geburt ist die junge Mutter müde und hat mit Sicherheit Wochenfluss. In dieser Zeit braucht sie besondere Aufmerksamkeit.

Die ersten 42 Tage: Verschiedene Maßnahmen sollen der Gebärmutter bei der Rückbildung helfen. Eine spezielle Ernährung, Körperpflege und Arzneien können die Produktion der Muttermilch anregen und werden in dieser Zeit des Wochenbetts empfohlen.

Bis zum Wiedereinsetzen der Menstruation: Die Zeit bis zum Wiedereinsetzen der Menstruation gilt als dritte Postpartum-Phase. Bis zum Ende dieser Phase bleibt die Frau *Sutika*. Indem sie sorgfältig auf ihre Ernährung und ihre Lebensweise achtet, sorgt sie für eine ausreichende Produktion von Muttermilch und einen ausgeglichenen Hormonhaushalt. Dies hilft auch dabei, die frühere Figur wiederzuerlangen.

Rituale und Pflege für die Wöchnerin

Nach der Geburt und besonders nach einem Kaiserschnitt soll die junge Mutter mit Ölmassagen, Kräuterrauchtherapie (siehe Seite 36ff.) und heißen Umschlägen behandelt werden, um das gestörte *Vata* wieder ins Gleichgewicht zu bringen. In vielen Fällen dürfte es nicht ganz einfach sein, diese ayurvedischen Behandlungen umzusetzen. Zum einen werden die meisten Kinder heute im Krankenhaus geboren, zum anderen haben die meisten Wöchnerinnen zu Hause nicht so viele helfende und geschulte Hände, die diese Behandlungen durchführen können. Möglicherweise finden Sie jedoch eine Hebamme oder einen Ayurveda-Therapeuten, die Sie dabei unterstützen können, oder Ihr Partner kann einige Behandlungen durchführen. In jedem Fall wollen Sie die folgenden Vorschläge dazu anregen, sich gut um sich und Ihr Wohlergehen zu kümmern.

Ein eigener Rückzugsort

Auch wenn wir nicht in ein solches *Sutikaghar* ziehen können, lassen sich doch einige der dahinterliegenden Ideen umsetzen – beispielsweise ein eigenes Zimmer für die frischgebackene Mutter, in dem sie sich aufhalten und zur Ruhe kommen kann,

Sutikaghar, eine alte Praxis

Auf dem indischen Subkontinent gab es früher das *Sutikaghar* – ein Häuschen in der Nähe des Haupthauses, in dem Schwangere und *Sutikas* wohnten und in dem alle Anwendungen professionell durchgeführt werden konnten. Im neunten Schwangerschaftsmonat zog die werdende Mutter in das *Sutikaghar* und brachte dort ihr Kind zur Welt. Alle weiteren Anwendungen und Rituale für Mutter und Kind wurden ebenfalls dort durchgeführt. Das *Sutikaghar* war mit allen Einrichtungen ausgestattet, um Wasser warm zu machen, zu baden und Kräuterrauchbehandlungen durchzuführen. Es war sauber, luftig und gut beleuchtet. Zudem wurde darauf geachtet, dass es in diesem Haus nicht zu hell war und dass keine Zugluft herrschte, es aber dennoch angemessen belüftet werden konnte. Mit speziellen Kräutern und Rauchwerk wurden Infektionen abgewehrt.

wenn sie aus dem Krankenhaus nach Hause kommt. Dieser Raum ist auch wichtig, um sich mit dem Baby zurückzuziehen, etwa um zu stillen, aber auch, um sich hinzulegen und, falls möglich, die folgenden Behandlungen durchführen zu lassen.

Ölmassagen

Tragen Sie in den ersten zehn Tagen nach der Entbindung jeden Morgen *Abhyanga*-Massageöl auf den ganzen Körper und besonders auf Bauch, Rücken und Brüste auf. Erwärmen Sie das Öl vor Gebrauch etwas, wenn es draußen kühl ist. Nehmen Sie sich für das Auftragen des Öls auf den ganzen Körper ungefähr 25 bis 30 Minuten Zeit, und lassen Sie das Öl vollständig in die Haut einziehen. Tragen Sie das Öl nach einem Kaiserschnitt nicht auf den Bereich der Narben auf.

Nach zehn Tagen sind die Ganzkörpereinölungen nicht mehr täglich nötig, Sie können sie bis zum Wiedereinsetzen der Menstruation auf jeden zweiten oder dritten Tag reduzieren.

Kräuterbäder

Ein bis eineinhalb Stunden nach der Ölmassage wird ein warmes Bad mit einem ayurvedischen Badezusatz auf Kräuterbasis (ohne Seife) empfohlen. Verrühren Sie das Pulver vorher mit Kichererbsenmehl und Sahne zu einer Paste. Die Kräuter spenden der

Haut Feuchtigkeit, tragen dazu bei, *Vata* ins Gleichgewicht zu bringen, mildern Schwangerschaftsstreifen und straffen die Haut.

Kräuterrauch- *(Dhoop)* und Wärmetherapie (Fomentation)

In den ersten zehn Tagen nach der Entbindung wird nach dem Bad täglich eine Kräuterrauchbehandlung mit *Dhoop* aus Kräutern wie *Vidanga* (Falschem schwarzen Pfeffer), Dillsamen, Königskümmel oder Kurkuma für den Genitalbereich (Vagina und Umgebung) empfohlen. Genaueres zur Anwendung lesen Sie auf Seite 36 ff. Kräuterrauch eignet sich auch zur Therapie für den ganzen Körper. Glühende Holzkohle wird in einem Metallbehälter unter einer durchlässigen Liege *(Khaat)* platziert. Die *Sutika* liegt in ein Musselintuch gewickelt im aufsteigenden Rauch in einem warmen Zimmer. Zunächst wird der Körper etwa zehn bis 15 Minuten von der Wärme durchdrungen. Dann wird die Holzkohle mit den Kräutern bestreut, damit sie ihre heilsame Wirkung entfalten können.

Die Hitze sollte am ganzen Körper spürbar sein, besonders um den Bauch. Die Kräuterräucherungen und die Wärmebehandlung wirken *vata*beruhigend und helfen, die Kraft in den Gelenken wiederzuerlangen. Auch Rückenschmerzen kann damit vorgebeugt werden.

Ohne entsprechendes Equipment lässt sich diese Therapie jedoch nur schwer durchführen. Sprechen Sie bei Interesse einen Ayurveda-Therapeuten an.

Die Kräuterrauchtherapie soll in den ersten 42 Tagen nach der Entbindung täglich angewendet werden. Dann kann man nach und nach reduzieren – ab dem vierten Monat bis zum Wiedereinsetzen der Menstruation auf zweimal wöchentlich, danach nicht mehr.

Padabhyanga – ayurvedische Fußreflexzonenmassage

Eine tägliche Fußreflexzonenmassage, *Padabhyanga* (*Pada* = Fuß, *Abhyanga* = Massage), bringt *Vata* und *Pitta* ins Gleichgewicht und steigert die körperliche Kraft. Dafür wird ein spezielles medizinisches Ghee (*Shata Dhauta Ghrita*, u. a. mit dem Wirkstoff der Chebulischen Myrobalane) auf die Fußsohlen gerieben. Massiert wird mit einer Schale aus *Kansa*, einer speziellen Legierung aus Bronze, Kupfer und Zinn.

Am wirkungsvollsten ist die Fußmassage, wenn Sie sich massieren lassen. Spannen Sie eine gute Freundin oder Ihren Partner dafür ein. Sie können die Massage aber auch selbst bei sich anwenden:

- Setzen Sie sich in den Schneidersitz oder eine andere bequeme Sitzhaltung, und legen Sie ein Handtuch unter Ihre Füße.

- Reiben Sie zunächst den einen Fuß mit dem Spezial-Ghee ein.
- Massieren Sie in kleinen kreisenden Bewegungen den gesamten Fuß mit der Außenseite der Metallschale. Sie können an jeder beliebigen Stelle des Fußes beginnen.
- Nach zehn Minuten zum anderen Fuß wechseln und weitere zehn Minuten massieren.

Arzneien für die Wöchnerin

Zusätzlich zu den oben erwähnten äußerlichen Anwendungen werden für die Zeit des Wochenbetts verschiedene Heilmittel empfohlen. Ayurvedische Ärzte kennen zahlreiche Arzneimittel wie z. B. *Dashamula Kadha* (ein Tonic mit zehn Wurzelextrakten), das die Wöchnerin zehn Tage lang morgens auf nüchternen Magen trinken sollte. Das gleicht *Vata* aus und beugt postpartalen Störungen vor.

Der Uterus dehnt sich in der Schwangerschaft allmählich aus und sollte sich innerhalb von 42 Tagen nach der Entbindung auf seine normale Größe zurückbilden. Nach der Geburt sind Behandlungen zur Reinigung des Uterus und zur Wiederherstellung seiner ursprünglichen Kraft entsprechend wichtig. Dabei helfen die folgenden Mittel. Manche der erforderlichen Ingredienzien sind hierzulande schwer erhältlich. Deshalb kann es ratsam sein, sich an einen ayurvedisch geschulten Therapeuten zu wenden, der entsprechende Kräuter bestellen und zusammenmischen kann.

***Trikatvadi Vati*:** Einer Mischung aus jeweils gleichen Teilen Ingwerpulver, schwarzem Pfeffer, Langpfeffer, Zimt, Kardamom, Koriandersamen, *Nagkesar* (Eisenbaum) und Lorbeerblatt – jeweils gemahlen – wird so viel *Jaggery* (unraffinierter Rohrzucker) zugefügt, bis die Masse zu kleinen runden Tabletten geformt werden kann. Zwei dieser Tabletten nach der Geburt 42 Tage lang jeweils morgens und abends mit heißem Wasser einnehmen.

***Sunthi Goli*:** Ingwerpulver wird etwas mit Ghee und *Jaggery* (unraffiniertem Rohrzucker) gemischt – entweder jeweils frisch oder in Form von vorbereiteten Kügelchen. Nach der Geburt 42 Tage lang jeweils morgens auf nüchternen Magen einnehmen.

***Kala Bol*:** Tabletten aus *Kala Bol* (trockenem Aloe-vera-Fruchtfleisch) und *Jaggery* (unraffiniertem Rohrzucker) unterstützen die Reinigung der Gebärmutter. Da sie schwer selbst herzustellen sind, fragen Sie bei Interesse bei einem Ayurveda-Therapeuten nach. Nach der Geburt 42 Tage lang täglich ein bis zwei Tabletten einnehmen.

Jaggery beruhigt *Vata* und sollte daher täglich in den Speiseplan integriert werden. Eine Mischung aus Buttermilch mit Langpfeffer hilft, Uterus und Bauch in ihren ursprünglichen Zustand zurückzuversetzen. Ein halber Teelöffel gemahlener Langpfeffer wird mit einigen Esslöffeln Buttermilch verrührt. Drei Wochen lang nach der Entbindung morgens einnehmen.

Ayurvedische Rosenmarmelade unterstützt die Blutbildung und wird deshalb empfohlen, um den Blutverlust bei der Geburt und danach auszugleichen.

Trinken Sie außerdem zwei- bis dreimal täglich Milch mit *Shatavari Kalpa*.

Das Wichtigste in Kürze

- Die ersten zehn Tage nach der Entbindung sind aus gesundheitlicher Sicht entscheidend. In diesen Tagen ist ganz besonders auf eine optimale Pflege und Unterstützung zu achten.
- In den ersten zehn Tagen nach der Entbindung wird u. a. die Einnahme von *Dashamula* (ein Tonic mit zehn Wurzelextrakten) empfohlen.
- In den ersten 42 Tagen nach der Entbindung fördern regelmäßige Ölmassagen und Kräuterrauchtherapien die Gesundheit der jungen Mutter.
- Spezielle ayurvedische Arzneimittel können nach der Entbindung die Rückbildung des Bauchs unterstützen.

Ernährung in der Stillzeit

Auch nach der Entbindung bekommen die meisten Babys ihre Nahrung weiterhin über die Mutter, die sie stillt. Achten Sie deshalb im Interesse Ihrer eigenen Gesundheit und der Ihres Babys besonders auf die Ernährung.

vedisches wissen

Wenn die Mutter die richtige Nahrung in angemessenen Mengen zu sich nimmt, werden sie und ihr Baby gesund bleiben.

Kashyapa Samhita

Das tut Ihnen gut

Die vedischen Schriften empfehlen eine Nahrung, die verlorene und geschwächte *Dhatus* (Körpergewebe) stärkt und aufbaut, die reich ist an schmierenden Substanzen sowie leicht verdaulich, gesund, nahrhaft und sättigend.

Nehmen Sie Ihre Mahlzeiten während der Stillzeit zu festen Zeiten und in regelmäßigen Abständen zu sich, und essen Sie nur so viel, dass Sie satt werden, Ihnen aber nichts schwer im Magen liegt. Auf Ihrem täglichen Speiseplan sollten auf jeden Fall

Ghee und Butter stehen, ebenso *Sheera* und Gummi-arabicum-Bällchen *(Dink Ladus)*, siehe Rezepte auf Seite 244f. bzw. 257f.). Sie stärken die Knochen, beugen Rückenschmerzen vor und helfen, Kraft und Energie wiederzuerlangen. Die in diesem Rezept verwendeten Zutaten wie Dattelsüße, Gummi arabicum, Mohn, Butter, Milch und Kokosnuss nähren zudem das Haar.

Bockshornkleebällchen *(Methi Ladus,* siehe Rezept auf Seite 259) werden bis zu 42 Tage nach der Entbindung empfohlen. Sie helfen bei der Rückbildung der Gebärmutter und verbessern die Qualität der Muttermilch.

Auch die Samen der Gartenkresse sind nahrhaft und steigern die Produktion von Muttermilch. Sie können in Form von *Kheer,* mit Ghee, Milch und Zucker zubereitet, oder als Kressesamenbällchen mit Kokosnuss (*Ahaleeva Ladus*, siehe Rezept auf Seite 260) gegessen werden.

Ergänzen Sie Ihr Frühstück außerdem weiterhin mit *Panchamrita* (siehe Seite 240) sowie drei bis vier über Nacht in Wasser eingeweichten und geschälten Mandeln.

Empfohlene Gerichte

Für stillende Mütter eignen sich viele Gemüsesorten wie Kartoffeln (am besten als Pellkartoffeln), Kürbis, Mangold, Möhren, Schlangengurken und Zucchini. Beim Obst können Sie bei Äpfeln, Granatäpfeln, Kokosnüssen, Papayas oder süßen Trauben zugreifen.

Bereiten Sie nicht nur das Gemüse, sondern auch Linsengerichte *(Dal)* und Suppen mit Ghee zu. Besonders empfehlenswert ist Mung Dal, auch als Suppe, mit einem der oben erwähnten Gemüse. Fügen Sie Linsengerichten am besten gekeimte Bockshornkleesamen zu. Zwei- bis dreimal pro Woche kann auch eine Suppe aus *Kulthi* (Pferdebohnen, erhältlich in Asia-Supermärkten) auf dem Speiseplan stehen, die mit Kokam-Früchten und Ghee gekocht wird. *Kulthi* beruhigt *Vata* und reinigt den Uterus, was einem postpartalen *Vata*-Ungleichgewicht vorbeugt. Das Rezept finden Sie auf Seite 248.

Salate können mit Gurken, gedämpften Möhren, Rettich oder gekochter Roter Bete zubereitet werden. Gekeimte und gedämpfte Mungbohnensprossen eigenen sich gut als Zusatz.

Bereiten Sie Ihre Mahlzeiten auf einfache und *sattvische* Weise zu (siehe Seite 42f.). Sie sollten gut schmecken, nicht zu scharf sein und auch nicht zu viele verschiedene Gewürze enthalten.

Heilende Gewürze

In der Stillzeit eignen sich Gewürze nicht nur zum Abschmecken, viele von ihnen haben auch eine heilsame Wirkung. So kann Kreuzkümmel zur Reinigung des Uterus beitragen. Kurkuma hat hingegen antiseptische Eigenschaften – er reinigt sowohl das Blut als auch die Muttermilch und kann beim Kochen oder in Form von »Golden Milk« großzügig zum Einsatz kommen. Außerdem wird empfohlen, Asafoetida, Bockshornkleesamen, Ingwer, Lorbeerblätter, Königskümmel, getrockenete Kokam-Früchte, Kokosnuss (frisch oder getrocknet), Koriander (frisches Grün sowie gemahlene Samen), schwarzen Pfeffer, Zimt sowie – nach Geschmack – Chili beim Kochen zu verwenden.

Nach den Mahlzeiten können Sie zur Förderung der Verdauung und für einen frischeren Atem *Supari* kauen (siehe Rezept auf Seite 255). Es beugt auch Blähungen vor und reinigt die Muttermilch.

Warmes Wasser und Milch

Ayurveda empfiehlt, warmes, abgekochtes Wasser zu trinken, weil es vom Körper sehr gut aufgenommen wird und den Verdauungsprozess anregt. Wenn es Ihnen schwerfällt, im Sommer warmes Wasser zu trinken, spricht auch nichts gegen Wasser mit Zimmertemperatur. Aber gerade in den ersten 42 Tagen nach der Entbindung unterstützt besonders warmes Wasser den Regenerationsprozess. Warmes Wasser können Sie in einer Thermosflasche aufbewahren, sodass Sie es immer griffbereit haben.

Nach dem Prinzip »Gleiches vermehrt Gleiches« sollten frischgebackene Mütter ausreichend Milch trinken, um sicherzustellen, dass reichlich Muttermilch produziert wird – idealerweise zwei- bis dreimal täglich eine Tasse Milch mit *Shatavari Kalpa*. Die Menge der Muttermilch wird allerdings vor allem durch das Baby gesteuert: Je mehr es saugt, umso mehr Milch wird normalerweise produziert.

Nach dem Mittagessen empfiehlt es sich, eine Tasse Buttermilch, gewürzt mit gemahlenem Kreuz- und Königskümmel und schwarzem Salz (*Saindhava Lavan/Kala Namak*), zu trinken.

Besser vermeiden

Verzichten Sie auf schwer verdauliche und *vata*steigernde Gemüsesorten wie Kichererbsen, Paprika, Pilze, Kohl und Blumenkohl. Auch von Zwiebeln, Knoblauch und Auberginen wird abgeraten, ebenso wie von Eiern und gefrorenen oder konservierten Lebensmitteln. Sie alle sind von ihrer Natur her *tamasisch*, also schlackenbildend und potenziell ungünstig für den Organismus. Daher sollten sie nach der Entbindung mindestens sechs Monate lang gemieden werden.

Auch nichtvegetarisches Essen ist schwer verdaulich. Wenn Sie nicht darauf verzichten möchten, sollten Sie Fleisch und Fisch frühestens zwei Wochen nach der Entbindung in Form von Suppen zu sich nehmen. Meiden Sie auch sauren Joghurt, fermentierte Lebensmittel, Ananas, eiskaltes Wasser oder Soft Drinks, Eiscreme, Fast Food wie Burger und Pizza und andere schwer verdauliche Nahrungsmittel.

Ein wichtiges Thema sind in den ersten Monaten die Blähungen, die ein Neugeborenes quälen können. Auch die Eltern leiden darunter, weil das Baby weint und schlecht schläft. Als stillende Mütter machen Sie am besten einen Bogen um blähende Lebensmittel wie Kohl oder Zwiebel, da sich die blähenden Inhaltsstoffe über die Muttermilch auf das Baby übertragen können.

Das Wichtigste in Kürze

- Verwenden Sie Ghee zum Kochen.
- Trinken Sie warmes Wasser und Milch.
- In den ersten zwei Wochen nach der Entbindung empfiehlt sich eine rein vegetarische Kost.
- Kurkuma, Bockshornkleesamen, Kümmel und Königskümmel reinigen die Muttermilch.

Wieder zu Kräften kommen

Bis sich der Körper vollständig von den Strapazen durch Schwangerschaft und Geburt erholt hat, dauert es einige Monate. Nehmen Sie sich genügend Zeit, um wirklich wieder zu Kräften zu kommen.

Besondere Vorsichtsmaßnahmen

Vorbeugen ist besser als Heilen, das gilt ganz besonders für junge Mütter – auch deshalb, weil die Gesundheit ihres Babys unmittelbar von ihrer Gesundheit abhängig ist.

Besonders in den ersten 42 Tagen nach der Entbindung sollen alle Aktivitäten unterbleiben, die *Vata* vermehren. Um Ihre Mutterschaft bei guter Gesundheit genießen zu

Vedisches Wissen

Wut, Kummer, übermäßige körperliche Anstrengungen, Geschlechtsverkehr, Schlafen am Tag, stundenlanges Sitzen in der gleichen Position, längere Reisen, Kontakt mit Kälte in jeder Form, Ausgehen bei starkem Wind und praller Sonne, der Verzehr von ungeeigneten Nahrungsmitteln, all das ist zu vermeiden.

Sushruta Samhita

können, schlagen die ayurvedischen Texte eine Reihe von Maßnahmen vor.

Mentaler Stress kann die Produktion der Muttermilch beeinflussen, selbst wenn Sie sich gesund ernähren und Nahrungsergänzungsmittel einnehmen. Deshalb sollten Sie und Ihr Umfeld auch nach der Entbindung alles dafür tun, dass Sie möglichst glücklich sind und in einer friedvollen Gemütsverfassung bleiben.

Es wird empfohlen, nach der Entbindung mindestens 42 Tage lang keinen Geschlechtsverkehr zu haben. Denn diese Zeit braucht die junge Mutter mindestens, um ihre Kraft wiederzuerlangen. Auch aus schulmedizinischer Sicht wird vom Geschlechtsverkehr abgeraten, solange der Wochenfluss besteht.

Nach der ayurvedischen Lehre erhöhen sich *Kapha* und *Pitta*, wenn man tagsüber länger schläft, was die Qualität der Muttermilch beeinträchtigen kann. Daher wird stillenden Müttern von allzu ausgedehnten Mittagsschläfchen abgeraten. Langes Sitzen in einer Haltung kann Schmerzen im Lendenwirbelbereich und Unterbauch verursachen. Deshalb tut es gut, in regelmäßigen Abständen aufzustehen und sich zu bewegen.

Vata Dosha, das bereits aus dem Gleichgewicht geraten ist, wird durch den Kontakt mit Kälte im Freien oder in klimatisierten Räumen noch weiter beeinträchtigt. Das kann zu Gliederschmerzen, Gelenkschmerzen oder Gelenksteifheit führen. Auch starker Wind oder heiße Sonne können ein Ungleichgewicht von *Vata* bzw. *Pitta* verursachen. Deshalb wird empfohlen, den Kopf in den ersten zehn Tagen nach der Geburt auch zu Hause mit einem Schal zu schützen. Im Freien sollten Sie unbedingt eine Kopfbedeckung tragen.

Wiedereinsetzen der Menstruation

Meist setzt die Menstruation erst wieder ein, wenn die Frau nicht mehr stillt, in der Regel sieben oder acht Monate nach der Entbindung. Doch Vorsicht, ein Eisprung kann auch unbemerkt stattfinden und schon wenige Monate nach der Entbindung zu einer erneuten Schwangerschaft führen. Da die Menstruation die Produktion von Muttermilch verringert, kann es sein, dass die geringere Menge an Muttermilch nicht ausreicht, um das Baby angemessen zu versorgen.

Wenn Sie ein weiteres Kind planen, sollten Sie warten, bis Ihre physische Kraft wiederhergestellt ist, Sie abgestillt haben und Ihr Menstruationszyklus wieder regelmäßig ist.

Yoga nach der Schwangerschaft

In der Schwangerschaft nehmen Frauen idealerweise zehn bis zwölf Kilo zu, von denen sie bei der Entbindung und kurz danach etwa sechs Kilo verlieren. Das verbleibende Gewicht wird in einem Zeitraum von sieben bis acht Monaten schrittweise abgebaut. Vom Fasten oder von radikalen Diäten wird dringend abgeraten, da sie der Gesundheit von Mutter und Kind schaden. Gewicht, das man in neun Monaten Schwangerschaft nach und nach zugenommen hat, wird am besten auch nach und nach auf natürliche Weise wieder abgebaut.

Ab dem 43. Tag nach der Entbindung werden der jungen Mutter kleine Spaziergänge empfohlen, die sie jedoch nicht anstrengen sollten. Nun können Sie auch immer mehr Körperübungen in Ihren Alltag einbauen. Gewöhnlich wird dafür vor allem Rückbildungsgymnastik empfohlen, im Ayurveda sind es Yoga-Übungen. Die hier vorgestellten Asanas ermöglichen es Ihnen, Ihre Kraft und Energie zu behalten, während sie dem Körper helfen, wieder in Form zu kommen. Beginnen Sie mit diesen einfachen Übungen drei Monate nach der Geburt und führen Sie sie nur so weit aus, wie es Ihr Energieniveau erlaubt.

Parvatasana – Berg

Parvatasana stärkt die Wirbelsäule, das Zwerchfell und die Zwischenrippenmuskulatur. Dieser Asana fördert zudem die Verdauung. Wenn er schon während der ganzen Schwangerschaft regelmäßig ausgeführt wird, unterstützt er eine leichte und natürliche Geburt. Später hilft er Fettpölsterchen abzubauen.

1. Setzen Sie sich in *Padmasana, Siddhasana* oder *Muktasana* (siehe Seite 92 f.).
2. Legen Sie die Handflächen vor der Brust zur Gebetshaltung *(Namaste)* zusammen.
3. Atmen Sie ein, und heben Sie beide Arme nach oben, bis sie gestreckt über dem

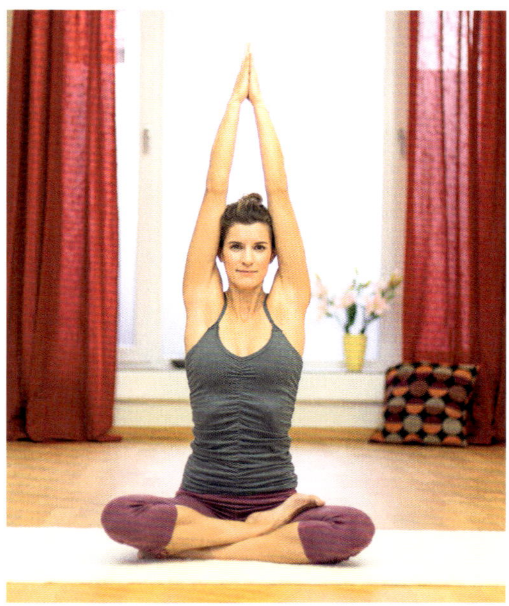

Parvatasana – *Berg*

Kopf sind und seitlich an den Ohren anliegen. Die Handflächen bleiben zusammen (siehe Abbildung auf Seite 181).

4. Mit dem Ausatmen senken Sie die Arme langsam seitlich wieder nach unten, legen sie auf die Knie, sodass Sie wieder in der Ausgangshaltung sitzen.

Shalabhasana – Heuschrecke

Diese Übung stärkt die Bauch- und Rückenmuskulatur. Sie verbessert die Verdauung, hilft beim Abnehmen und reguliert die Menstruation.

1. Legen Sie sich auf den Bauch, die Innenseiten der Füße berühren sich.
2. Beide Arme liegen neben dem Körper, die Hände mit den Handflächen nach oben unter den Oberschenkeln. Das Kinn berührt den Boden.
3. Spannen Sie mit dem Einatmen die Muskeln im Lendenbereich und im Po an, und heben Sie beide Beine gleichzeitig so hoch wie möglich an. Die Knie bleiben gestreckt, das Kinn bleibt am Boden, und die Schultern sind entspannt (siehe Abbildung). Bleiben Sie drei bis fünf Atemzüge lang in der Position, und senken Sie dann die Beine langsam ab.
4. Wiederholen Sie die Übung drei- bis fünfmal.

Falls es Ihnen schwerfällt, beide Beine gleichzeitig vom Boden zu heben, beginnen Sie mit *Ardha Shalabhasana* (Halbe Heuschrecke), wobei zunächst nur ein gestrecktes

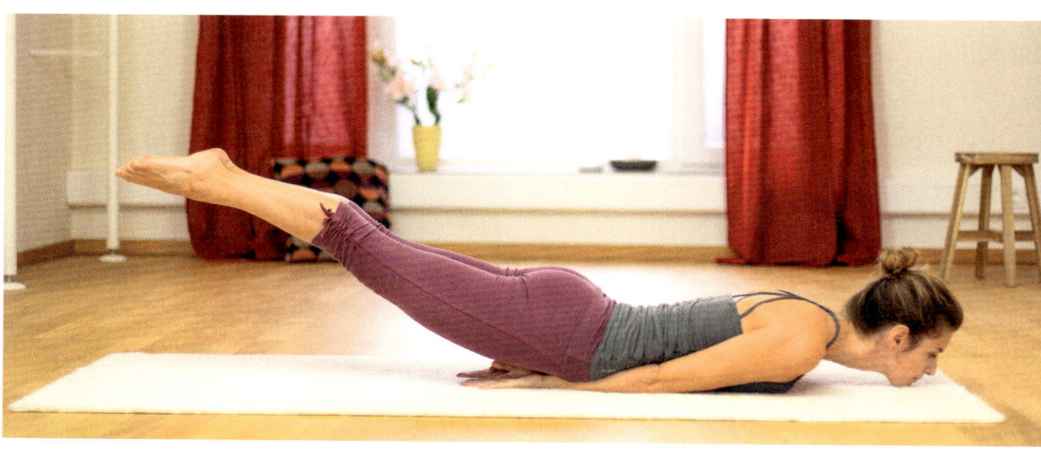

Shalabhasana – *Heuschrecke*

Bein gehoben wird, ohne das Becken derselben Seite aufzudrehen. Wechseln Sie dann das Bein. Wenn jedes Bein mühelos gehoben werden kann, können Sie zur vollständigen Übung *(Shalabhasana)* übergehen.

Kriya Vistaran – Ausdehnung

Diese Übung macht die Wirbelsäule geschmeidig, stärkt die Lendenmuskeln und verbessert die Verdauungsleistung.

1. Setzen Sie sich in *Vajrasana* (Fersensitz).
2. Beugen Sie sich nach vorn, stützen Sie sich mit den Händen vor sich auf dem Boden ab, und legen Sie sich auf den Bauch. Stützen Sie das Gewicht des Oberkörpers auf den Ellenbogen ab, die sich senkrecht unter den Schultern befinden. Legen Sie Zeigefinger und Daumen beider Hände hinter das jeweilige Ohr, die anderen drei Finger liegen auf den Wangen.
3. Die Beine liegen nebeneinander. Stützen Sie das Kinn nicht mit den Händen ab. Richten Sie den Rücken mithilfe der Rückenmuskeln auf. Schauen Sie geradeaus nach vorne.
4. Öffnen Sie Augen und Mund weit, ohne die Gesichtsmuskeln zu verspannen.
5. Atmen Sie langsam und tief durch den Mund ein und aus. Eine bewusste Kontraktion der Kehlkopfmuskulatur soll dabei ein Geräusch erzeugen, das wie Meeresrauschen klingt.

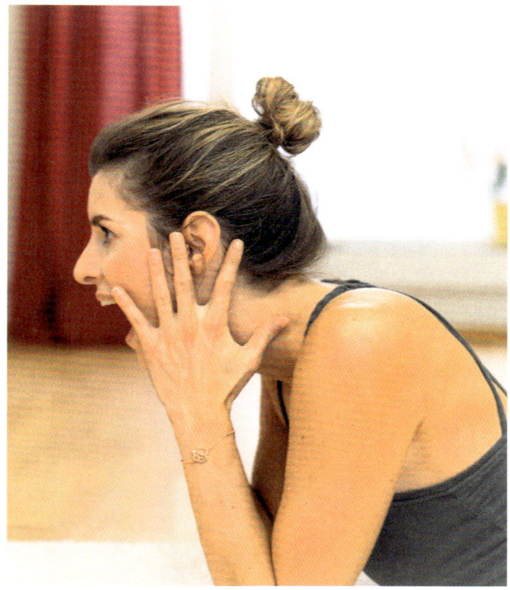

Kriya Vistaran – *Ausdehnung*

6. Bleiben Sie für maximal 15 Atemzüge in dieser Position.
7. Führen Sie die einzelnen Schritte dann in umgekehrter Reihenfolge aus und kehren in die Ausgangsposition *Vajrasana* zurück.

Pavanmuktasana – Kniepresse

Diese Übung hilft, den Bauch von Gasen zu befreien (*Pavan* bedeutet Wind), verbessert die Verdauung und sorgt für einen regelmäßigen Stuhlgang. Darüber hinaus lindert sie Rückenschmerzen, insbesondere im Lendenwirbelbereich.

1. Legen Sie sich auf den Rücken, und strecken Sie die Arme neben dem Körper aus. Die Handflächen sind nach oben gerichtet.
2. Ziehen Sie beide Knie im 90-Grad-Winkel Richtung Bauch.
3. Legen Sie die Arme um die Knie.
4. Bringen Sie die gebeugten Beine mit dem Ausatmen in Richtung Brust und Bauch (1).
5. Heben Sie den Kopf langsam und vorsichtig, und versuchen Sie, die Stirn so nah wie möglich zu den Knien zu bringen. Halten Sie diese Position so lange wie möglich, atmen Sie dabei aber normal weiter (2).
6. Bringen Sie den Kopf mit dem Einatmen wieder in seine ursprüngliche Position, und legen Sie die Beine langsam wieder ab.

Diese Übung kann bei Bedarf auch mehrmals am Tag durchgeführt werden.

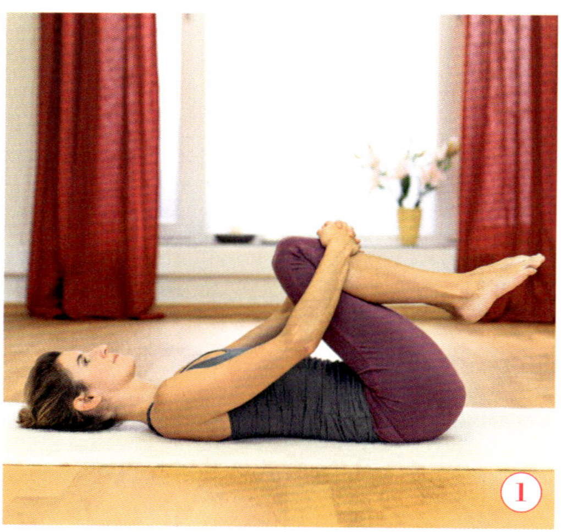

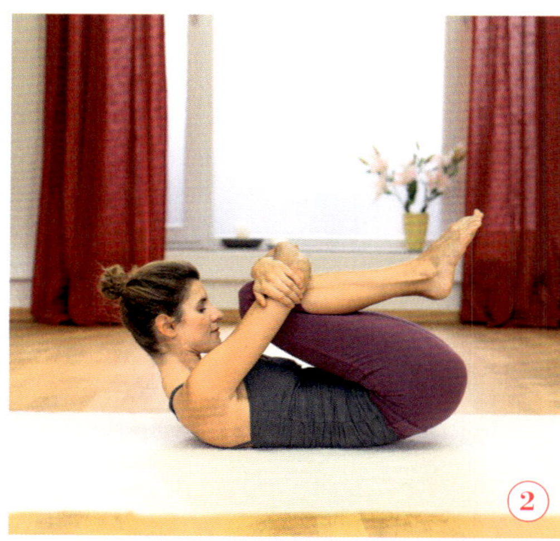

Pavanmuktasana – *Kniepresse*

Kriya Sthairya – Erdung

Regelmäßig praktiziert, verbessert diese Übung die Haltung, stimuliert die Hirnanhangsdrüse und fördert die Verdauung.

1. Sie stehen aufrecht, die Füße etwa 15 bis 20 Zentimeter auseinander. Die Fußspitzen zeigen leicht nach außen. Die Arme liegen gestreckt an den Körperseiten an. Die Hände sind zu lockeren Fäusten geballt, die Daumen zeigen Richtung Boden (1).
2. Die Füße stehen fest auf dem Boden, als wollten Sie Wurzeln in die Erde schlagen.
3. Kommen Sie beim Einatmen auf Ihre Zehenspitzen hoch, und stellen Sie sich dabei vor, Sie würden an einem Faden hochgezogen werden, der an Ihrem Scheitel befestigt ist (2).
4. Halten Sie nun den Atem an, und ziehen Sie den Bauch nach innen und oben. Bringen Sie Ihre Aufmerksamkeit dabei auf das Kronenzentrum am Scheitel *(Sahasrara Chckra)*. Bleiben Sie so lange in dieser Haltung, wie Sie bequem den Atem anhalten können.

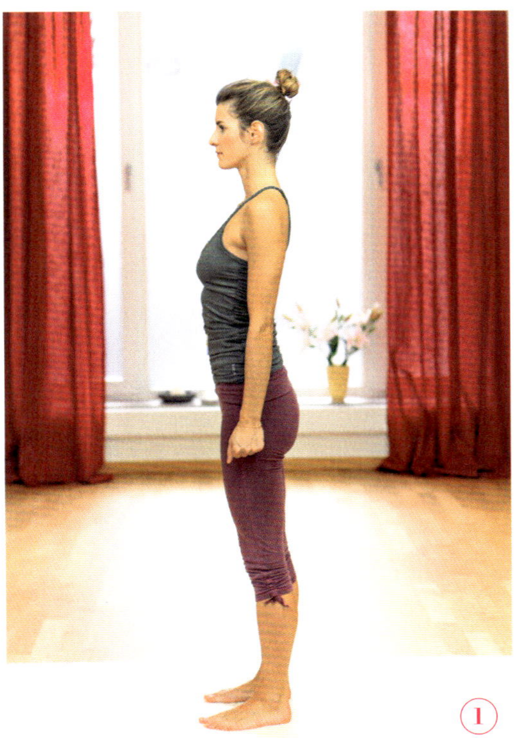

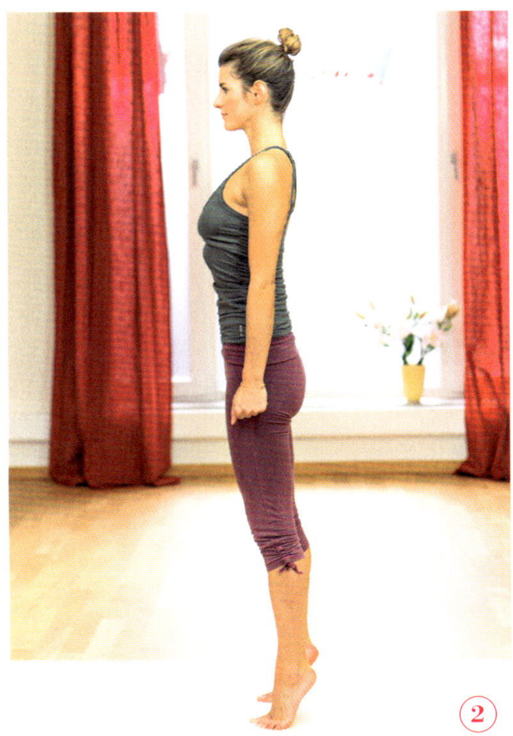

Sthairya – *Erden*

5. Atmen Sie langsam aus, entspannen Sie die Bauchmuskeln wieder, und senken Sie die Fersen langsam zum Boden zurück. Verwurzeln Sie sich wieder gedanklich mit dem Boden.
6. Wiederholen Sie die Übung sechs- bis siebenmal.

Kriya Samarpan – Hingabe

Bei regelmäßiger Praxis stärkt diese Übung die Wirbelsäule, verbessert die Flexibilität von Schultern und Nacken, befreit von Gasen und fördert die Verdauung. Auf mentaler Ebene verhilft sie zu einer Haltung von Hingabe und Akzeptanz.

1. Setzen Sie sich in den Fersensitz *(Vajrasana)*. Legen Sie die Handflächen vor der Brust in der Gebetshaltung *(Namaste)* zusammen. Atmen Sie tief ein (1).
2. Strecken Sie die Arme mit den zusammengelegten Handflächen gerade vor dem Körper aus. Dabei zeigen die Daumen im rechten Winkel zu den Fingern nach oben. Schauen Sie auf die Daumen (2).
3. Beugen Sie sich ein wenig nach vorne, und berühren Sie mit den Fingerspitzen den Boden. Krümmen Sie dabei weder die Wirbelsäule noch die Arme.
4. Lassen Sie den Blick auf den Daumen ruhen, während Sie langsam ausatmen und mit den Händen am Boden nach vorne gleiten. Der Rücken ist maximal gestreckt. Der Po bleibt auf den Fersen (3). In der Endposition sollten Bauch und Brust auf den Oberschenkeln liegen.
5. Atmen Sie vollständig aus. Nehmen Sie die Arme ein wenig auseinander, und legen Sie die Handflächen auf den Boden, damit der Kopf zwischen den Armen auf den Boden gesenkt werden kann. In dieser Position bleibt die Lunge vollständig geleert, und die Ellenbogen bleiben gestreckt, ohne den Boden zu berühren. Bleiben Sie so lange in dieser Position, bis Sie den Impuls zum Einatmen verspüren. Achten Sie darauf, dass Ihr Po auf den Fersen bleibt (4).
6. Atmen Sie nun ein und heben Sie den Kopf. Bringen Sie die Handflächen zusammen, schauen Sie wieder auf die Daumenspitzen und gleiten mit den Händen zurück zum Körper. Kehren Sie in die aufrechte Position in *Vajrasana* zurück, und bringen Sie die zusammengelegten Hände wieder in die Gebetsposition. Atmen Sie vollständig aus.
7. Sechs- bis siebenmal wiederholen.

Sollten Sie Nackenprobleme haben, heben Sie den Kopf beim Aufrichten nicht an (Punkt 6). Sie werden die Wirkung der Übung trotzdem spüren.

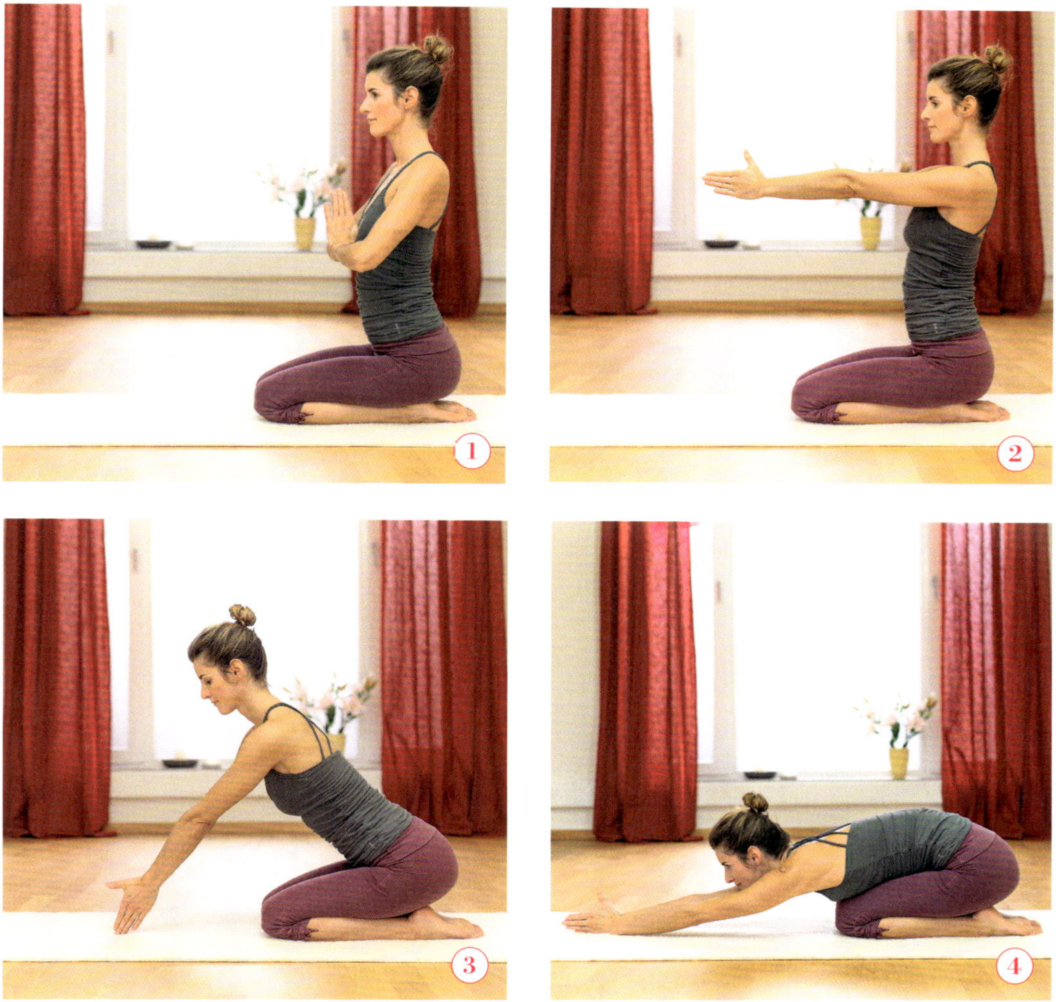

Samarpan – *Hingabe*

Das Wichtigste in Kürze

- Mentaler Stress kann sich nachteilig auf die Bildung der Muttermilch auswirken.
- Das Gewicht, das Sie in neun Monaten Schwangerschaft zugelegt haben, sollten Sie langsam, innerhalb von sieben bis acht Monaten, wieder verlieren.
- Beginnen Sie drei Monate nach der Entbindung mit einfachen Yoga-Übungen.

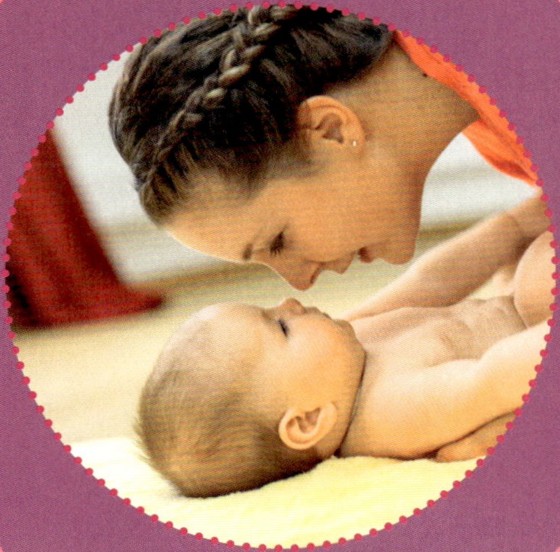

Pflege und Versorgung des Babys

Ein vielzitierter Spruch im Sanskrit lautet, man soll ein Kind in den ersten fünf Lebensjahren nach Strich und Faden verhätscheln: Lalayet panchavarshani. *Was genau empfohlen wird, damit es dem Baby gut geht, welche Nahrung, Pflege und Unterstützung es benötigt, damit es sich gesund entwickelt, lesen Sie in diesem Kapitel.*

Die Erstversorgung des Neugeborenen

So wie die Mutter gleich nach der Entbindung versorgt werden muss, braucht auch das Neugeborene bestimmte Pflegemaßnahmen, sobald es auf der Welt ist.
Im Ayurveda werden sie Jatakarma Sanskara *genannt. Das Baby wird von Schleim gereinigt, die Nabelschnur durchtrennt, die Haut gepflegt, es wird erstmals gebadet und ein erstes Ritual durchgeführt.*

Jatakarma Sanskara – die Geburt des Kindes feiern

Meist signalisiert der erste Schrei des Babys den Beginn der selbstständigen Atmung, die unmittelbar nach der Geburt einsetzt. Dieser Schrei gilt als Zeichen dafür, dass das Baby gesund ist. Allerdings können noch Beläge auf Mund oder Nase sein, die die Atmung behindern. Mit gründlich gewaschenen Händen und einem sterilen Tupfer, der um einen Finger gewickelt ist, werden nach ayurvedischer Tradition die Lippen, der Gaumen, die Zunge und die Innenseite der Wangen des Babys sanft gereinigt, um alle Schleimreste zu entfernen.
Ist das Baby von der Geburt zu sehr erschöpft, kann der erste Schrei verspätet kommen. Dann wird dem Baby Luft zugefächelt, sein Rücken sanft getätschelt oder sein Körper mit ein wenig Wasser bespritzt.

Ist die Atmung noch immer nicht frei, kann eine kleine Menge Ghee mit Steinsalz auf die Zunge des Babys gelegt werden, damit der Restschleim oder eventuell geschlucktes Fruchtwasser ausgespuckt wird. Sollte auch das nicht helfen, müssen zusätzliche Maßnahmen eingeleitet werden.

Sobald das Baby zufriedenstellend atmet, folgt ein rituelles Mantra, das in sein rechtes Ohr gesprochen werden soll (siehe Kasten). Dieses Gebet erbittet ein langes und gesundes Leben für das Kind und dass es stets unversehrt bleiben möge.

Vedisches Wissen

»Du bist aus meinem Herzen entstanden und aus meinem Bauch geboren. Du bist Teil meiner selbst in Form meines Kindes. Mögest du hundert Jahresläufe erleben. Mögest du hundert Jahre lang ein gesundes Leben haben. Ich wünsche dir, dass du beschützt bist von allen Gestirnen, jeden einzelnen Tag und jede einzelne Nacht.«

Ashtangasangraha Uttarasthana

Danach wird ein kleiner, zuvor in Ghee getauchter Wattetupfer auf die Fontanelle gelegt, um das Gehirn zu nähren und zu schützen.

Die Nabelschnur durchtrennen

Bis das Baby selbstständig zu atmen beginnt, zirkuliert sein Blut durch die Plazenta, weshalb die Nabelschnur unmittelbar nach der Geburt noch pulsiert. Erst mit der eigenständigen Atmung fließt sein Blut zur Lunge, und die Nabelschnur hört auf zu pulsieren, weil der Herz-Lungen-Kreislauf nun den Plazenta-Kreislauf ersetzt. Das dauert eine bis eineinhalb Minuten, in denen man den Mund des Babys reinigen und mit Ghee getränkte Watte auf die Fontanelle legen kann. Jetzt kann die Nabelschnur durchtrennt werden, was in den alten Schriften sehr genau beschrieben wird.

Vedisches Wissen

Ein Stück Seidenfaden soll acht Fingerbreit (zehn bis 13 cm) vom Nabel des Babys entfernt und ein zweiter Faden in einem kleinen Abstand zum ersten eng um die Nabelschnur gebunden werden. Die Nabelschnur soll dann mit einem scharfen Instrument zwischen den beiden Fäden durchtrennt werden.

Sushruta Sharirasthana und Charaka Samhita

In ähnlicher Weise wird die Nabelschnur auch in Geburtskliniken mithilfe von Klemmen an zwei Stellen abgedrückt und dazwischen mit einer speziellen sterilen Schere durchtrennt. Danach wird der Nabel mit einem sterilen Tupfer abgedeckt, um ihn vor Infektionen zu schützen.

Gold und Honig

Der folgende *Sanskara* ist eines der wichtigen ayurvedischen Rituale (siehe auch Seite 287).

Vedisches Wissen

Ein Tropfen Honig wird auf einen Sahan (Schleifstein) gegeben. Dann wird reines Gold im Uhrzeigersinn in dem Honig auf dem Stein geschliffen und die Mischung mit dem Ringfinger der rechten Hand sanft auf die Zunge des Babys gestrichen.

Sushruta Sharirasthana und *Kashyapa Lehadhyaya*

Sofort nach der Geburt werden dem Baby Spurenelemente von Gold mit Honig in Form einer Paste *(Chatan)* gegeben.
Auf einem sauberen Schleifstein *(Sahan)* – geeignet ist jedes harte Material wie Granit – wird ein kleines, etwa zwei Gramm schweres Stück Gold (24 Karat) mit einer kleinen Menge Honig gerieben.
Schmuckstücke, die täglich getragen werden, eignen sich hierfür nicht; es sollte ein Goldstück verwendet werden, das nur diesem Zweck dient. Gold und Honig werden auf

dem *Sahan* mit einem Löffel etwa vier- oder fünfmal im Uhrzeigersinn im Kreis bewegt oder so lange, bis der Honig seine Farbe leicht verändert. Eine winzige Menge dieser Mischung wird mit der Spitze des rechten Ringfingers auf die Zunge des Babys aufgetragen. Diese Paste soll die Intelligenz des Babys ebenso fördern wie das Verdauungsfeuer *(Agni)*, die Immunabwehr und die Auffassungsgabe. Sie soll dem Baby auch ein langes Leben schenken.
Das Ritual sollte sechs Monate lang täglich durchgeführt werden.

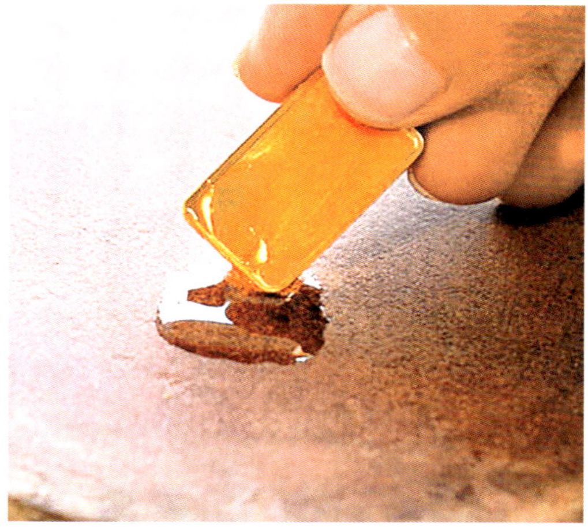

Jatakarma: *eines der wichtigsten* Sanskaras, *bei dem dem Neugeborenen Gold mit Honig gegeben wird.*

Honig für Babys?

In Indien wird dieses *Sanskara* traditionell mit Honig durchgeführt. Da dem Baby nur winzige Mengen davon gegeben werden, gilt diese Mischung dort als sicher. Kinderärzte warnen hierzulande jedoch davor, Kindern vor dem ersten Lebensjahr Honig zu füttern. Durch bakterielle Verunreinigungen im Honig können Babys in sehr seltenen Fällen an Säuglingsbotulismus erkranken. Um auf Nummer sicher zu gehen, können Sie statt Honig Muttermilch verwenden.

Einölen des Neugeborenen

Nach diesem Ritual wird die gesamte Haut des Babys sanft mit Ghee oder einem milden Öl, das mit *vata*beruhigenden Kräutern versetzt wurde – etwa einem ayurvedischen Babymassageöl –, eingeölt. Dadurch löst sich auch die so genannte Käseschmiere von der Haut des Neugeborenen, was durch die Beigabe von ein wenig Steinsalz *(Saindhava)* unterstützt wird. Nach dem Einölen wird das Öl mit einem weichen Handtuch sanft abgerieben.

Das erste Babybad

In der ayurvedischen Tradition wird das Neugeborene nach den ersten Ritualen und dem Einölen in der Regel gebadet. Die schulmedizinische Empfehlung lautet hingegen, mit dem ersten Bad abzuwarten. Das Baby wird der Mutter eine Weile auf die nackte Haut von Brust und Bauch gelegt, um die Bindung aufzubauen (Bonding). Gebadet wird das Baby meist erst, wenn die Nabelschnur abgefallen und der Nabel trocken und sauber ist.
Dem ersten Babybad wird *Sarvagandhodaka*, eine besondere Kräutermischung, zugesetzt. Sie verleiht dem Badewasser einen angenehmen Duft und beruhigt *Vata*.

Sarvagandhodaka für Babys Bad

10 g Zimt, gemahlen
10 g Lorbeerblätter
10 g Kardamom, gemahlen
10 g Nelken
10 g *Nagkesar* (Eisenbaum, gemahlen)
10 g *Kankola* (Kubebenpfeffer)
5 g Kampfer
5 g *Agaru* (Agallocheholz)
5 g *Shilajit* (Mumijo)

Alle Zutaten in einem Mörser zerreiben, mischen und in eine Dose füllen.

Tägliche Zubereitung

150 ml Wasser

Das Wasser zum Kochen bringen und einen Teelöffel der Mischung hinzufügen. Auf niedriger Flamme fünf Minuten kochen lassen. Durch ein dickes Baumwolltuch filtern. Diesen duftenden Absud geben Sie in das Badewasser des Babys. Kontrollieren Sie die Temperatur mit einem Thermometer: Sie sollte etwa 37 bis 38 Grad haben.

Das Wichtigste in Kürze

- Ein steriler Tupfer mit Ghee, auf die Fontanelle gelegt, soll das Gehirn und die Sinne des Kindes stärken und schützen.
- Als erstes Ritual *(Sanskara)* wird dem Neugeborenen dabei Honig (oder ein Ersatz) mit Gold auf die Zunge gestrichen, was als sehr wichtig für die Entwicklung des Kindes gilt.
- Kurz nach der Geburt wird das Baby eingeölt und gebadet.

Stillen

*Muttermilch ist die beste Nahrung für ein Baby, da sind sich alle Experten einig. Auch im Ayurveda wird die Bedeutung des Stillens immer wieder betont. Das geht so weit, dass vorgeschlagen wird, das Stillen von einer anderen Frau (Amme/*Dhatri*) übernehmen zu lassen, wenn die Mutter des Babys aus irgendeinem Grund dazu nicht in der Lage ist. Zum Glück kommt das aber nur sehr selten vor.*

Muttermilch – das Beste fürs Kind

Muttermilch ist eine vollwertige und gesunde Nahrung für das Baby und gilt im Ayurveda als Elixier. Deshalb heißt es, das Neugeborene sollte nur Muttermilch trinken. Die zahlreichen Vorteile des Stillens wurden von der modernen Wissenschaft bestätigt:

- Muttermilch wird vom Baby leicht angenommen und hält es gesund.
- Sie enthält alle Nährstoffe, die der Säugling braucht.
- Über die Muttermilch nimmt das Baby die Essenz aller von der Mutter verzehrten Mahlzeiten und Nahrungsergänzungsmittel auf.
- Muttermilch trägt entscheidend zur körperlichen und geistigen Gesundheit des Babys bei sowie zur Entwicklung seines Intellekts und seines Immunsystems.
- Muttermilch ist immer frisch, rein und verfügbar, wenn das Baby sie braucht.
- Sie hat immer die optimale Temperatur und enthält natürliche Antikörper.
- Stillen stärkt die Bindung zwischen Mutter und Kind. Es vermittelt einen starken

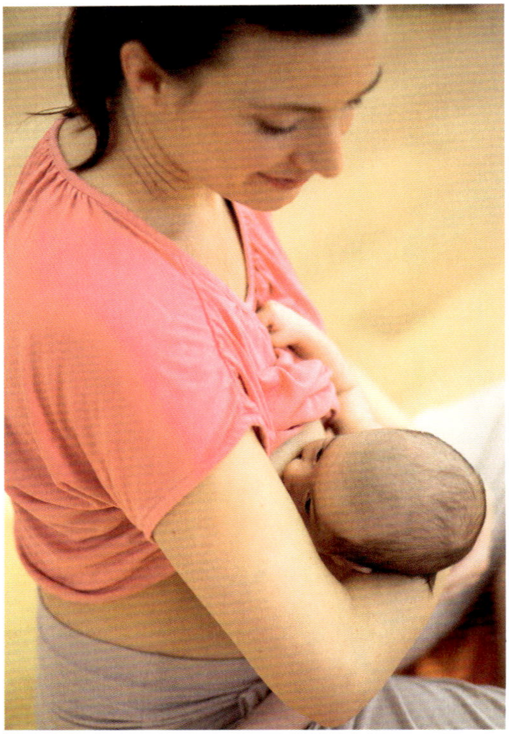

Stillen schafft eine besonders feste Bindung zwischen Mutter und Kind.

Eindruck von Geborgenheit, der ein Leben lang nachwirkt.

- Stillen ist auch für die Gesundheit der Mutter von Vorteil, beispielsweise unterstützt es die Rückbildung der Gebärmutter.
- Kinder, die gestillt wurden, sind in der Regel besser ernährt und gesünder. Stillen wirkt sich langfristig positiv auf das Immunsystem aus.

Erstes Anlegen

Innerhalb der ersten halben Stunde nach der Geburt wird das Baby normalerweise das erste Mal an eine der beiden Brüste, die vorher mit Wasser gewaschen wurden, angelegt. Richten Sie sich davor innerlich positiv aus. Das erste Stillen dauert etwa 30 bis 40 Minuten und wird von der Krankenschwester oder Hebamme unterstützt. Danach schläft das Baby in der Regel sofort ein.

Das Saugen fällt dem Baby meist leicht, da es ein angeborener Reflex ist. Es bringt die spätere Milchbildung erst in Gang, die mit der ersten Milch nichts mehr zu tun hat. Denn unmittelbar nach der Geburt ist die Muttermilch (Kolostrum genannt) dick und hat eine andere Beschaffenheit als die Milch, die ein paar Tage später produziert wird. Diese Vormilch ist besonders nahrhaft und für die Entwicklung des Babys sehr wertvoll.

Das frühe und regelmäßige Anlegen sorgt dafür, dass das Baby seinen Saugreflex nicht verliert und mit dem so genannten Milcheinschuss am dritten oder vierten Tag nach der Geburt ausreichend und anhaltend Milch produziert wird.

Die *Sushruta Samhita* empfiehlt, in diesem Augenblick des ersten Stillens ein bestimmtes Mantra (siehe Kasten) zu rezitieren. In Gedanken oder leise sprechend, kann dies die Mutter selbst machen (dann sollte sie das Mantra in der Ich-Form formulieren) oder ein Angehöriger wie z. B. der Papa.

vedisches wissen

»Oh glückliche Frau, lass alle vier Ozeane in deiner Brust Milch produzieren, die deinem Kind zugutekommt. Wie die Götter durch Trinken des Elixiers *(Amrita)* unsterblich wurden, möge auch dein Kind ein langes Leben haben, nachdem es das Elixier in Form deiner Milch getrunken hat.«

Sushruta Sharirasthana

Das Mutter-Kind-Ritual

Es dauert meist einige Tage, bis sich das Stillen eingespielt hat und zu einem entspannten gemeinsamen Ritual wird, das noch monatelang das Band zwischen Mutter und Baby verstärkt. Damit das gelingt, sollten Sie zum Stillen einen ruhigen und friedlichen Ort wählen. Sorgen Sie dafür, dass Sie bequem sitzen oder liegen, am besten auf einer weichen Unterlage. Das Köpfchen des Babys muss etwas höher liegen als sein Bäuchlein. Statt sich vorzubeugen, sollten Sie Ihr Kind auf Ihrem Arm lieber etwas höher halten oder ein Stillkissen verwenden. Waschen Sie Ihre Brüste, vor allem die Brustwarzen, vor jedem Stillen mit klarem Wasser ab.

Anfangs können Sie Ihr Baby etwa zehn Minuten lang an jeder Brust stillen. Allmählich können Sie die Stilldauer dann auf 15 bis 20 Minuten an jeder Brust verlängern. Es gibt keine feste Regel, wie lange ein Säugling gefüttert werden muss. Das hängt von verschiedenen Faktoren ab wie seinem Alter, seinem Hunger und seiner Fähigkeit zu saugen. Als Faustregel gilt: Das Baby wird 15 bis 20 Minuten lang gestillt und hört auf zu saugen, wenn es satt ist. Das kann je nach Konstitution des Babys auch bis zu 35 Minuten dauern. Als Mutter sind Sie normalerweise innerhalb von wenigen Tagen in der Lage, den Bedarf des Babys einzuschätzen.

Beachten Sie beim Stillen die Bedürfnisse Ihres Babys. Manchmal wird zu viel Milch abgesondert, sobald das Baby angelegt wird, sodass es Schwierigkeiten beim Schlucken bekommt. Dann können Sie den Milchfluss reduzieren, indem Sie die Brustwarze mit Zeige- und Mittelfinger sanft zusammendrücken.

Reinigen Sie die Brustwarzen nochmals nach dem Stillen. Außerdem können Sie ein- bis zweimal täglich Ghee auf die Brustwarzen auftragen, damit diese weich bleiben und keine Risse bekommen. Legen Sie das Baby abwechselnd an jede Brust an. Beginnen Sie jede Stillsitzung mit der Brust, an der Ihr Baby zuletzt nicht gesaugt hat. So wird

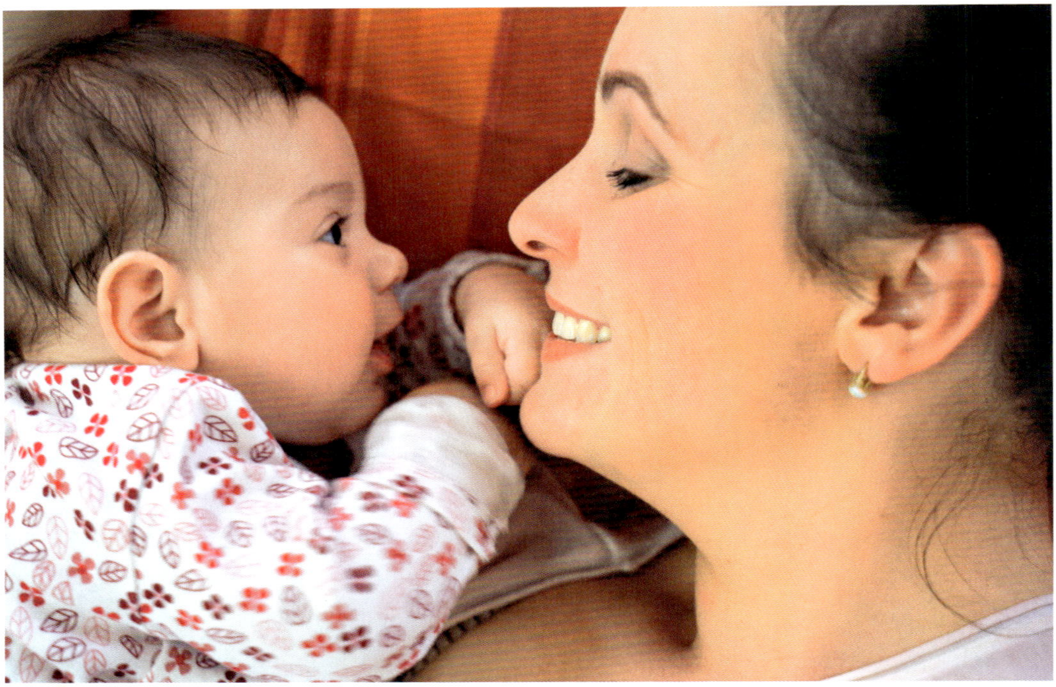

Ein gutes Team: Das Stillritual eignet sich auch gut zum Kuscheln.

diese leer getrunken, was einem Milchstau vorbeugt. Außerdem wird durch das Wechseln der Seiten gleichmäßig auf beiden Seiten Milch produziert.
Nach dem Stillen darf kein Druck auf den Bauch des Babys ausgeübt werden. Am besten halten Sie es mit aufrechtem Rücken ganz nah an der Brust und streichen ihm sanft über den Rücken.

Stillen nach Bedarf

Ein Baby sollte gestillt werden, wann immer es hungrig ist. Anfangs liegt zwischen den Stillzeiten in der Regel eine Pause von ca. zweieinhalb bis drei Stunden, später verlängert sie sich langsam auf drei bis vier Stunden. Wenn Ihr Baby zu den Stillzeiten schläft, wecken Sie es nicht auf, nur damit es gestillt werden kann. Andererseits sollten Sie Ihr Kind auch nicht auf eine festgesetzte Stillzeit warten lassen, wenn es schon vorher hungrig ist.
Es ist ganz normal, dass Sie sich Gedanken darüber machen, ob Ihr Baby auch genü-

gend Milch bekommt – gerade wenn es nach dem Stillen spuckt. Schließlich können Sie ja nicht messen, wie viel Milch es getrunken hat. Doch regelmäßiges Wiegen durch die Nachsorgehebamme und den Kinderarzt sowie ein Blick auf den Gesamtzustand des Babys genügen, um auf der sicheren Seite zu sein. Nimmt Ihr Kind normal zu? Schläft es tief, will es in angemessenen Intervallen gestillt werden, ist es ausgeglichen? Hat es keine Verdauungsprobleme, und ist es nach dem Stillen zwei bis drei Stunden lang ruhig? Dann sind seine Bedürfnisse ausreichend befriedigt. Ist das nicht der Fall, sollten Sie den Kinderarzt konsultieren.

Das Spucken nach dem Stillen wirkt meist schlimmer, als es ist. Zudem hat es die Funktion, den Magen des Babys von überschüssigem Schleim (ein Zeichen von *Kapha*) zu befreien, der sich dort angesammelt hat.

Es wird empfohlen, das Baby nach dem Stillen vertikal ganz nah am Rumpf zu halten und seinen Rücken sanft von unten nach oben zu massieren. Dadurch wird das Spucken in der Regel verhindert. Achten Sie darauf, keinen Druck auf den Magen auszuüben oder Ihr Baby unbeabsichtigt in eine unbequeme Haltung zu bringen. Dies passiert manchmal, wenn man Späßchen mit dem Baby macht. Mit zunehmendem Alter spuckt der Säugling immer seltener; das Spucken verschwindet schließlich ganz, wenn das Kind anfängt zu sitzen.

Stillen Sie Ihr Baby, wenn möglich, bis zum Alter von vier bis sechs Monaten voll. Auch danach wird empfohlen das Stillen fortzusetzen, bis das Kind ein Jahr alt ist. Allerdings sollte ab dem sechsten Monat Beikost zugefüttert werden (siehe Seite 218 ff.).

Für eine gute Muttermilch

Damit die Muttermilch von Anfang an von optimaler Qualität ist und alle erforderlichen Nährstoffe enthält, empfiehlt Ayurveda, beispielsweise *Shatavari Kalpa* schon unmittelbar nach der Empfängnis regelmäßig einzunehmen.

Zu den Gewürzen und Samen, die die Produktion von Muttermilch anregen, zählen Kurkuma, Asafoetida, Kresse-, Dill- und Bockshornkleesamen, Kreuz- und Königskümmel sowie Sesam.

Zweimal wöchentlich sollte *Kulthi*-Suppe auf den Tisch kommen (siehe Rezept auf Seite 248).

Auch Milch, Ghee und *Kheer* fördern die Produktion von Muttermilch.

Vedisches Wissen

Muttermilch sollte rein und dünn sein und Körpertemperatur haben. Sie sollte weiß aussehen, glänzen wie die weiße Innenfläche einer Seemuschel und süß schmecken.

Charaka Samhita

Schwierigkeiten beim Stillen

Auch wenn sich nach einer anfänglichen Gewöhnungsphase Mutter und Kind beim Stillen in der Regel schnell einspielen, können verschiedene Probleme auftreten. Bei größeren Schwierigkeiten fragen Sie bitte Ihren Arzt, Ihre Hebamme oder eine Stillberaterin.
Die folgenden Hausmittel können Sie aber auch selbst anwenden.

Milchstau und Brustentzündung

Normalerweise produziert die Brust nach und nach immer mehr Muttermilch, weil der Bedarf des Babys steigt und es mehr saugt. Wenn das Baby aber weniger Milch trinkt als produziert wird, verbleibt die übrige Milch in den Milchgängen, wo sie ein Gefühl der Schwere und einen dumpfen Schmerz in den Brüsten verursachen kann. Warme Umschläge unterstützen die Milchbildung, bei zu viel Milch helfen kalte Umschläge. Zusätzlich kann die überschüssige Milch mit sanftem Druck ausgestrichen werden. Gelingt dies nicht, kann es zu einem Milchstau kommen, der bei der Mutter zu körperlichen Beschwerden oder sogar Fieber führen kann, falls sich die Brust entzündet. Wenn nötig, kann eine Milchpumpe eingesetzt werden, um die überschüssige Milch abzusaugen. Auch hierbei helfen die Nachsorgehebamme oder eine Stillberaterin.

Zu wenig Milch

Angebot und Nachfrage regeln üblicherweise die Milchproduktion: Je mehr und öfter das Baby saugt, umso mehr Milch wird gebildet. Bei manchen Frauen verringert sich die Menge der Muttermilch jedoch. Das kann unterschiedliche Gründe haben.
Schwierigkeiten bei der Vereinbarkeit von Beruf und Familie oder die neue Rolle als

vedisches wissen

Kummer, Fasten, körperliche Anstrengungen und übermäßige Ängstlichkeit können zu einer verminderten Bildung von Muttermilch führen.

Sushruta Sharirasthana

Mutter können für mentalen Stress und Anspannung sorgen. Auch die körperlichen Anstrengungen von Schwangerschaft, Geburt und Stillzeit, die häufig mit Schlafmangel einhergehen, wirken sich manchmal negativ auf die Milchproduktion aus. Laut Ayurveda sind *Rasa Dhatu* (Plasmagewebe, siehe Seite 268) und Muttermilch eng miteinander verbunden. *Rasa Dhatu* wird leicht durch kleine Änderungen der Essgewohnheiten oder seelische Belastungen in Mitleidenschaft gezogen.

Wenn häufigeres Anlegen nicht zu mehr Milch führt, können Sie mit verschiedenen Mitteln die Milchproduktion anregen:

- Massieren Sie die Brüste mit ayurvedischem Brustmassageöl (siehe Seite 121).
- Trinken Sie ausreichend Milch mit *Shatavari Kalpa*.
- Essen Sie zweimal täglich Kressesamenbällchen (*Ahaleeva Ladus*, Rezept siehe Seite 260).
- Nehmen Sie täglich einen Teelöffel Ghee mit Kandiszucker zu sich.
- Weichen Sie einen Teelöffel Bockshornkleesamen über Nacht in heißem Wasser ein und nehmen Sie sie vor dem Frühstück ein.
- Einen halben Teelöffel *Shatavari Churna* und einen halben Teelöffel *Vidarikand* (Indische Prunkwinde) in warme Milch einrühren und trinken.
- Einen viertel Teelöffel Langpefferpulver, einen viertel Teelöffel Ingwerpulver, einen viertel Teelöffel *Haritaki*-Pulver *(Chebulische Myrobalane)* und einen halben Teelöffel *Jaggery* (unraffinierten Rohrzucker) mit Ghee mischen und mit warmer Milch trinken.

Die Wirkung der *Doshas* auf die Muttermilch

Wenn Sie zu wenig Muttermilch produzieren, sind aus ayurvedischer Sicht die *Doshas* (siehe Seite 265 f.) nicht im Gleichgewicht. Versuchen Sie, die Störungen mit den folgenden Behandlungen zu beheben, damit Sie das Stillen nicht unterbrechen oder gar ganz aufgeben müssen. Abstillen sollten Sie nur, wenn die Probleme andauern oder wenn viel zu wenig Milch produziert wird. Welches *Dosha* bei Ihnen betroffen ist, sollten Sie mit einem *Vaidya* (Ayurveda-Arzt) abklären.

Heilmittel für ein durch *Vata Dosha* gestörtes Gleichgewicht

- Empfohlen wird die Einnahme von *Dashamula*. Diese Zehn-Kräuter-Mischung ist als fertig gemischtes Pulver im Ayurveda-Handel erhältlich,
- Ebenfalls wirksam: *Kumari Asava*, ein Kräutertrunk auf Aloe-vera-Basis, der mit Wasser gemischt wird.
- Folgende Brustpaste mit *vata*reduzierenden Kräutern hilft, die Produktion von Muttermilch zu verbessern.

*Vata*reduzierende Brustpaste

Basismischung

10 g *Dashamula* (ayurvedische Kräutermischung)
10 g *Haritaki* (Chebulische Myrobalane)
10 g Süßholz, gemahlen

Die Zutaten in einem Mörser zerreiben, mischen und in eine Dose füllen.
Zwei bis drei Teelöffel der Mischung in einer Schüssel mit etwas Wasser zu einer dünnen Paste verarbeiten. Einmal täglich auf beide Brüste auftragen, dabei die Brustwarzen aussparen. Die Brüste mit einem Baumwolltuch bedecken und zehn Minuten einwirken lassen. Danach mit einem in warmem Wasser getränkten Waschlappen abwaschen.

Heilmittel für ein durch *Pitta Dosha* gestörtes Gleichgewicht

- Empfohlen wird die Einnahme von *Panchatikta Ghrita*, medizinischem Ghee mit *Guggul* (Indische Myrrhe).
- Nehmen Sie täglich *Panchamrita* (siehe Seite 240 f.) ein.
- Die folgende Paste zum Auftragen auf die Brüste hat einen kühlenden Effekt.

*Pitta*reduzierende Brustpaste

Basismischung

10 g Sandelholz, gemahlen
10 g Vetiver
10 g *Anantmul* (Sarsaparille)

Die Zutaten in einem Mörser zerreiben, mischen und in eine Dose füllen.
Zwei bis drei Teelöffel der Mischung in einer Schüssel mit etwas Wasser zu einer dünnen Paste mischen. Einmal täglich auf beide Brüste auftragen, dabei die Brustwarzen aussparen. Die Brüste mit einem Baumwolltuch bedecken und zehn Minuten einwirken lassen. Danach mit einem in warmem Wasser getränkten Waschlappen abwaschen.

Heilmittel für ein durch *Kapha Dosha* gestörtes Gleichgewicht

- Einen halben Teelöffel Ingwerpulver, einen halben Teelöffel Honig und einen viertel Teelöffel Ghee mischen. Zweimal täglich einnehmen.
- Folgende Kräuter sind empfehlenswert, sollten aber nur in Rücksprache mit einem Ayurveda-Therapeuten eingesetzt werden: Langpfefferpulver: einen halben Teelöffel mit einem Teelöffel Honig zweimal täglich einnehmen.

  Kankola-Pulver (Kubebenpfeffer): einen halben Teelöffel mit etwas Buttermilch oder Wasser nach dem Essen einnehmen.
- Die folgende Paste mit *kapha*reduzierenden Kräutern wird auf die Brüste aufgetragen und hilft, die Muttermilch zu verbessern.

*Kapha*reduzierende Brustpaste

Basismischung

10 g *Kiratatikta* (Indischer Enzian)
10 g *Guduchi* (Herzblättriger Mondsamen)
10 g *Amla* (Indische Stachelbeere)
10 g *Haritaki* (Chebulische Myrobalane)
10 g *Bibhitaki* (Belerische Myrobalane)

Die Zutaten, wenn nötig, zerkleinern und in einem Mörser zerreiben, mischen und in eine Dose füllen.

Zwei bis drei Teelöffel der Mischung in einer Schüssel mit ausreichend Wasser zu einer dünnen Paste mischen. Einmal täglich auf beide Brüste auftragen, dabei die Brustwarzen aussparen. Die Brüste mit einem Baumwolltuch bedecken und zehn Minuten einwirken lassen. Danach mit warmem Wasser abwaschen.

Muttermilch ersetzen

Pre-Nahrung ist ein zulässiger Ersatz, bis die Behandlungen Wirkung zeigen oder wenn das Stillen trotz aller Bemühungen nicht klappt. Ab dem sechsten Monat kann mit Wasser verdünnte Kuhmilch gegeben werden, ab zwölf Monaten unverdünnte Kuhmilch.

Um sie leichter verdaulich zu machen, sollte Kuhmilch wie folgt aufbereitet werden:

Ersatzmilch

10–15 Körnchen *Vidanga* (Falscher schwarzer Pfeffer) oder
1 TL *Laghupanchamula* (Mischung aus fünf Wurzeln)
150 ml Milch
150 ml Wasser

Alle Zutaten in einen Topf geben. Aufkochen lassen und dann auf kleiner Flamme köcheln, bis die Flüssigkeitsmenge auf die Hälfte reduziert ist.

Absieben und auf Körpertemperatur abkühlen lassen, bevor Sie das Baby damit füttern.

Babys, die gestillt werden, bekommen alle wichtigen Nährstoffe aus der Nahrung der Mutter über die Muttermilch zugeführt – in angemessener Form und der richtigen Menge. Um entsprechende Mängel der Kuhmilch auszugleichen, kann man ihr Nahrungsergänzungsmittel mit Kräutern wie *Ashwagandha* (Schlafbeere) oder *Kapikacchuh* (Juckbohne) beimischen. Die Milch sollte gesiebt werden, bevor sie dem Kind gefüttert wird. Strenge Hygiene und Sterilität sind bei dem oben geschilderten Verfahren natürlich besonders wichtig.

Das Wichtigste in Kürze

- Muttermilch ist die beste Nahrung für ein Neugeborenes.
- Innerhalb von 30 Minuten nach der Geburt wird das Baby in der Regel zum ersten Mal angelegt.
- In den ersten vier bis sechs Monaten sollte das Baby voll gestillt werden.
- Wenn Stillen nicht möglich ist, kann Pre-Nahrung als Ersatz verwendet werden.

Ein gesundes Baby

Ob Badezusätze oder Schlafregeln – im Ayurveda gibt es viele Möglichkeiten, um die gesunde Entwicklung des Babys ideal zu unterstützen. Alle Maßnahmen können ohne viel Aufwand in den Alltag integriert werden. Das schönste und innigste Ritual ist die ayurvedische Babymassage.

Babymassage: wohltuende Streicheleinheiten

Regelmäßiges Massieren stärkt die Knochen und Muskeln des Babys und sorgt dafür, dass seine Haut weich bleibt und regelrecht strahlt. Die Massage fördert auch das körperliche Wachstum und stärkt das Immunsystem des Babys, also seine Widerstandsfähigkeit gegen Krankheiten.

Die Babymassage wird bis zum Alter von zwei Jahren empfohlen. Massieren Sie Ihr Baby in den ersten acht bis neun Monaten am besten täglich, danach, bis zum Alter von zwei Jahren, nur noch ein- bis zweimal pro Woche.

Der ideale Zeitpunkt

- Der ideale Zeitpunkt für die Massage ist morgens vor dem Bad oder abends.
- Ihr Baby sollte wach, ruhig und weder hungrig noch gerade gefüttert worden sein. Dann kann es die Massage genießen und am besten davon profitieren.

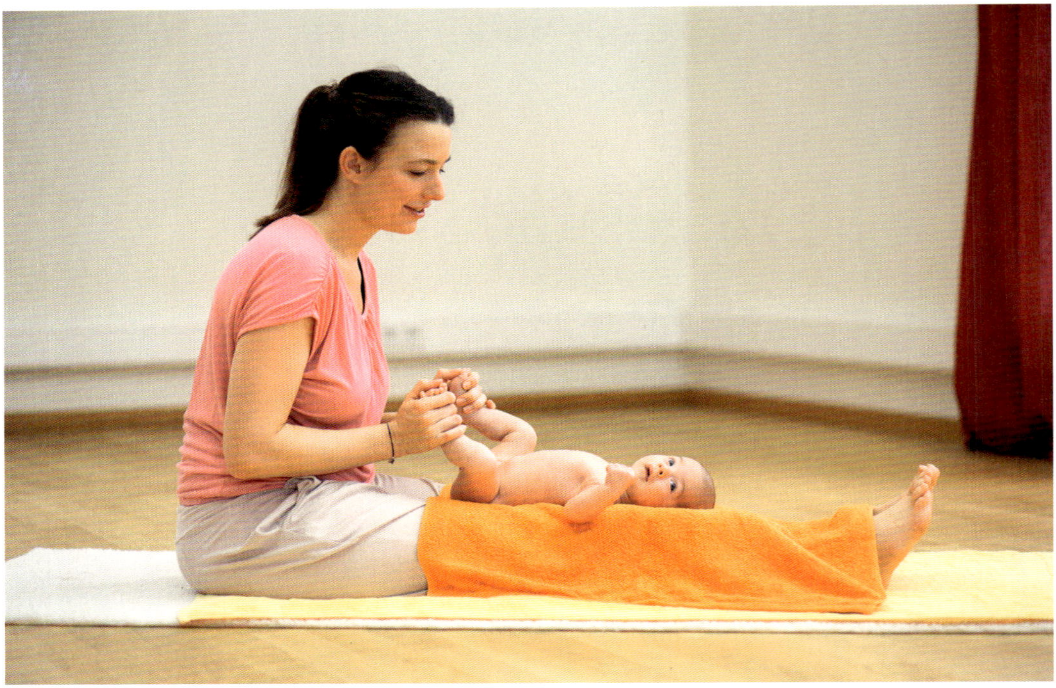

Die traditionelle ayurvedische Position für die Babymassage.

Der richtige Ort

- Führen Sie die Massage in einem gut gelüfteten und ruhigen Raum durch.
- Sorgen Sie dafür, dass der Raum warm genug ist und Ihr Baby keiner Zugluft ausgesetzt ist. Dafür können Sie auch eine Wärmelampe oder einen Heizstrahler einsetzen.
- Die traditionelle und einfachste Position, um das Massageöl aufzutragen, ist auf der Abbildung oben zu sehen. Dabei liegt das Baby auf Ihren Beinen. Wenn diese Position nicht möglich ist, kann das Baby auch auf einer weichen Decke auf dem Boden, dem Bett oder auf dem Wickeltisch massiert werden.

Die perfekte Vorbereitung

- Nehmen Sie Ringe, Uhren, Armbänder etc. ab.
- Waschen Sie sich sorgfältig die Hände und achten Sie darauf, dass Ihre Fingernägel kurz sind.
- Führen Sie die Massage sehr sanft durch. Im Ayurveda wird die Ganzkörpermassage *Abhyanga* genannt – große Einölung mit liebenden Händen. Verwenden Sie

ein spezielles medizinisches Babymassageöl, das leicht von der Haut aufgenommen wird und das Gewebe nährt. Auch Mandelöl, Olivenöl oder reines Kokosöl eignen sich, Letzteres allerdings nicht bei Kindern mit Neurodermitis.

- Wärmen Sie das Öl in der kalten Jahreszeit etwas an. Sorgen Sie außerdem dafür, dass Ihre Hände warm und weich sind.
- Halten Sie ein zusätzliches Tuch parat, um das Baby an den Körperstellen abzudecken, wo es gerade nicht massiert wird.

Gut zu wissen

- Während der Massage gleiten Ihre Hände sanft über die Haut. Tragen Sie das Öl so auf, als würden Sie liebevoll und vorsichtig mit dem Baby spielen. In aller Regel hat es dann große Lust mitzumachen.
- Babys genießen die Massage besonders, wenn man währenddessen leise mit ihnen spricht oder singt. Erklären Sie ihm beispielsweise, was Sie gerade tun.
- Ihr Griff sollte fest und zugleich sanft sein, damit es nicht kitzelt. Halten Sie während der Massage immer Kontakt: Eine Hand sollte das Baby ständig berühren.
- Je nach Stimmung und Laune Ihres Babys kann die Massage zwischen zehn und 20 Minuten dauern.

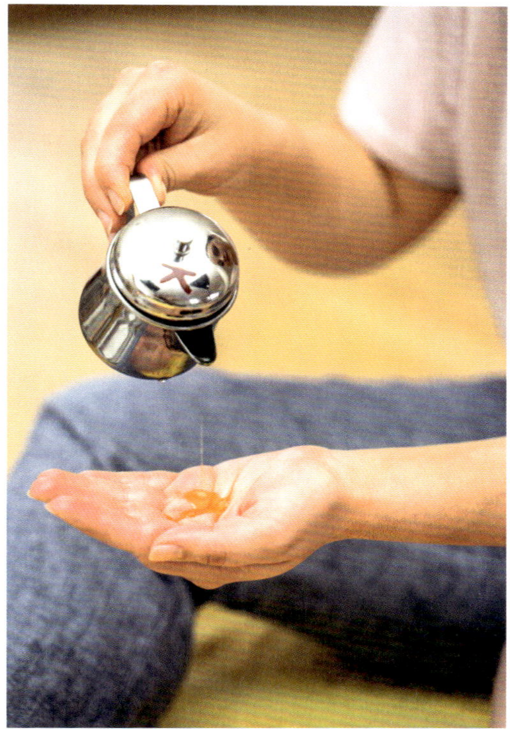

Vor dem Einsatz sollte das Massageöl leicht angewärmt werden.

Massagetechniken

Entspannen Sie Ihre Schultern und reiben Sie die Hände aneinander, um sie zu wärmen, bevor Sie mit der Massage beginnen. Führen Sie langsame und rhythmische Bewegungen durch.

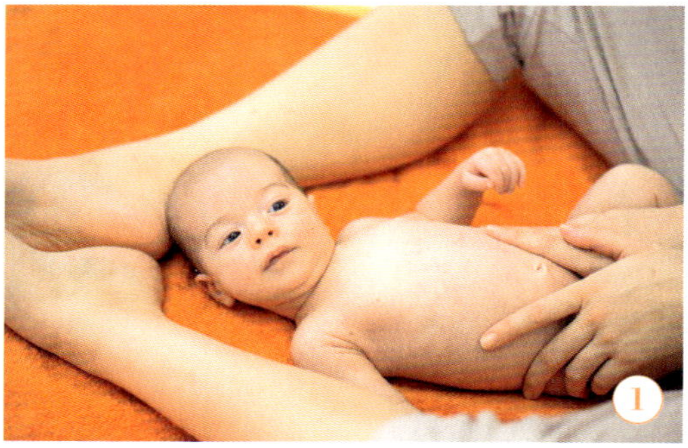

Die Streichtechnik

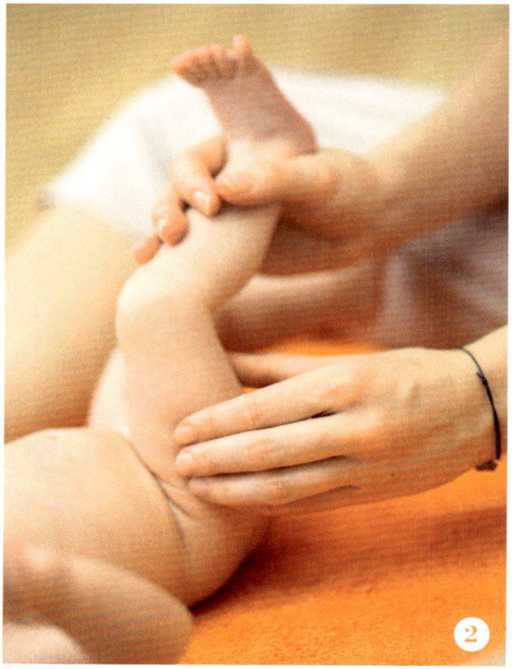

Die Knettechnik

Es gibt zwei grundlegende Massagetechniken:

1. Streichen: Gleiten Sie mit den ganzen Händen sanft und in einer wischenden Bewegung auf der Babyhaut entlang. Bleiben Sie mit der Handfläche immer in Kontakt mit Babys Haut (1).
2. Kneten: Setzen Sie Ihre Finger- und Daumenspitzen ein, um die Muskeln unter der Haut sehr sanft zu bewegen. Diese Technik wirkt in etwas tieferen Schichten (2).

Bevor es losgeht

- Tragen Sie ein wenig Massageöl auf die Fontanelle auf – so viel, wie von der Haut aufgenommen wird. Gehen Sie mit großer Achtsamkeit vor, lassen Sie sich Zeit, und warten Sie, bis das Öl aufgenommen ist (3).
- Danach applizieren Sie zwei bis drei Tropfen Öl in den Nabel und zwei bis drei Tropfen in jedes Ohr (nicht bei Mittelohrentzündung).

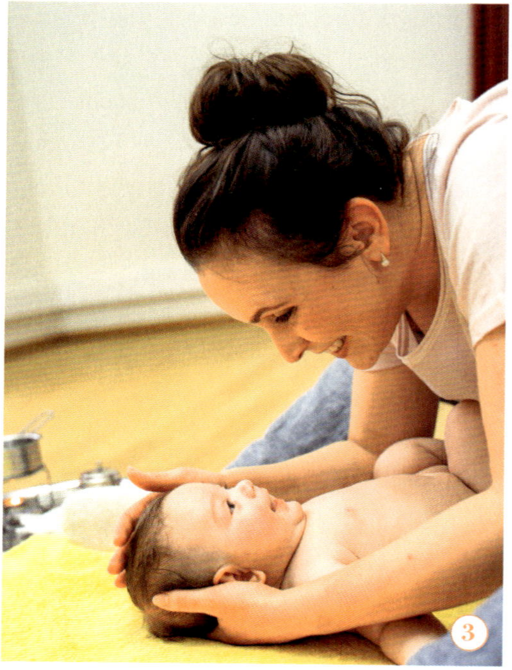

Die Massage – Schritt für Schritt

Beginnen Sie mit der Massage bei den Beinen, danach folgen Arme, Brust, Bauch, Gesicht und schließlich Rücken und Nacken.

Schritt 1 – Massage der Beine

- Tragen Sie ein paar Tropfen Öl auf Ihre Handflächen auf, verreiben Sie diese in den Händen, und beginnen Sie bei der rechten Fußsohle mit der Massage (1). Massieren Sie weiter in kreisenden Bewegungen mit den Daumen von der Ferse bis zu den Zehen. Arbeiten Sie nun mit der Handfläche weiter und massieren Sie sanft Fußsohle und -rücken. Nehmen Sie jede Zehe zwischen Daumen und Zeigefinger und massieren Sie sie leicht. Streichen Sie bis zu jeder Zehenspitze. Beginnen Sie bei der großen Zehe und enden Sie bei der kleinen (2).
- Heben Sie den rechten Fuß mit beiden Handflächen an und massieren Sie das Sprunggelenk in kreisenden Bewegungen. Folgen Sie dabei mit den Fingern der natürlichen Form des Gelenks, zunächst auf der rechten, dann auf der linken Seite (3).

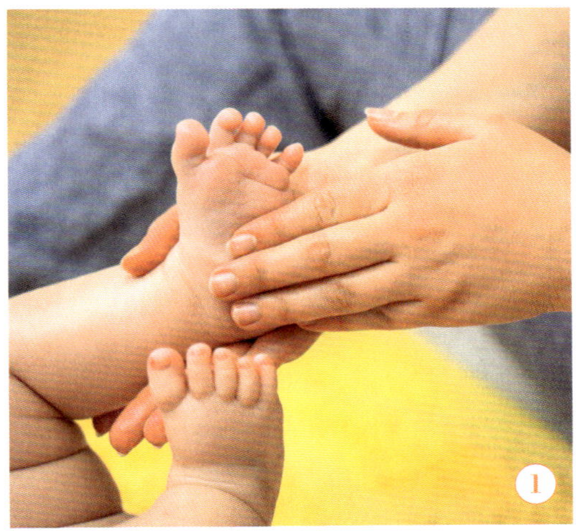
1

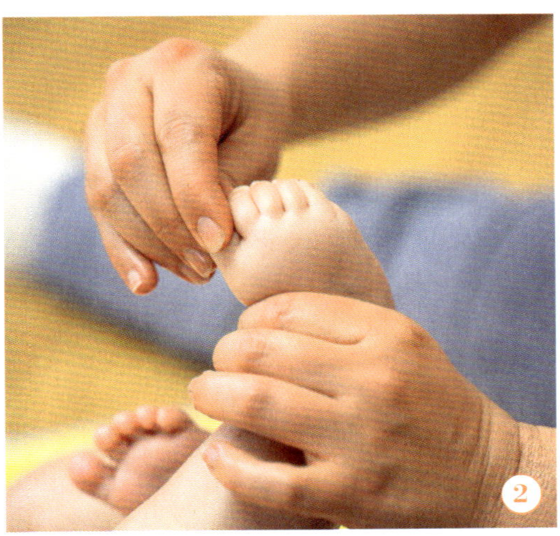
2

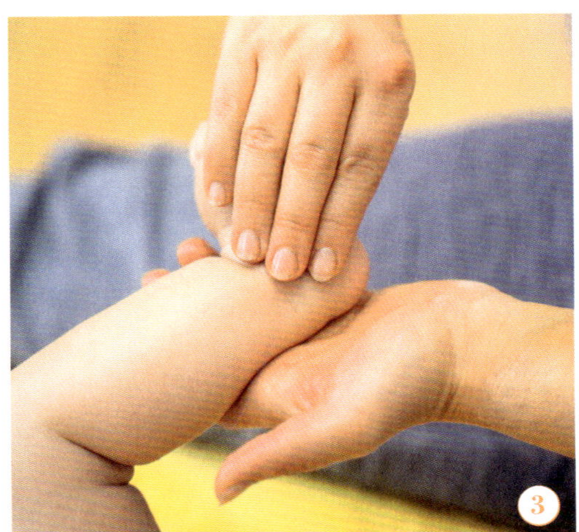
3

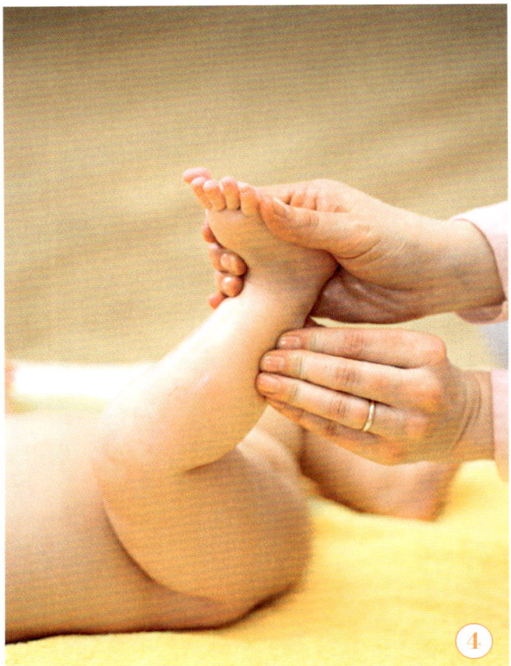

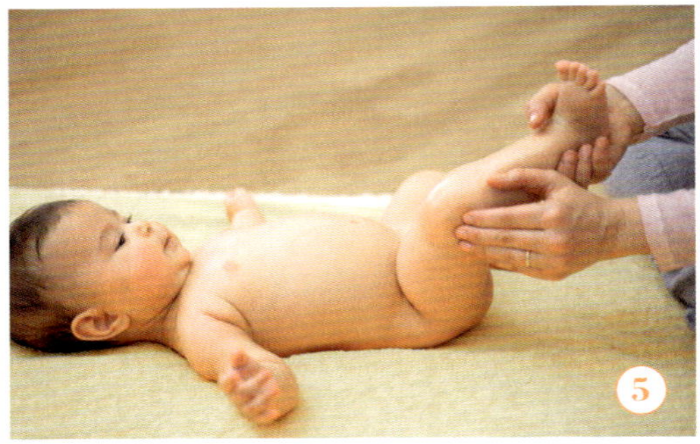

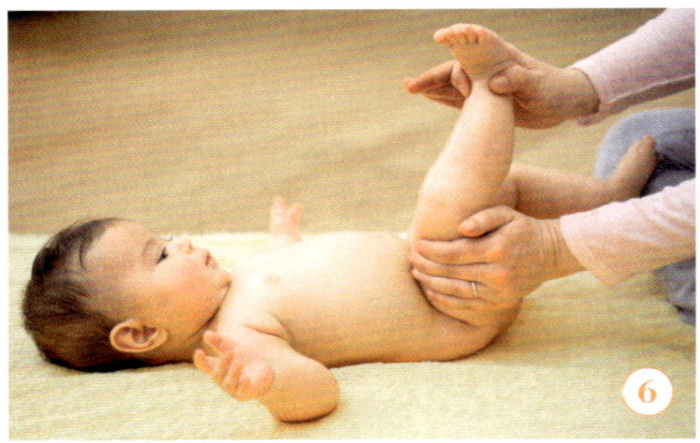

- Nehmen Sie etwas mehr Öl, tragen Sie es sanft auf die Waden und die Schienbeinregion auf und verstreichen Sie es. Während Sie mit der linken Hand das Füßchen unterstützen, führen Sie mit der rechten Hand kleine kreisende Bewegungen durch und kneten dann den Wadenmuskel zwischen Ihrem Daumen auf der einen und den vier Fingern auf der anderen Seite (4).
- Massieren Sie mit Ihren Fingern in kreisenden Bewegungen das Kniegelenk (5).
- Tragen Sie neuerlich etwas Öl auf, und kneten Sie vorsichtig die Oberschenkelmuskeln, indem Sie Ihre Finger und den Daumen einsetzen. Stützen Sie das Bein gut mit der anderen Hand ab (6).
- Beenden Sie die Fuß- und Beinmassage, indem Sie zwei- bis dreimal über das ganze Bein nach oben streichen – vom Fuß bis zum Po.
- Wiederholen Sie die gleichen Schritte beim linken Bein.

Schritt 2 – Massage der Arme

- Tragen Sie ein paar Tropfen Öl auf Ihre Handflächen auf, nehmen Sie die rechte Hand des Babys, und beginnen Sie bei der Handfläche mit der Massage (1, rechts). Führen Sie kleine, kreisende Bewegungen durch. Der Daumen streicht über die Handfläche des Babys, zwei Finger liegen auf dem Handrücken. Massieren Sie nun leicht

Finger für Finger bis zur Fingerspitze (2). Abschließend streichen Sie mit den Daumen auch den Handrücken aus.

- Tragen Sie etwas mehr Öl auf den Unterarm auf. Massieren Sie das Handgelenk in einer kreisenden Bewegung. Gehen Sie dann unter Verwendung der Knettechnik mit Fingern und Daumen zur Massage des Unterarms über. Arbeiten Sie von der Handfläche in Richtung Schulter nach oben (3).
- Massieren Sie in einer kreisenden Bewegung das Ellenbogengelenk. Tragen Sie etwas Öl von Ihrer Hand auf den Oberarm und die Schulter auf. Drücken Sie mit Fingern und Daumen zart die Muskeln. Setzen Sie die Knettechnik ein, und arbeiten Sie sich vom Ellenbogen bis zur Schulter hoch (4).
- Massieren Sie in kreisenden Bewegungen die Schulter (5).
- Beenden Sie die Armmassage, indem Sie zwei- bis dreimal von unten nach oben über den Arm streichen.
- Wiederholen Sie die gleichen Schritte beim linken Arm.

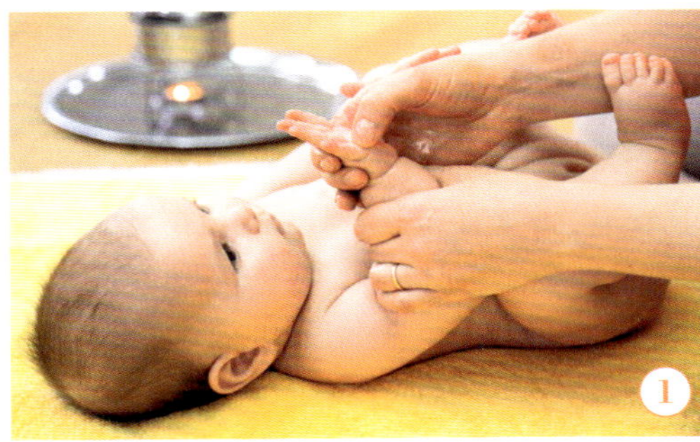
1

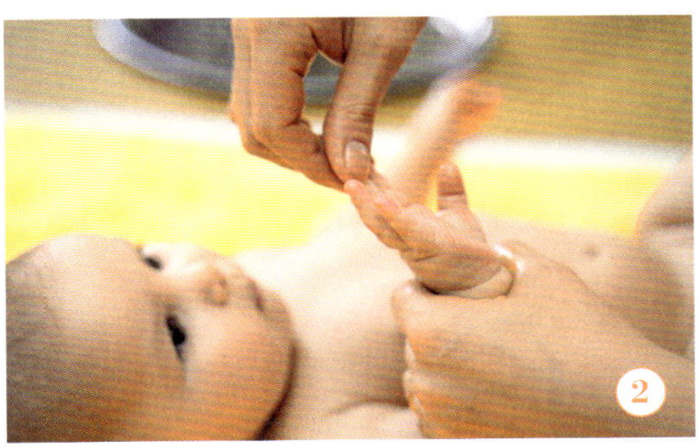
2

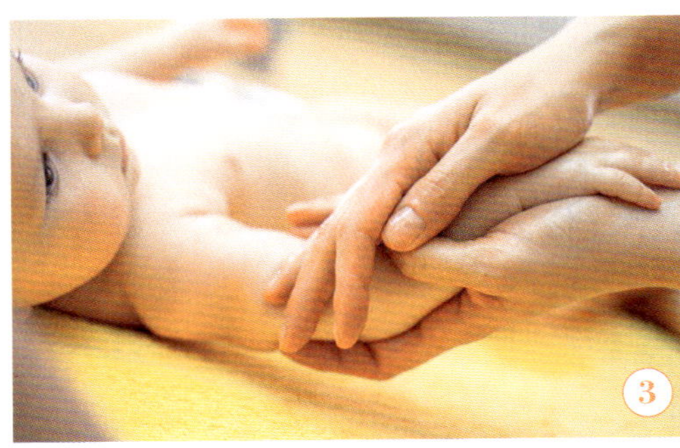
3

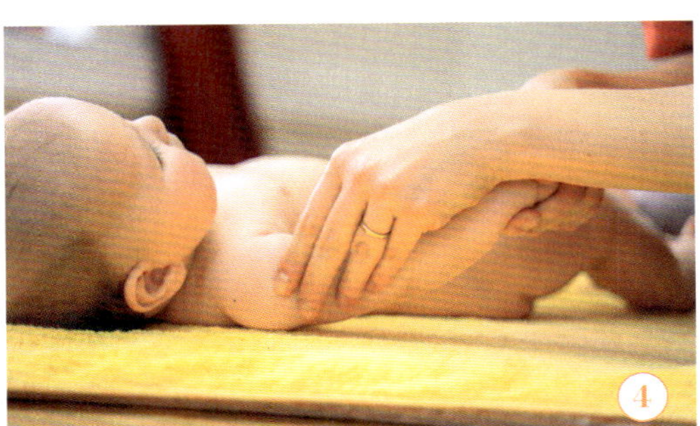
4

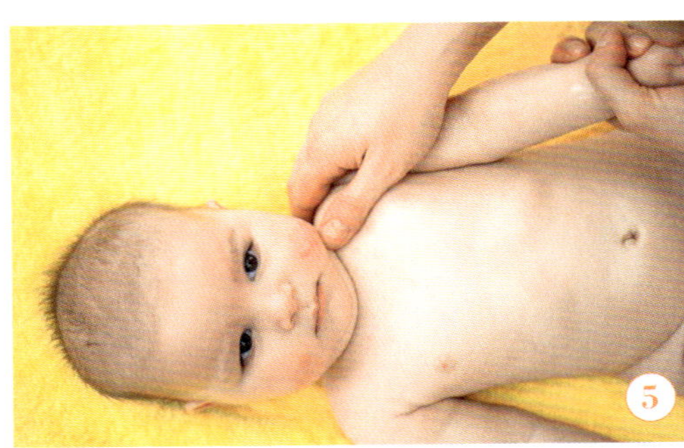
5

Schritt 3 – Massage von Bauch und Brust

- Tragen Sie Öl auf das Bäuchlein auf.
- Streichen Sie mit den Fingerspitzen und einem Teil der Handfläche sanft im Uhrzeigersinn um den Nabel. Diese Bewegung folgt der natürlichen Richtung des Dickdarms.

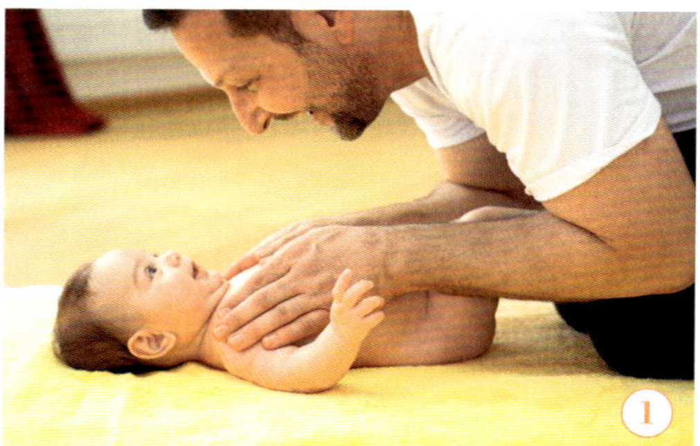

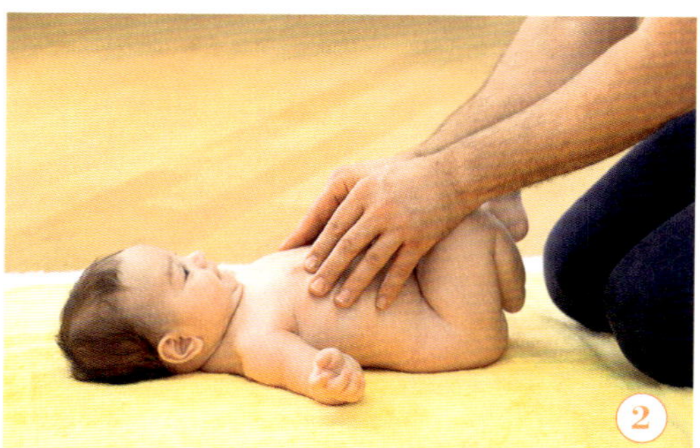

- Tragen Sie nun auf der Brust Öl auf (1). Beginnen Sie in der Mitte der Brust, und setzen Sie beide Hände ein. Streichen Sie nach oben und kommen Sie in einem Kreis zurück zum Ausgangspunkt. Versuchen Sie den Ausnehmungen zwischen den Rippen zu folgen (2). Damit massieren Sie die kleineren Muskeln zwischen den Rippen, die für die Atmung verwendet werden.
- Die Vorderseite der Schultern können Sie bei diesem Massageschritt miteinbeziehen.
- Vier- bis fünfmal wiederholen.

Schritt 4 – Gesichtsmassage

- Tragen Sie etwas Öl auf Ihre Handflächen auf, verreiben Sie es zwischen den Händen und streichen Sie mit den Fingern kreisförmig gleichzeitig über beide Wangen (1, rechts).
- Beginnen Sie den Kreis an der inneren Ecke des Wangenknochens, zwischer der Oberlippe und der Nase, folgen Sie dann dem Wangenknochen nach oben und außen, bevor Sie wieder zum Ausgangspunkt zurückkommen. Zwei- bis dreimal wiederholen.
- Massieren Sie nun das Kinn, indem Sie in der Mitte des Kinns beginnen und dann mit beiden Daumen auf jeder Seite Richtung Ohren streichen. Zwei- bis dreimal wiederholen.
- Massieren Sie den Nasensteg sanft von unten nach oben mit Daumen und Zeigefinger (2, rechts).
- Zur Massage der Stirn streichen Sie mit den Fingern von der Mitte der Stirn zu den Schläfen (3, rechts). Zwei- bis dreimal wiederholen.
- Tragen Sie etwas Öl von Ihrer Hand auf beide Ohrläppchen auf und folgen Sie der natürlichen Form des Ohrs. Massieren Sie in kleinen Kreisen entlang der äußeren

Ohrmuschel nach oben, und streichen Sie dann zurück zum Ohrläppchen (4). Zwei- bis dreimal wiederholen.

- Wenn Sie sich ganz an die Regeln der klassischen ayurvedischen Babymassage halten möchten, können Sie mit dem Zeigefinger zwei bis drei Tropfen Ghee in die Nasenlöcher des Babys auftragen.

Schritt 5 – Massage von Rücken und Nacken

- Drehen Sie Ihr Baby nun vorsichtig auf den Bauch. Tragen Sie Öl von Ihren Händen auf beide Pobacken auf und massieren Sie mit den Handflächen in einer kreisenden Bewegung (1, Seite 214).
- Verteilen Sie Öl auf dem Rücken und achten Sie darauf, dass Sie keinen Druck auf die Wirbelsäule ausüben. Machen Sie kleine, kreisende Bewegungen mit dem Daumen rechts und links der Wirbelsäule. Arbeiten Sie sich von unten nach oben vor. Einmal wiederholen (2, Seite 214).
- Streichen Sie mit den Handflächen auf beiden Seiten der Wirbelsäule vom Po zum Nacken. Ein- bis zweimal wiederholen (3, Seite 214).
- Tragen Sie nun etwas Öl auf den Nacken auf. In diesem Bereich müssen Sie sehr vorsichtig vorgehen.

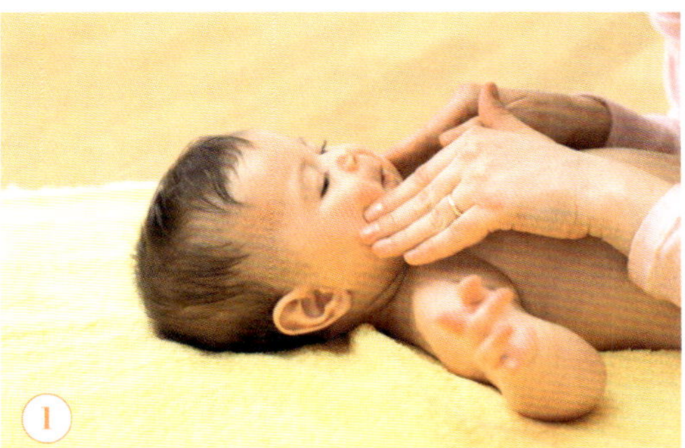
1

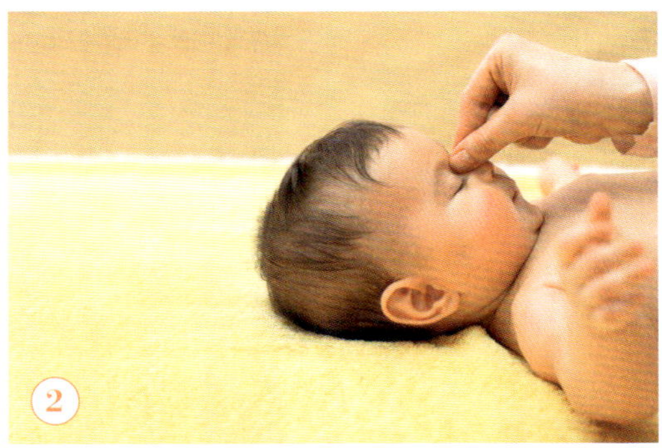
2

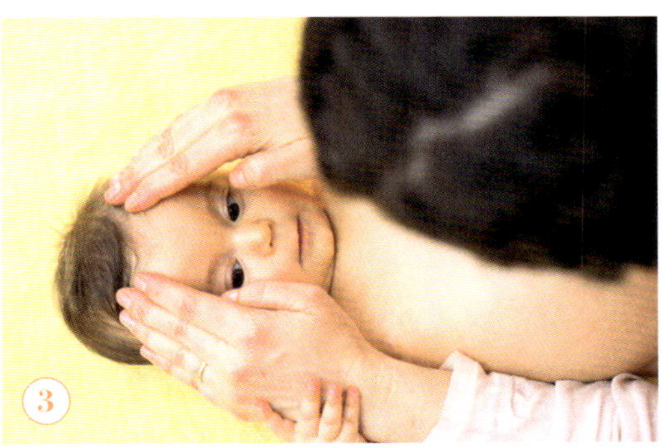
3

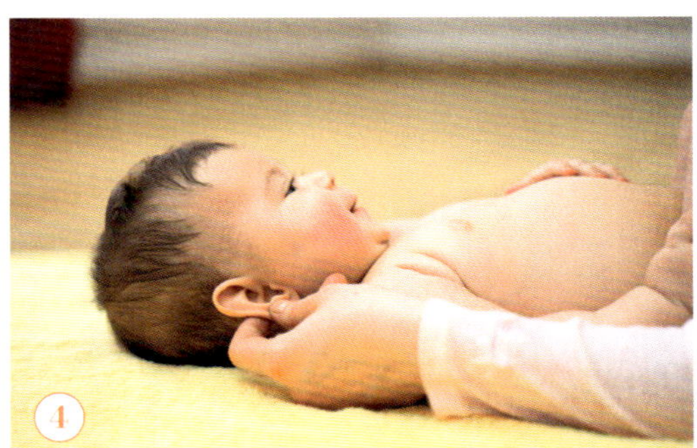
4

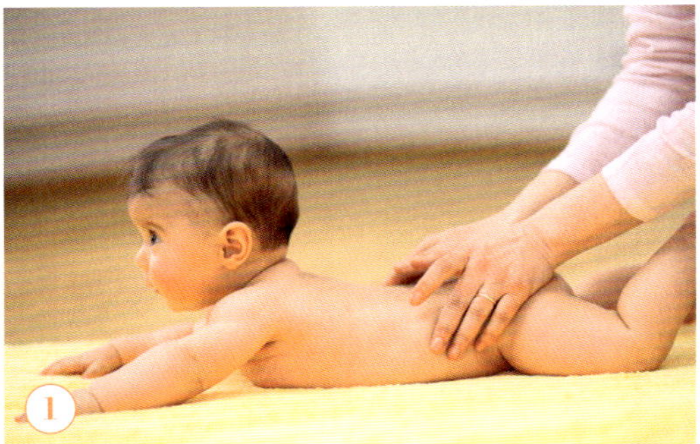

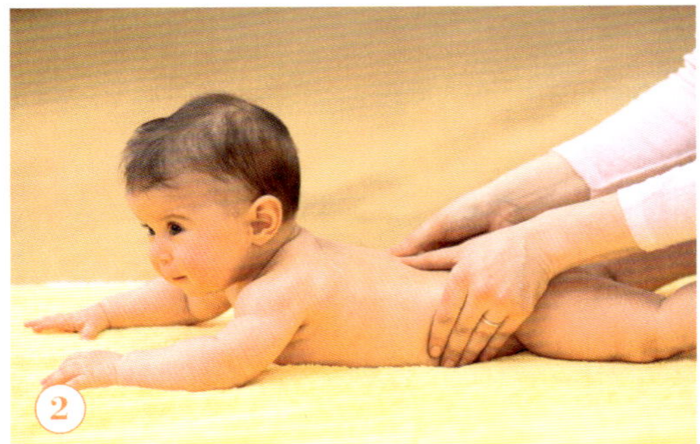

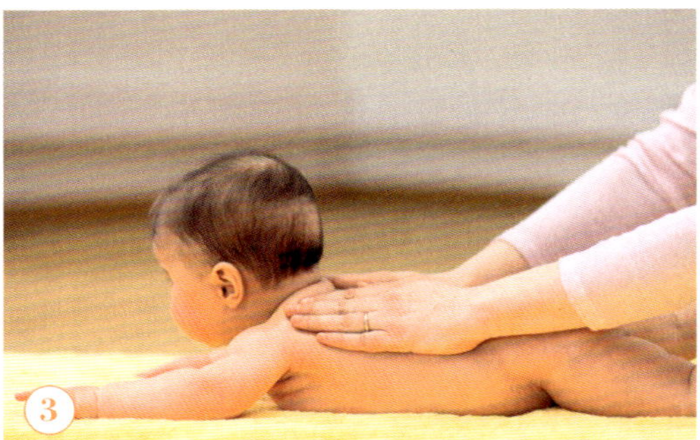

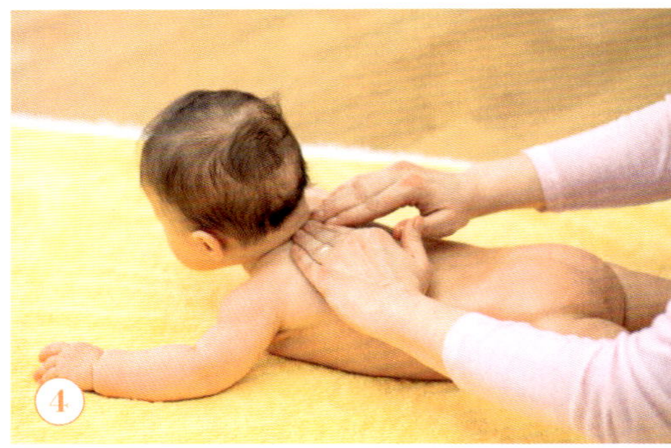

- Massieren Sie sanft mit den Fingerspitzen in kleinen kreisenden Bewegungen die Nackenmuskeln (4). Beginnen Sie bei den Schultern und beenden Sie diesen Teil der Massage auf dem Oberkopf. Ein- bis zweimal wiederholen. Falls das Baby weint oder unruhig wird, lassen Sie den Nacken aus und verstreichen Sie dort nur etwas Öl.
- Tragen Sie in einer kreisenden Bewegung mit der Handfläche etwas Öl auf den Hinterkopf auf. Drehen Sie das Baby wieder auf den Rücken. Heben Sie ein Füßchen an und verteilen Sie mit der anderen Hand Öl in die Falten in der Leiste. Wiederholen Sie das auf der anderen Seite.
- Tragen Sie zuletzt sehr sanft jeweils ein bis zwei Tropfen Öl auf die Genitalien und den Anus auf.

Zum Abschluss

Wickeln Sie das Baby in ein weiches Baumwolltuch und lassen Sie es mindestens 20 Minuten spielen, bevor Sie es baden.

Für Babys Wohl

Neben der Massage gibt es noch weitere Empfehlungen für Babys Wohl.

Baden

Im Ayurveda wird empfohlen das Baby täglich mit einem Kräuterpulver zu baden. Das Badewasser sollte 37 bis 38 Grad warm sein.

Baby-Badepulver

10 g Sandelholzpulver
30 g *Anantmul* (Sarsaparille)
5 g Kurkuma
50 g Kichererbsen- oder *Masoor*-Mehl (Masurlinsen-Mehl)

Zutaten mischen und eine Dose füllen.

Tägliche Zubereitung

Ein bis zwei Esslöffel Milch oder Sahne

Einen Esslöffel der Mischung mit Milch bzw. Sahne zu einer Paste verarbeiten und dem Badewasser zugeben.

Auch der Raum, in dem Sie Ihr Baby baden, sollte frei von Zugluft und warm sein. Wickeln Sie Ihr Baby sofort nach dem Baden in ein weiches Frottee- oder Musselintuch und trocknen Sie es sanft ab.

Textilien für Babys zarte Haut

Kleidung, Tücher und Bettwäsche des Babys sollten aus weicher Baumwolle oder Seide sein. Achten Sie darauf, dass Ihr Baby keine enge Kleidung trägt, besonders keine einengende Unterwäsche. Verschließen Sie auch die Windeln nicht zu eng um den Bauch.

Schutz für Ohren und Kopf

Im Ayurveda werden auch die Ohren gepflegt, indem man einen Tropfen warmes Babymassageöl in den Gehörgang einbringt. Danach mit einem Wattebausch schützen. Nur bei Mittelohrentzündungen ist dies kontraindiziert. Bedecken Sie den Kopf des Babys danach mit einer Mütze. In den ersten Wochen sollte ein Neugeborenes immer eine Kopfbedeckung tragen, auch im Sommer.

Einen guten Schlaf fördern

Schlaf ist für die Entwicklung des Babys besonders wichtig. Anfangs schlafen Babys 16 bis 20 Stunden und wachen vor allem dann auf, wenn sie Hunger haben. Neugeborene schlafen meist sofort nach dem Füttern ein.

vedisches wissen

Jeden Tag sollte in jedes Ohr ein wenig lauwarmes Öl getropft werden.

Ashtangasangraha Uttarasthana

Mit zunehmendem Alter nimmt der Schlafbedarf langsam ab.

Der Raum, in dem das Baby schläft, sollte nicht zu warm sein und nur von den Eltern betreten werden. Schützen Sie Ihr Baby vor Zugluft und achten Sie darauf, dass es ungestört schlafen kann. Besucher, laute Musik oder Handyklingeln können den Schlaf des Babys stören, deshalb sollte sein Schlafbereich ruhig und weitab von Geräuschen oder Verkehrslärm liegen. Ayurveda empfiehlt, das Baby in seinem eigenen Bett schlafen zu lassen, aber in der Nähe seiner Eltern. So können Sie Ihr Kind im Auge behalten, und das Baby fühlt sich sicher und beschützt. Laut *Vastu*, der indischen Architekturlehre, vergleichbar mit dem chinesischen Feng Shui, soll das Kind mit dem Kopf nach Osten schlafen.

Achten Sie darauf, dass Ihr Säugling nicht nur auf dem Rücken schläft, sondern drehen Sie ihn gelegentlich auch auf die Seite. Dann kann ein Kissen oder eine Baumwollrolle verwendet werden, um den Rücken zu unterstützen. Das Schlafen in Bauchlage wird nicht empfohlen, da die Gefahr des plötzlichen Kindstods in dieser Schlafposition steigt. Wenn es wach ist, sollte das Baby aber immer mal wieder auch auf dem Bauch liegen.

Vorsichtsmaßnahmen zum Schutz des Babys

Besonders im ersten Jahr muss das Kind vor übermäßiger Hitze, furchterregenden Bildern sowie zu starkem Licht geschützt wer-

vedisches wissen

Es ist nicht gut, ein schlafendes Kind plötzlich aufzuwecken. Das Baby sollte nicht hochgehoben werden, ohne dass es vorher geweckt wurde.

Ashtangasangraha Uttarasthana

den. Es sollte nicht direkt in eine Lichtquelle schauen, etwa wenn seine Wiege oder der Wickelplatz unter einer Lampe liegt, und auch nicht in der Nähe eines Bildschirms schlafen. Denn es ist wichtig, die Sinne des Babys vor Überanstrengung oder Verletzungen zu schützen, bis sie gut entwickelt sind. So hängt beispielsweise vom Hörzentrum im Gehirn des Babys auch die Sprachentwicklung ab.
Auch energetisch können Sie Ihr Baby schützen – beispielsweise mit Kräuter-Reis-Säckchen, die verhindern, dass negative Energien in einen Raum eindringen.

Schützende Kräuter-Reis-Säckchen

1 EL *Vaca* (Indischer Kalmus), fein gemahlen
1 EL *Kushta* (Indische Kostuswurzel)
1 EL Asafoetida
1 EL gelbe Senfsamen
1 EL Leinsamen
1 EL Knoblauchpulver
1 EL Reiskörner
etwas Seidenstoff

Mischen Sie alle Zutaten, teilen Sie sie in zwei Häufchen und wickeln Sie diese in Seidenstoff zu zwei kleinen Bündeln. Befestigen Sie eines dieser Bündel an der Tür des Babyzimmers und das zweite an der Wiege des Babys. Binden Sie die Bündel locker, damit sich ihr Duft gut verbreiten kann.

Das Wichtigste in Kürze

- Babymassage ist eines der schönsten und innigsten Rituale für Mutter und Kind.
- Für die körperliche, seelische und intellektuelle Entwicklung des Kindes ist es wichtig, dass es lang genug sowie tief und fest schläft.
- Schützen Sie Ihr Baby auch energetisch vor negativen Einflüssen.

Vedisches Wissen

Alle unnatürlichen und lauten Geräusche, ungewöhnlichen Formen, furchterregenden Bilder oder Situationen, die dem Baby schaden könnten, sollten von ihm ferngehalten werden.
Fremden sollte nicht erlaubt werden, das Baby unbekleidet auf den Arm zu nehmen. Das Baby darf nicht mit Schwung in die Arme einer anderen Person gelegt oder in die Luft geworfen werden.

Ashtangasangraha Uttarasthana

Ernährung des Babys

Üblicherweise wird zwischen dem fünften und siebten Monat damit begonnen zuzufüttern. Nach und nach werden die Milchmahlzeiten durch Beikost, also feste Nahrung, ersetzt. Auch wenn das Kind weiterhin gestillt werden soll, reicht ihm die Muttermilch nicht mehr. Es braucht zunehmend mehr Energie und Nährstoffe, je größer es wird. Lassen Sie sich und Ihrem Baby aber ausreichend Zeit für die Umstellung.
Von diesen Empfehlungen weicht die ayurvedische Lehre kaum ab, auch wenn der Ablauf und die Beikostmahlzeiten andere sind.

Von der Muttermilch zur festen Nahrung

Die Ernährung des Babys ist im Ayurveda in drei Stadien eingeteilt:

1. *Kshirapa*: In den ersten vier bis sechs Monaten, dem *Kshirapa*-Stadium, wird das Baby idealerweise ausschließlich von Muttermilch ernährt.
2. *Kshiranna*: Danach werden nach und nach andere Lebensmittel gefüttert und die Muttermilch langsam reduziert. Das *Kshiranna*-Stadium dauert, bis das Kind etwa zwei Jahre alt ist.
3. *Anna*: Im Alter von zwei Jahren soll das Kind komplett auf feste Nahrung umgestiegen sein. Damit beginnt das *Anna*-Stadium.

Zufüttern vor dem ersten Geburtstag

Das *Kshiranna*-Stadium beginnt mit einem Ritual namens *Annaprashana*. An einem günstigen Tag zwischen dem fünften und siebten Monat wird das Kind mit einem leichten, dünnen Grießbrei, *Kheer* (siehe Rezept auf Seite 243), mit einem Silberlöffel aus einer Silberschale gefüttert. Das ist seine erste Mahlzeit neben der Muttermilch.

vedisches wissen

Nach *Annaprashana-Sanskara* kann dem Baby allmählich immer mehr feste Nahrung gefüttert werden, während die Menge an Muttermilch nach und nach reduziert wird. Je langsamer diese Umstellung auf feste Nahrung erfolgt, desto geringer ist die Gefahr, dass das Baby krank wird.

Ashtangasangraha Uttarasthana

Babynahrung sollte flüssig oder breiförmig sein, ohne größere Stücke und weder zu kalt noch zu heiß. Vor allem flüssiger Brei *(Kheer)*, Fruchtsaft, Gemüsesuppen und breiig gekochter Reis und Mung Dal eignen sich im Alter von vier bis zwölf Monaten für das Baby. Nehmen Sie aber alle Nahrungsmittel erst nach und nach in seinen Speiseplan auf. Wenn Ihr Baby in der Lage ist, die leichtesten von ihnen zu verdauen, kann nach einigen Tagen weitere Kost eingeführt werden. Beispielsweise beginnen Sie zuerst zehn bis 14 Tage lang mit *Kheer* und nehmen nach einigen Tagen zehn bis 14 Tage lang Fruchtsäfte hinzu. Dann können Gemüsesuppen folgen etc.

Gekochtes oder fertig zubereitetes Essen sollte ein Baby anfangs nur einmal am Tag bekommen. Hat es sich daran gewöhnt, kann es zweimal am Tag damit gefüttert werden. Die beste Zeit für feste Babynahrung ist eher tagsüber als am Abend. Lehnt Ihr Kind ein bestimmtes Nahrungsmittel ab, sollten Sie es ihm nicht aufzwingen, sondern es nach ein paar Tagen einfach wieder versuchen. Während sich die Geschmacksknospen eines Babys an verschiedene Nahrung gewöhnen, entwickelt es seine eigenen Vorlieben und Abneigungen. Manche Babys haben eine Abneigung gegen geschmacksintensives, andere eher gegen ungewürztes Essen.

Achten Sie darauf, dass das Essen des Babys leicht verdaulich ist und im ersten Jahr nur ein Minimum an Salz und Zucker enthält. Fertige Babynahrung im Gläschen und Breimischungen zu füttern ist ab und zu in Ordnung, auch wenn sie nicht ganz so hochwertig ist wie selbst gekochte Mahlzeiten. Wählen Sie aber Produkte, die keinen versteckten Zucker (z. B. Glukosesirup) oder andere unnötige Zutaten wie künstliches Vanillearoma enthalten, und fügen Sie allen Gerichten etwas Ghee zu.

Gerichte für das Kshiranna-Stadium

***Kheer*:** Dieses breiähnliche süße Gericht, hergestellt aus Milch und einem Getreide wie Reis, Grieß oder Fingerhirse ist sehr gesund. Etwa die Hälfte bis Dreiviertel einer kleinen Tasse *Kheer* kann einem Baby auf einmal gefüttert werden. Süßen Sie das Gericht so zurückhaltend wie möglich.

Fruchtsaft: Der frisch gepresste Saft süßer saisonaler Früchte wie Trauben, Äpfel oder Papayas eignet sich auch schon vor dem ersten Geburtstag. Da Äpfel schwer verdaulich sind, sollten sie gedämpft, zerdrückt und dann durch ein Sieb passiert werden, um an den Saft zu gelangen. Papayas können Sie mit der Hand zerdrücken und dann das Fruchtfleisch sieben. Zwei bis drei Teelöffel Saft von jeder Frucht können Sie Ihrem Baby auf einmal geben. Bananen sollten Sie am besten erst füttern, wenn Ihr Kind mindestens ein Jahr alt ist, denn sie erhöhen *Kapha Dosha*, das im ersten Lebensjahr ohnehin dominiert.

Gemüsesuppe: Ein oder zwei Gemüsesorten – geeignet sind z. B. Kürbis, Spinat, Zucchini und Möhren – in etwas Wasser kochen und pürieren. Ghee und eventuell je eine Prise gemahlenen Kreuzkümmel, Salz und Zucker hinzufügen. Von dieser Suppe wird dem Baby etwa eine halbe Tasse auf einmal gefüttert.

Zufüttern nach dem ersten Geburtstag

Wenn das Kind ein Jahr alt ist, sollte die Betonung langsam auf fester Nahrung liegen. Zu diesem Zeitpunkt hat das Kleinkind schon Milchzähne und kann besser kauen und schlucken. Deshalb muss seine Ernährung entsprechend angepasst werden. Achten Sie darauf, dass alles, was Ihr Kind zu sich nimmt, leicht verdaulich ist und alle Nährstoffe enthält, die für sein Wachstum nötig sind.

Steigern Sie den Anteil an fester Nahrung und geben Sie Ihrem Kind Reis, ungesäuertes Brot und leichte Mung-Dal-Gerichte (z. B. *Khichadi*, siehe Rezept auf Seite 246 f.). Diese können Sie mit Gemüsesorten wie Möhren, Roter Bete, Kartoffeln und Spinat ergänzen.

Die Fruchtsäfte können Sie durch gedünsteten Apfel, Birne, Papaya (alles püriert) oder eine viertel zerdrückte Banane ersetzen. Da Bananen *Kapha Dosha* steigern, sollen sie mit ein wenig Honig gemischt werden. Steigern Sie die Essensmenge ganz allmählich und geben Sie dem Essen Ghee zu.

Wenn Ihr Kind vegetarisch ernährt wird, sollte es mindestens einmal am Tag ein Linsengericht bekommen, weil Hülsenfrüchte die notwendigen Proteine für sein Wachstum liefern. Stimmen Sie sich aber immer mit Ihrem Kinderarzt ab, welche Ernährung für Ihr Kind optimal ist.

Sowohl das geistige als auch das körperliche Wachstum geht in dieser frühen Lebensphase sehr schnell vonstatten. Insbesondere das Gehirn entwickelt sich am stärksten in der Kindheit. Deshalb ist nahrhaftes Essen so wichtig.

Kuhmilch wird übrigens nicht nur in der ayurvedischen Tradition auch nach dem Abstillen weiterhin gegeben, da sie wichtige Stoffe für das Wachstum der Knochen liefert. Bis zum Alter von fünf Jahren soll ein Kind zwei- bis dreimal täglich eine Tasse handwarme Milch bekommen. Der Milch können ayurvedische Nahrungsergänzungsmittel wie *Anant Kalpa* (ein Zuckergranulat mit verschiedenen Kräuterauszügen) beigefügt werden, um sie zu verfeinern. Mehr zum Thema Milch lesen Sie auf Seite 69 f.

Die Mahlzeiten eines Kindes in den ersten beiden Lebensjahren sollten zwar vorrangig süß (wie die Muttermilch) schmecken, das heißt aber nicht, dass es Schokolade, Torten und Kuchen essen soll. Solche Süßigkeiten sind schwer verdaulich – insbesondere, wenn sie industriell hergestellt sind und Rübenzucker, Glukosesirup oder Transfette enthalten. Bittere und würzig-scharfe Kost sollten Sie so spät wie möglich einführen und dann auch nur in kleinen Mengen, da das Verdauungssystem des Kindes zart und empfindlich ist.

Auf die Liste der zu vermeidenden Lebensmittel gehören nach ayurvedischem Verständnis nichtvegetarische Lebensmittel, Eier, Käse, Joghurt in übermäßigen Mengen, Kuchen, Kekse und andere Weißmehlprodukte, Erbsen, Sprossen sowie saure Früchte wie Ananas und Orangen. Auch Frittiertes und Fertiggerichte sowie stark verarbeitete Nahrungsmittel sollte ein kleines Kind nicht essen. Von der Kombination aus Milch oder Sahne mit Früchten wird ebenfalls abgeraten, weil sie bei entsprechender Konstitution zu Allergien und Hautausschlägen führen kann.

Ernährung nach dem zweiten Geburtstag

Ab dem zweiten Lebensjahr kann ein Kleinkind komplette Mahlzeiten essen. In der ayurvedischen Tradition besteht ein Mittagessen für Kinder idealerweise aus Linsen, Reis mit Ghee, Gemüse, Fladenbrot, Salat und Buttermilch. Wenn sich Kinder schon früh daran gewöhnen, lernen sie, alle Gemüsesorten, Obst und Suppen zu essen.

In diesem Stadium haben die Kinder normalerweise noch keine Vorlieben und Abneigungen entwickelt, und selbst wenn, können diese bis zu einem gewissen Grad noch verändert werden. Ernähren Sie Ihr Kind möglichst abwechslungsreich und machen Sie es mit den verschiedensten Gemüsesorten vertraut – das ist ein wichtiger Eckpfeiler für eine stabile Gesundheit.

Der beste Snack für Kinder sind Rosinen, Feigen, getrocknete Datteln, Mandeln oder auch Energie-Bällchen aus Mung Dal. Kinder lieben auch Kartoffelbrei mit Butter und etwas Salz. Diesem können Sie eine kleine Menge gekochtes Gemüse (Möhren, Kürbis oder Spinat) hinzufügen.

Kinder bekommen ihr Abendessen normalerweise zwischen 17 und 18 Uhr. Als Abendessen eignet sich z. B. eine Kombination aus *Khichadi*, Suppe, Reis und Fladenbrot. Verzichten Sie möglichst auf die handelsüblichen Instant-Babygerichte: Sie werden lange gelagert, enthalten oft Zusatzstoffe, sind schwer verdaulich, und es ist auch zweifelhaft, ob sie den angegebenen Nährwert haben. Solche Fertiggerichte können Sie ausnahmsweise füttern, aber sie sind keine Alternative zu frischem, gesundem und nahrhaftem Essen, das zu Hause liebevoll und achtsam zubereitet wird.

Rasayanas – nährende Baby-Tonics

Um Wachstum und Entwicklung in der Kindheit optimal zu fördern, sieht Ayurveda besondere Kräuter *(Leyha)* und Substanzen zur Nahrungsergänzung vor. Sie werden mithilfe eines Löffels auf einem speziellen Stein *(Sahan)* zu einer Paste *(Chatan)* zerrieben. Diese Paste wird auf die Zunge des Babys gegeben – täglich von der Geburt bis zu einem bestimmten Zeitpunkt.

Gold und Honig. Eine der wichtigsten ayurvedischen Traditionen ist es, dem Kind sofort nach der Geburt Gold mit Honig bzw. einem Ersatz zu geben (siehe Seite 192 f.).

Suvarna Siddha Jala. Ähnlich günstig für das Baby wie die oben erwähnte Goldpaste ist Wasser, das mit Gold gekocht wurde. In der Regel trinken Babys in den ersten sechs Monaten kein Wasser, weil sie genügend Flüssigkeit über die Muttermilch bekommen. Danach aber wird dieses besondere Wasser als Getränk empfohlen. Die Anleitung zur Zubereitung finden Sie auf Seite 69.

Dieses mit Gold gekochte Wasser verstärkt die Wirkung der oben erwähnten Goldpaste. Um die Verdauung zu fördern, kann dem Wasser beim Kochen je eine Prise Königskümmel, Dillsamen, *Vidanga* (Falscher schwarzer Pfeffer) und Fenchelsamen beigefügt werden.

Balamrit. Ein speziell für Babys und Kleinkinder kreiertes Kräutertonic, mit Safran, Blattgold, Zucker und *Guduchi* (Herzblättrigem Mondsamen) zubereitet, wird für Babys ab dem zehnten Tag nach der Geburt empfohlen – und zwar täglich, bis sie zwei oder sogar fünf Jahre alt sind. *Balamrit* sollte mit etwas Honig oder Milch gegeben werden. Kinder, die es regelmäßig erhalten haben, sollen ein ausgeglichenes Temperament haben und weniger weinen. Dieses in Indien sehr verbreitete Tonic ist im deutschsprachigen Raum nicht als Fertigmischung im Handel erhältlich. Bitte sprechen Sie bei Interesse einen Ayurveda-Therapeuten an.

Balguti. Als bestes Stärkungsmittel für die Gesundheit des Babys gilt *Balguti*. Detaillierte Informationen und Rezepte zu diesen Mischungen aus natürlichen Kräutern, Gewürzen, Rinden u.v.m. erfahren Sie auf Seite 279 f.

Weitere Kräuter. Zusätzlich zu diesen *Rasayanas* können dem Baby weitere Kräuter gegeben werden, die das Gehirn nähren und Intelligenz, Auffassungsvermögen und Erinnerungsvermögen verbessern sollen. Dazu gehören etwa *Brahmi* (Wasserysop) und *Jatamansi* (Nardenähre).

Das Wichtigste in Kürze

- Mit ca. sechs Monaten kann das Baby mit der ersten Beikost vertraut gemacht werden.
- Neue Nahrungsmittel sollten nur langsam eingeführt werden, damit sich das Verdauungssystem mit entwickeln kann.
- Selbst wenn das Kind schon ganze Mahlzeiten zu sich nimmt, sollte es während der gesamten Kindheit regelmäßig Milch bekommen.
- Spezielle Nahrungsergänzungsmittel und Kräutertonics können die Entwicklung des Kindes unterstützen.

Meilensteine der kindlichen Entwicklung

Es ist eine unbeschreibliche Freude, ein Kind heranwachsen und sich entwickeln zu sehen. Beinahe täglich lernt es etwas Neues dazu. Bei den wesentlichen Entwicklungsschritten wird von Meilensteinen gesprochen. Wird aus irgendeinem Grund ein Entwicklungsziel nicht innerhalb eines bestimmten Zeitraums erreicht, sollten Sie darüber mit Ihrem Kinderarzt sprechen.

Im ersten Lebensjahr

Gerade im ersten Lebensjahr entwickeln sich Babys rasant, aber jedes Kind hat sein eigenes Tempo. Deshalb handelt es sich bei den angegebenen Zeiträumen nur um Richtlinien. Wenn Ihr Baby fröhlich spielt, gut isst und schläft und körperlich und geistig kontinuierlich Fortschritte macht, gibt es keinen Grund zur Sorge.

Heben des Kopfes

Anfangs sollten Kopf und Nacken immer vorsichtig gestützt werden, bis das Baby seinen Kopf alleine halten kann. Dem folgt der erste wichtige Meilenstein, das Heben des Kopfes, was meist im Alter von drei bis vier Monaten gelingt. Das heißt, das Baby ist in der Lage, seinen Kopf aufrecht zu halten, auch wenn es unter den Achseln gehalten

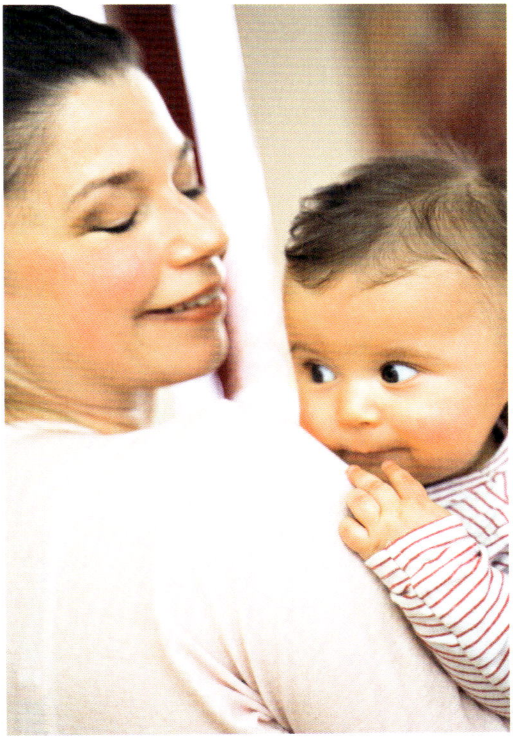

Jedes Kind entwickelt sich in seinem eigenen Tempo.

oder aus einer liegenden Position hochgehoben wird. Auch sein Blick hat sich in diesem Alter stabilisiert, sodass es den Bewegungen von Personen und Objekten folgen kann, die sich vor ihm befinden.

Zur Seite drehen

Ein drei Monate altes Baby kann sich normalerweise selbstständig auf die Seite drehen. Es reagiert auf die Menschen in seiner Umgebung, beispielsweise indem es lächelt oder das Gesicht verzieht, wenn man es anspricht. Zu diesem Zeitpunkt erkennt das Kind in der Regel alle Familienmitglieder.

Drehen des Kopfes, Greifen mit den Händen

Ab dem vierten Monat dreht das Baby den Kopf in Richtung einer Geräuschquelle in der Nähe und greift mit den Händen nach Dingen. Nach und nach kann es kleine Spielsachen halten. Das Kind beginnt sich auch zu artikulieren, macht Geräusche, wenn es glücklich ist, und kann sich eventuell schon auf den Bauch drehen.

Aufrecht sitzen

Im Alter von fünf bis sechs Monaten versucht das Baby, sich aufzusetzen, was mit Unterstützung auch klappt. Es versucht auch, auf dem Bauch vorwärtszukommen. Allerdings neigen Babys oft dazu, sich zuerst rückwärtszubewegen. Mit etwa acht Monaten kann ein Kind ohne Unterstützung aufrecht sitzen. Diesen Prozess sollten Sie nicht beschleunigen. Sehen Sie davon ab, Ihr Kind schon vorher aufrecht hinzusetzen.

Krabbeln

Die Fähigkeit zu krabbeln hängt von der Kraft der Wirbelsäule und der sie umgebenden Muskulatur ab. Koordination, also die Fähigkeit, Arme und Beine in einer bestimmten Reihenfolge zu bewegen, gelingt erst, wenn das Nervensystem voll entwickelt ist. Da dies ein wenig Zeit braucht, krabbelt das Kind in der Regel erst mit sieben bis zehn Monaten wirklich gut. Vorher bewegen sich die Kleinen aber schon robbend durch die Gegend. Es gibt auch Kinder, die den Meilenstein Krabbeln »überspringen« und gleich stehen und gehen oder die statt zu krabbeln robben oder sich auf den Knien fortbewegen.

Zahnen

Das Zahnen, das bei den meisten Babys im sechsten Monat beginnt, kann übermäßigen Speichelfluss verursachen. Der Appetit auf Milch nimmt dann automatisch ab. Das Kind wird unruhig und zeigt den Drang, auf etwas Hartem herumzukauen. Statt ihm dann einen Beißring aus Plastik anzubieten, können Sie ihm auch ein Stück Gurke oder Möhre geben. In der Regel brechen zuerst die beiden mittleren Schneidezähne im Unterkiefer durch. Die restlichen Milchzähne folgen dann bis zum Alter von zwei bis drei Jahren.

Selbst bei ganz kleinen Babys empfiehlt Ayurveda, den Mund täglich zu reinigen, einfach mit warmem Wasser und einem sauberen Finger. Sobald das Baby ein Jahr alt ist oder gelernt hat, seinen Mund auszuspülen, kann Kräuterzahnpulver (siehe Seite 236) verwendet werden. Und ab dem ersten Zahn kann eine weiche Kinderzahnbürste zum Einsatz kommen.

Auf den eigenen Namen reagieren und einfache Wörter sagen

Im achten und neunten Monat erkennt das Kind seinen Namen und reagiert darauf. Es sagt einfache Wörter wie *Mama* und *Dada* und streckt die Hand nach attraktiven Objekten aus. Das Kind bleibt auch bei anderen Personen als den Eltern, wenn es den Betreffenden mag. Es lernt Bewegungen wie das Winken und versucht zu stehen.

Stehen

Ein zehn bis elf Monate altes Baby lernt aufzustehen, indem es sich an jemandes Hand, einem Bettpfosten, einem Sofa etc. hochzieht und versucht, ein paar Schritte zu machen. Es greift nach kleinen Objekten und steckt sie in den Mund. Da das Baby nach allem greift, was in seiner Reichweite liegt, muss man zu dieser Zeit besonders vorsichtig und wachsam sein, um es daran zu hindern, Abfall oder gefährliche Gegenstände in den Mund zu nehmen.

Nach dem ersten Jahr

Mit einem Jahr hat ein Kind schon viele Meilensteine geschafft. Nun geht es zwar nicht mehr ganz so schnell Schlag auf Schlag, aber die Entwicklung schreitet auch in den darauffolgenden Jahren kontinuierlich voran.

Selbstständig gehen und essen

Das Kind beginnt ohne Hilfe zu laufen, wenn es etwa ein Jahr alt ist. Dieser Lernprozess sollte nicht forciert werden, indem man das Kind ständig zum Laufen animiert oder in ein Laufgestell setzt. Lassen Sie der Natur ihren Lauf. Das Baby wird diesen Meilenstein in seinem eigenen Tempo erreichen.

Es möchte zu dieser Zeit auch allein mit einem Löffel essen und aus einer Tasse trinken. Zudem versucht es, eine Tasse Wasser oder einen Löffel zum Mund zu führen. Anfangs wird es viel kleckern und verschütten. Haben Sie Geduld und ermutigen Sie Ihr Kind, damit es weiter übt. Allmählich wird es auch das lernen, wenn Sie ihm erlauben, mindestens einmal am Tag allein zu essen. Dafür eignet sich am besten ein Teller mit hohem Rand, damit es das Essen leichter auf den Löffel bekommt.

Sprachentwicklung

Es ist wichtig, mit dem Säugling zu sprechen, sobald er auf der Welt ist. Dass so kleine Kinder nichts verstehen, ist ein weit verbreitetes Missverständnis. Sprechen Sie in klaren und richtigen Worten statt in Babysprache. Achten Sie darauf, in Hörweite von Kindern nicht zu streiten oder laut zu schreien, da sie das schon sehr früh sehr genau mitbekommen.

Das Kind versteht mit einem Jahr z. B., wenn man es ermahnt, etwas nicht zu tun oder gewisse Dinge nicht anzufassen. Mit eineinhalb bis zwei Jahren fängt es an, einfache Wörter zu sprechen, besonders die Namen von Dingen, die es mag. Es kann nun gängige Haushaltsgegenstände wie Topf und Stuhl benennen, Körperteile wie Nase, Ohr und Hand, Tiere wie Pferd, Kuh, Hund oder Elefant. Es kann auch seinen eigenen Namen sagen und hört sehr aufmerksam zu, wenn jemand mit ihm spricht. Im Alter von drei Jahren kann das Kind einfache Sätze formulieren. Sein Vokabular wird schnell größer und es kann sich kurze Gedichte und Lieder merken.

Sauberkeit

Bis zum ersten Geburtstag haben sich bei den meisten Kindern die Zeiten für die Blasen- und Darmentleerung reguliert. Bis ein Kind keine Windeln mehr braucht, dauert es aber noch. Zunächst wird es tagsüber trocken, meist im dritten Lebensjahr. Im vierten Lebensjahr können dann die meisten Kinder auch nachts trocken bleiben. Dieser Schritt hängt von der körperlichen Reife ab und sollte deshalb von den Eltern nur sehr zurückhaltend unterstützt werden. Mit dem Toilettentraining kann begonnen werden, wenn das Kind etwa zwei Jahre alt ist. Zur willentlichen Blasenentleerung sollte das Kind nach dem Aufwachen, vor dem Schlafengehen sowie in regelmäßigen Abständen im Laufe des Tages ermutigt werden.
Wenn das Kind Probleme mit der Blasen- und Darmkontrolle hat, ist manchmal eine lokale Muskelschwäche (schwache Schließmuskeln) oder eine andere Störung im Harntrakt für Schwierigkeiten dafür verantwortlich. Auch psychische Ursachen wie Angst oder Albträume können der Grund dafür sein. Das sollte vom Kinderarzt abgeklärt werden.

Spielen ist lernen

Kaufen Sie besser weniger Spielzeug von guter Qualität als viele billige und minderwertige Spielsachen. Im Alter von drei oder vier Jahren entwickelt das Kind seine eigenen Vorlieben und Abneigungen. Geben Sie ihm pädagogisch wertvolles Spielzeug, wenn es älter wird. Passende Spielsachen werden im *Charaka Sharirsthana* klar definiert: Sie sollten vielfältig, bunt und attraktiv sein; Töne produzieren, die nicht schrill oder irritierend sind; leichtgewichtig und einfach zu handhaben sein; keine scharfen Kanten oder spitze Ecken haben, die Verletzungen verursachen können; groß genug sein, damit sie nicht in die Nasenlöcher oder den Hals passen (wie etwa Münzen und Murmeln); nicht furchterregend sein; keine schädlichen Materialien und Farben enthalten.
Lassen Sie Ihr Kind auch an den täglichen Aktivitäten teilnehmen. Dadurch bekommt es ganz nebenbei ein breites Förderprogramm.

Regeln und Grenzen

Lärm, Unordnung und Chaos gehören in einem gewissen Ausmaß einfach zur Kindheit. Stellen Sie keine Regeln auf, die nicht erfüllbar sind. Schränken Sie das Kind nicht übermäßig ein, lassen Sie ihm aber auch keine grenzenlose Freiheit. Eltern und Familienmitglieder sollten an den kindlichen Aktivitäten teilnehmen und nur Grenzen setzen, wenn es erforderlich ist.

Das Wichtigste in Kürze

- Jedes Kind hat sein eigenes Tempo, in dem es sich entwickelt.
- Wird aus irgendeinem Grund ein Meilenstein der kindlichen Entwicklung nicht innerhalb eines bestimmten Zeitraums erreicht, sollten Sie mit Ihrem Kinderarzt sprechen.

Häufige Beschwerden behandeln

Kinder sind häufig krank, da sich ihr Immunsystem erst entwickeln muss. Konsultieren Sie immer einen Arzt, wenn die Symptome sehr heftig sind oder sich verschlechtern und wenn Sie unsicher sind, was das Kind haben könnte. Bei vielen kleineren Beschwerden können aber auch gängige ayurvedische Heilmittel helfen.

Ayurvedische Medizin für Kinder aufbereiten

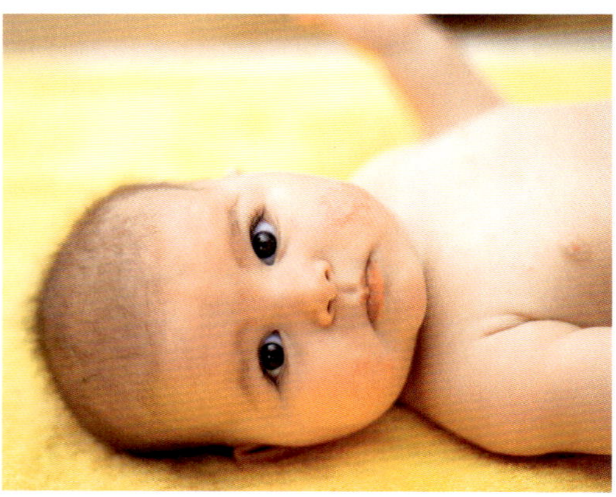

Wenn das Baby krank ist, bringen Hausmittel schnell Linderung.

Mild und weder zu bitter noch scharf – so sollte nach Ayurveda Medizin für Kinder sein. Medizinische Pulver sollten mehrfach durchgesiebt werden, um eine feinere Konsistenz zu erhalten. Oder man zerreibt eine Tablette vor dem Verabreichen zu feinem Pulver. Meist wird das Pulver mit ein wenig Flüssigkeit, einem Medium *(Anupan)*, gemischt, für Babys meist mit Muttermilch. Später werden die entsprechenden Kräuter in mit Gold angereichertem Wasser (*Suvarna Siddha Jala*, siehe Seite 69), Honig oder Ghee zerrieben und dem Kind auf die Zunge gegeben (*Balguti*, siehe Seite 279 ff.).

Magen-Darm-Erkrankungen

Ihr anfangs noch nicht ausgereiftes Verdauungssystem bereitet Babys und Kleinkindern die häufigsten Probleme. Wird ein Kind noch gestillt und treten dabei Probleme auf, muss die Mutter oft zusammen mit dem Kind behandelt werden. Manchmal wird empfohlen, die ayurvedische Medizin in Form einer Paste auf die Brust der Mutter aufzutragen und kurz vor dem Stillen wieder zu entfernen. Näheres zu diesem Thema finden Sie auf Seite 202 f.

Bauchschmerzen und Koliken

Alle Babys wie auch ältere Kinder leiden irgendwann an Bauchschmerzen. Bei Babys, die gestillt werden, sind die Schmerzen in der Regel durch Verdauungsstörungen verursacht oder von einem Lebensmittel, das die Mutter gegessen hat. Erscheint der Bauch aufgebläht und das Kind weint noch mehr, wenn der Bauch berührt wird, kann man sicher annehmen, dass ein Schmerz oder eine Kolik vorliegt.
Linderung bringt eine Paste, für die etwas Asafoetida mit ein paar Tropfen heißem Wasser auf einem Mahlstein zerrieben wird (siehe Seite 280). Statt Asafoetida kann auch *Nadihingu* (Gummi-Gardenie) verwendet werden. Noch warm rund um den Nabel des Babys auftragen.
Alternativ kann man eine Paste aus gemahlenem Königskümmel zubereiten und sie auf den Bauch des Babys auftragen.
Warme Umschläge auf dem Bauch sorgen in der Regel für sofortige Erleichterung. Dafür wird ein Stofftaschentuch mithilfe einer Wärmflasche erwärmt. Nachdem man sich davon überzeugt hat, dass die Temperatur erträglich ist, legt man das Tuch auf den Bauch des Babys.

»Digestiv« für stillende Mütter (ayurvedische Körnermischung)

10 g Königskümmel
10 g Fenchelsamen
10 g Dillsamen
10 g Kreuzkümmelsamen
10 g Steinsalz

Alle Gewürze mischen und in einer Dose aufbewahren.
Nach dem Essen einen halben Teelöffel davon kauen.

Alternativ können die Zutaten auch in gemahlener Form gemischt und in heißem Wasser eingenommen werden.

Zusätzlich sollte die Mutter viel warmes Wasser trinken und leicht verdauliche Nahrungsmittel zu sich nehmen (siehe Seite 69 ff.).
Etwas älteren Kindern kann man *Praval Panchamrita*, ayurvedische Verdauungstabletten geben. Die Tabletten sollten zu einem Pulver zerstoßen werden, bevor man sie dem Kind mit Wasser verabreicht.

Verstopfung

Für sehr kleine Babys ist es normal, sieben- bis achtmal am Tag Stuhlgang zu haben, wobei der Stuhl auch flüssig sein kann. Wenn das Verdauungssystem heranreift, reduziert sich die Häufigkeit des Stuhlgangs auf ein- oder zweimal täglich, manchmal schon im zweiten oder dritten Monat. Bisweilen ist der Stuhl eher hart, und das Baby muss sich beim Ausscheiden übermäßig anstrengen. In solchen Fällen kann der Bauch des Babys sanft mit Rizinusöl massiert werden. Es hilft auch, zehn bis 15 Rosinen zehn bis 15 Minuten lang in warmes Wasser einzuweichen, das Wasser abzuseihen und es dem Baby zu trinken zu geben. Der Mutter wird empfohlen, ausreichend Ghee zu sich zu nehmen und warmes Wasser zu trinken.

Älteren Kindern kann man einen viertel bis halben Teelöffel *Haritaki*-Pulver (Chebulische Myrobalane) geben. Bei hartnäckiger, anhaltender Verstopfung hilft ein halber Teelöffel Rizinusöl mit warmem Wasser.

Durchfall

Durchfälle werden in der Regel durch Verdauungsstörungen ausgelöst. Sie können aber auch als Folge von Kinderkrankheiten auftreten. Wird das Baby normal gefüttert, ist es munter und vergnügt und hat nur drei bis vier flüssige Stuhlgänge pro Tag, können Sie es mit einfachen Hausmitteln versuchen. Wenn es jedoch mehrmals am Tag schweren Durchfall hat, regelrecht austrocknet und teilnahmslos wirkt, sollten Sie unverzüglich einen Arzt aufsuchen.

Wirksam gegen Durchfall

⅛ TL Granatapfelschalen, gemahlen
⅛ TL Kreuzkümmel, gemahlen
Eine Prise Safran, gemahlen
½ TL Honig (alternativ Muttermilch oder Wasser)

Alle Zutaten mischen und dem Baby zweimal täglich geben.

Ein weiteres Mittel gegen Durchfall: Auf einem sauberen *Sahan* (siehe *Balguti* auf Seite 279 ff.) einen Teelöffel Buttermilch mit einem viertel Teelöffel Ingwerpulver drei- bis viermal kreisförmig im Uhrzeigersinn zu einer Paste zerreiben. In gleicher Weise einen Teelöffel Buttermilch mit etwas Muskatpulver zerreiben. Beide Mischungen abwechselnd vorsichtig ein bis zwei Tage lang dem Baby verabreichen.

Wenn das Baby vor dem Stuhlgang weint, könnte das an Bauchkrämpfen liegen. In diesem Fall fügen Sie der obigen Mischung *Avartani* (Nussblättriger Schraubbaum) bei. Als stillende Mutter sollten Sie ein bis zwei Tage lang nur Reis, Mung-Dal-*Khichadi* und Buttermilch zu sich nehmen.

Achten Sie unbedingt darauf, dass das Baby nicht dehydriert. Geben Sie eine Prise Salz und einen Teelöffel Zucker in eine Tasse abgekochtes Wasser und flößen Sie dem Baby in regelmäßigen Abständen vier bis fünf Esslöffel davon ein.

Etwas älteren Kindern kann nach Rücksprache mit einem Ayurveda-Arzt *Panchamrita* oder *Kudajarishta* (Hauptwirkstoff: *Kutajah*/ Bitter-Oleander) eingeflößt werden.

Das Baby kann auch Durchfall bekommen, wenn sein Speiseplan um neue Nahrungsmittel ergänzt wird. Seien Sie also achtsam, wenn Sie etwas Neues einführen.

Erbrechen

Wenn sich ein Kind öfter erbricht, das Erbrechen mit anderen Symptomen wie einem sauren Geruch einhergeht, sich der Bauch des Babys hart anfühlt oder das Baby unruhig ist, dann wird der Arzt entsprechende Medikamente verschreiben. Erbricht sich Ihr Baby innerhalb eines kürzeren Zeitraums immer häufiger und wirkt sehr matt, sollten Sie unverzüglich einen Arzt konsultieren.

Ein Mittel gegen Erbrechen: Zerreiben Sie je eine Prise gemahlenen Langpfeffer und Ingwerpulver mit Honig oder einem Ersatz in drei bis vier kreisenden Bewegungen auf dem Mahlstein. Geben Sie dem Baby diese Paste.

Älteren Kindern können Medikamente wie *Praval Panchamrita* und – nach Rücksprache mit einem Ayurveda-Therapeuten – *Eladi Vati Churna* (mit Kardamom-Extrakt) gegeben werden.

Erkältung, Husten und Fieber

Bei den ersten Anzeichen einer **Erkältung** kann dem Kind eine Messerspitze bis ein Viertel Teelöffel *Sitopaladi Churna*, eventuell mit Honig, gegeben werden. Dieses klassische ayurvedische Erkältungsmittel mit Langpfeffer und Bambus ist im Ayurveda-Handel erhältlich.

Eine andere bewährte Mischung ist *Balachaturbhadraka*. Sie enthält zu gleichen Teilen *Ativisha* (Indischen Atees), *Karkatshringi* (Japanischen Wachsbaum), Langpfeffer und *Musta*-Pulver (Nussgras). Hiervon werden dem Kind zwei- bis dreimal täglich zwei Prisen (mit Honig oder einem Ersatz) gegeben.

Auch Öl und eine warme Auflage mit *Arka*-Blättern (Kronenblume) oder Königskümmel sind hilfreich. Tragen Sie dazu ein paar Tropfen eines ayurvedischen Massageöls auf Rücken und Brust des Babys auf. Erwärmen Sie die *Arka*-Blätter in einer Pfanne, aber stellen Sie sicher, dass diese für die empfindliche Haut des Babys nicht zu warm sind. Legen Sie die warmen Blätter erst auf die Brust des Kindes und dann auf seinen Rücken. Wenn die Blätter auf Zimmertemperatur heruntergekühlt sind, können sie erneut erwärmt und noch einmal aufgelegt werden. Das kann bis zu vier- oder fünfmal wiederholt werden.

Statt der *Arka*-Blätter, die hierzulande schwer erhältlich sind, können Sie auch eine Handvoll Königskümmelsamen in ein kleines dünnes Baumwollsäckchen packen. Dieses kleine Bündel kann wie die *Arka*-Blätter mehrmals erwärmt und aufgelegt werden. Sie können es auch an die Nasenlöcher des Babys halten.

Ist die **Nase verstopft**, bringt Ghee Erleichterung. Je einen Tropfen flüssiges Ghee in die beiden Nasenlöcher träufeln.

Bei **Husten** kann der folgende Absud helfen:

Hustensaft

1 Stück *Bibhitaki* (Belerische Myrobalane)
2,5 cm Süßholz, alternativ 1 TL Süßholzpulver
1 Blatt *Adulsa* (Indisches Lungenkraut)
500 ml Wasser
Kandiszucker nach Geschmack

Alle Zutaten in Wasser aufkochen und so lange weiterkochen, bis die Flüssigkeit auf 125 Milliliter reduziert ist. Absieben. Eventuell mit etwas Kandiszucker süßen.

Babys zwischen zwei und sechs Monaten können zwei- bis dreimal täglich zwei bis drei Teelöffel Saft verabreicht werden. Kinder über sechs Monate bekommen fünf bis sechs Teelöffel, ebenfalls zwei- bis dreimal täglich.

Fieber sollte besonders bei Kindern unter fünf Jahren ganz genau beobachtet werden. Die Temperatur schießt oft plötzlich hoch und kann sogar Krämpfe verursachen. Daher ist es ratsam, sofort medizinische Hilfe in Anspruch zu nehmen, wenn das Fieber stark zu steigen beginnt. In der Zwischenzeit können Maßnahmen ergriffen werden, um das Fieber zu senken. Bewährt haben sich etwa feuchte, lauwarme Stirnkompressen, den Körper des Kindes mit einem Schwamm und lauwarmem Wasser abzuwaschen und Fußmassagen (*Padabhyanga,* siehe Seite 172 f.). Auch etwas Zucker und Salz, in Wasser aufgelöst und dem Kind eingeflößt, kann Erleichterung bringen.

Weitere Beschwerden

Nicht immer sind es Krankheitssymptome, die einem Kind zu schaffen machen. Auf vielen Gebieten muss sich ein Baby erst an seine Umwelt und einen gewissen Rhythmus gewöhnen.

Unruhe und schlechter Schlaf

Schläft das Baby schlecht oder wacht es schreiend auf, helfen verschiedene ayurvedische Mittel: Bewährt haben sich z. B. Ölmassagen vor dem Schlafengehen oder ein Tropfen Ghee in die Nase des Babys und ein Tropfen Öl in seine Ohren (nicht bei Mittelohrentzündung). Auch eine Prise Muskatpulver, nach dem Baden sanft in seine Kopfhaut einmassiert oder eine Paste aus in Ghee zerriebenem Muskat, die auf die Stirn aufgetragen wird, können Wunder wirken. Älteren Kindern kann vor dem Zubettgehen eine *Brahmi*-Tablette (Wasserysop) gegeben werden. Auch beruhigende Musik kann das Einschlafen fördern. Manchmal muss auch die Schlafumgebung verbessert werden, damit ein Kind gut schläft (siehe Seite 215 f.).

Nächtliches Bettnässen

Tut sich ein vierjähriges Kind noch schwer, Stuhlgang und Harndrang eine Zeitlang zu kontrollieren, können ihm ayurvedische Rosenmarmelade und *Shatavari Kalpa* helfen.
Manchmal ist eine lokale Muskelschwäche (schwache Schließmuskeln) oder eine andere mögliche Störung im Harntrakt für Schwierigkeiten bei der Blasen- und Darmkontrolle verantwortlich. Das sollte vom Kinderarzt abgeklärt werden.
Es können auch psychische Ursachen für Bettnässen verantwortlich sein. Vielleicht fühlt sich das Kind unsicher oder es hat Angst und Albträume.
Sprechen Sie mit Ihrem Kinderarzt, wenn das Problem länger andauert.

Zahnen

Das Zahnen ist ein sehr wichtiger Meilenstein im Leben des Babys und stellt normalerweise kein Problem dar, auch wenn das Kind in dieser Zeit anfälliger für Infekte ist. Zu den Beschwerden, die häufig beim Zahnen auftreten, gehören Durchfall, Fieber, Erbrechen und Kopfschmerzen. Sie sind meistens nicht sehr schwerwiegend und verschwinden von selbst wieder, sobald die Zähne durchbrechen. Aber Vorsicht: Führen Sie Erbrechen und Durchfall in dieser Phase nicht automatisch auf das Zahnen zurück, sondern gehen Sie zum Arzt, wenn die Symptome so schwer sind, dass sie den Allgemeinzustand des Kindes beeinträchtigen.

Weil das Zahnfleisch beim Zahnen gereizt ist, hat das Kind das natürliche Bedürfnis zu sabbern oder auf etwas Hartes zu beißen. Ein Stück Möhre oder Gurke oder eine getrocknete Dattel sind die idealen »Beißringe«. Um das Zahnen zu erleichtern, können Sie ein ayurvedisches Zahnpulver herstellen, das auch lindernd auf das gereizte Zahnfleisch wirkt.

Zahnpulver für Babys

¼ TL *Amla* (Indische Stachelbeere), gemahlen
¼ TL *Dhataki* (Blutweiderich), gemahlen

Die beiden Pulver mischen und sanft in das Zahnfleisch des Babys einmassieren.

Probleme bei der Sprachentwicklung

Die Sprache eines Babys wird immer verständlicher, während es heranwächst. *Vaca* (Indischer Kalmus) und *Haritaki* (Chebulische Myrobalane), beide Bestandteile von *Balguti* (siehe Seite 279 ff.), sind dafür bekannt, die Aussprache zu verbessern. Wenn es Probleme mit dem Sprechen und der Aussprache gibt, kennt Ayurveda spezielle Heilmittel, die Sie jedoch mit einem Ayurveda-Arzt abstimmen sollten.

Rezeptur zur Unterstützung der Sprachentwicklung

Basismischung

5 g *Vaca* (Indischer Kalmus)
10 g Süßholz, gemahlen
10 g Ingwer, gemahlen
5 g Königskümmel, gemahlen

Zutaten mischen und in eine Dose füllen.

Tägliche Zubereitung

½ TL Ghee

Einen viertel Teelöffel der Mischung mit dem Ghee mischen. Ein- bis zweimal täglich füttern.

Das Wichtigste in Kürze

- Ayurvedische Medizin sollte für Kinder zu feinem Pulver zerrieben und mit ein wenig Flüssigkeit sowie einem Medium (Muttermilch oder Honig) gemischt werden.
- Weil ihr Verdauungssystem noch nicht ganz ausgereift ist, leiden Babys und Kleinkinder häufig unter Magen-Darm-Beschwerden.
- Fieber sollte bei Kindern unter fünf Jahren genau beobachtet werden.
- Symptome, die einem Baby zu schaffen machen, hängen oft damit zusammen, dass es sich erst an seine Umwelt gewöhnen muss.

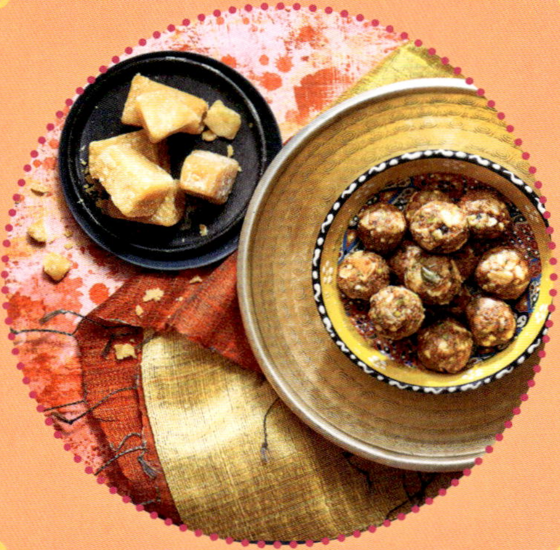

Spezielle Rezepte

Die ayurvedische Küche kennt viele schmackhafte Gerichte und Zutaten, die Sie in der Schwangerschaft und danach gezielt mit den wichtigsten Nährstoffen versorgen und bestimmte Beschwerden wirkungsvoll lindern. Probieren Sie es aus!

Frühstücksrezepte und Snacks

Panchamrita

Bei *Panchamrita* – zusammengesetzt aus den beiden Wortteilen *panch* (fünf) und *Amrita* (Elixier) – handelt es sich um ein Stärkungstonic mit fünf Zutaten. Im Ayurveda gilt es als wahres Wundermittel: Es soll Krankheiten vorbeugen, den Alterungsprozess verlangsamen sowie die Immunabwehr und das Erinnerungsvermögen steigern. Nehmen Sie es täglich vor dem Frühstück ein.

Wenn Sie schwanger werden möchten, sollten Sie mindestens zwei Monate vor einer geplanten Empfängnis mit der Einnahme von *Panchamrita* beginnen. Haben Sie ein Baby empfangen, können Sie das Tonic während der gesamten Schwangerschaft weiter einnehmen. In dieser Zeit kommt es dem Ungeborenen zugute. Nach der Entbindung soll *Panchamrita* die Gesundheit und Energie erhalten und sicherstellen, dass sich ausreichend Muttermilch bildet.

Wenn das Baby abgestillt ist, kann ihm täglich ein Teelöffel *Panchamrita* verabreicht werden. Ab ca. zweieinhalb bis drei Jahren kann es eine ganze Portion bekommen.

Tipp: Wenn Sie *Panchamrita* eine Prise Safran beifügen, steigert das seine Wirkung. Safran hat von Natur aus heiße und schmierende Eigenschaften, es kräftigt und reinigt *Rakta Dhatu* (Blut). Die regelmäßige Einnahme von Safran in der Schwangerschaft soll das Herz des Babys stärken und die Gebärmutterkontraktionen während der Wehen verbessern.

Traditionell wird *Panchamrita* in einer Silberschale angerührt.

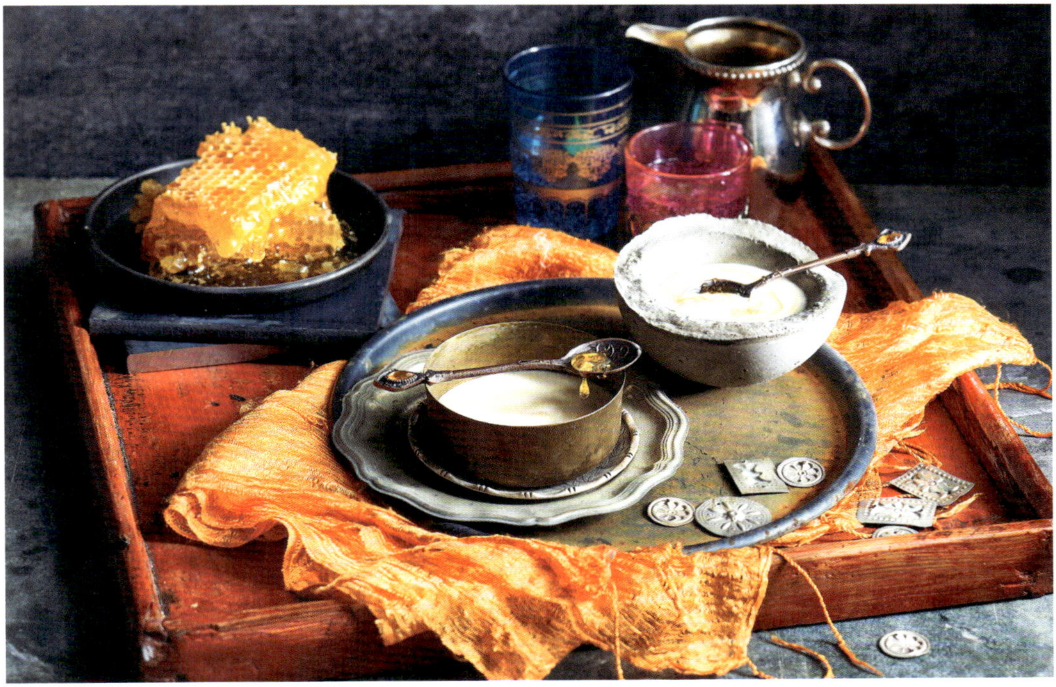

Panchamrita

Für 1 Portion

1 TL Rohrohrzucker	gibt Kraft, ist gut für Herz und Gehirn.
1 TL Honig	kräftigt das Herz und die Augen, bringt die drei *Doshas* ins Gleichgewicht.
1 TL Joghurt, stichfest	ist gut für *Shukra Dhatu*, bringt *Vata Dosha* ins Gleichgewicht.
2 TL Ghee	verbessert die Intelligenz, stärkt das Verdauungsfeuer, bringt *Vata* und *Pitta Dosha* ins Gleichgewicht und stärkt *Kapha Dosha*.
7 bis 8 TL lauwarme Milch	stärkt Geist und Körper, vermehrt die Lebensenergie und nährt alle *Dhatus*.

Die Zutaten in der oben angegebenen Reihenfolge verrühren.

Ragi Sheera – Rote-Hirse-Porridge

Rote Hirse fördert die Bildung von Blutzellen und Hämoglobin. Sie ist sehr nahrhaft und reich an Eiweiß, leicht verdaulichen Kohlenhydraten, Kalzium, Eisen, Phosphaten und den Vitaminen B_2 und B_1. Durch ihren hohen Anteil an Zellulosefasern wirkt sie auch vorbeugend gegen Verstopfung.

Das Mehl der roten Hirse wird auch Corakorn genannt. Da rote Hirse die gesunde Entwicklung der Knochen fördert, wird sie während der Schwangerschaft besonders empfohlen – z. B. in Form eines Rote-Hirse-Porridges zum Frühstück.

Für 1 Portion
Zubereitungzeit: 5 Minuten

2 gestr. EL Rote-Hirse-Mehl
200 ml Milch
4 TL Rohrohrzucker
1 Prise Kardamom, gemahlen

Das Hirsemehl in die kalte Milch einrühren und unter ständigem Rühren langsam aufkochen lassen. Danach den Zucker zugeben und weiterrühren. Zum Schluss mit Kardamom abschmecken und heiß servieren.

Grieß-*Kheer* – flüssiger Grießbrei

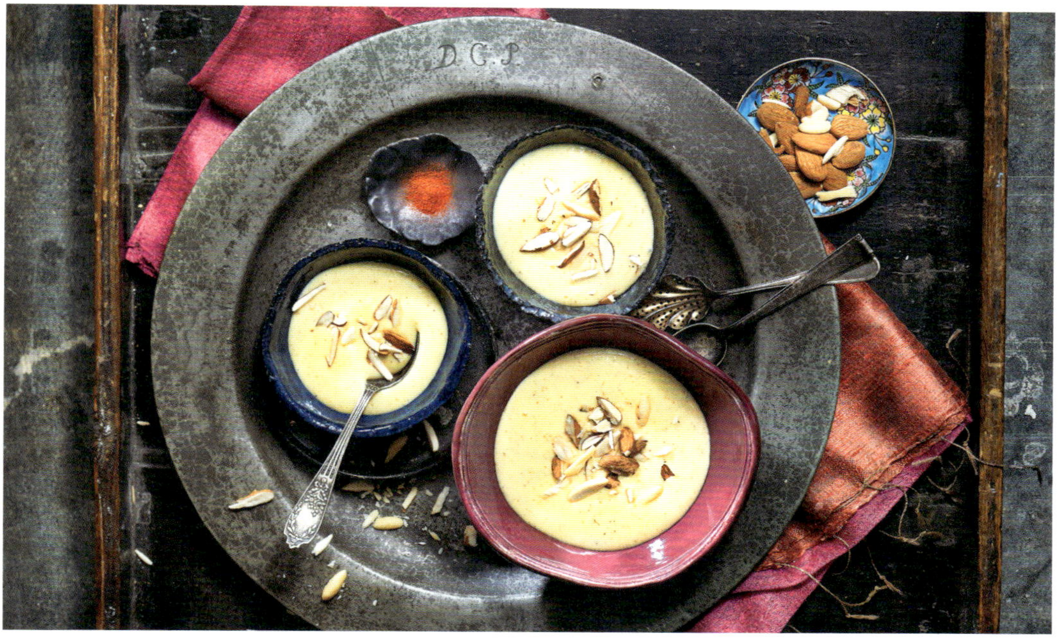

Grieß-Kheer – *flüssiger Grießbrei*

Weizengrieß ist sehr nahrhaft. Mit Milch und Safran zubereitet, stärkt er *Shukra Dhatu*. *Kheer* eignet sich auch gut als erste feste Nahrung, die dem Baby im Rahmen der *Annaprashana*-Zeremonie gegeben wird.

Varianten: Für mehr Nährwert und Geschmack können Sie Mandelsplitter beifügen. Statt Weizengrieß eignen sich auch Reis oder Bulgur.

Für 4 bis 5 Portionen
Zubereitungszeit: 30 Minuten

10 g Ghee
60 g Weizengrieß, fein
1 Liter Milch
125 g Rohrohrzucker
1 Prise Safran, gemahlen

Ghee in einem Topf mit dickem Boden erhitzen und den Grieß auf kleiner Flamme darin rösten, bis er goldbraun ist.
Milch anwärmen, dazugießen und aufkochen. Zucker und Safran hinzufügen und alles nochmals aufkochen. Der Brei wird nicht dick, sondern soll flüssig verzehrt werden.

Narayan-Sheera – Mandel-Safran-Grieß

Dieses köstliche Gericht fördert die Gesundheit und kann zum Frühstück oder als Nachtisch gegessen werden. Es kräftigt den Organismus und verbessert die Immunabwehr und die Gehirnleistung. Besonders empfohlen wird *Narayan Sheera* in der Schwangerschaft, nach der Entbindung und für Kinder.

Für 4 bis 5 Portionen
Zubereitungszeit: 30 Minuten

125 g Ghee
25 g Mandeln, geschält
25 g Rosinen
125 g Weizengrieß
500 ml Milch
125 g Rohrohrzucker
¼ TL Safran, gemahlen
½ TL Kardamom, gemahlen
1 Banane, in Scheiben geschnitten

Ghee in einem Topf mit dickem Boden erhitzen. Mandeln und Rosinen darin rösten. Anschließend Mandeln und Rosinen aus dem Topf nehmen und beiseitestellen.
Im selben Ghee den Grieß auf kleiner Flamme gut rösten.
Milch vorwärmen und langsam dazugießen. Die Masse gut durchrühren, bis der Grieß quillt.
Mit geschlossenem Deckel noch fünf Minuten köcheln lassen. Gelegentlich umrühren, damit der Grieß nicht am Boden anklebt. Wenn nötig, den Topf kurz vom Herd nehmen, um ein Anbrennen zu verhindern. Zucker, Safran, Kardamom, Mandeln und Rosinen zugeben. Gut umrühren und mit geschlossenem Deckel köcheln lassen, bis die Mischung den Zucker aufgenommen hat. Die geschnittene Banane zugeben und noch einmal zwei Minuten lang mit geschlossenem Deckel durchziehen lassen.

Mung-Dal-*Sheera*

Mung Dal ist eine reiche Quelle für leicht verdauliche Proteine. Diese mit Milch und Ghee zubereitete Speise gibt Kraft und nährt alle *Dhatus*, besonders Knochen, Muskeln und Bänder. Sie stärkt Mutter und Kind in der Schwangerschaft und Stillzeit und kann in verdünnter Form auch Kindern ab einem Jahr gegeben werden.

Für 4 bis 5 Portionen
Zubereitungszeit: 45 Minuten

100 g Mung Dal
60 g Ghee
200–250 ml heißes Wasser
100 g Zucker
½ TL Kardamom, gemahlen

Mung Dal waschen und etwa eineinhalb Stunden in Wasser einweichen. Dann abgießen und in einem Mixer sehr fein pürieren.

Ghee in einem Topf mit dickem Boden erhitzen und das Mung-Dal-Mus auf kleiner Flamme rösten, bis es goldbraun ist und duftet (etwa 15 bis 20 Minuten). Ständig umrühren. Das Wasser vorsichtig dazugießen und weiterrühren, bis die gesamte Flüssigkeit aufgenommen und eine zähe Masse entstanden ist.

Zucker und Kardamom unterheben und weiterrühren, damit sich nichts ansetzt.

Den Deckel auf den Topf legen und weitere zwei bis drei Minuten simmern lassen, bis der Mung Dal gar ist. Heiß servieren.

Suppen, Salate und Hauptspeisen

Mung-Dal-Suppe mit Spinat und Zucchini

Spinat und andere Blattgemüse enthalten viele wertvolle Vitamine und Mineralstoffe und wirken antioxidativ. Deshalb ist diese Suppe in der Schwangerschaft und nach der Entbindung besonders zu empfehlen. Zucchini sind nahrhaft und bringen alle drei *Doshas* ins Gleichgewicht.

Alternativ eignen sich auch andere Gemüsesorten für dieses Gericht.

Diese Suppe kann auch Babys ab dem Alter von acht bis zehn Monaten gefüttert werden, wenn sie fein püriert wird.

Für 5 bis 6 Portionen

Zubereitungszeit: 40 Minuten

150 g Zucchini
50 g Spinat
50 g Mung Dal
2 TL Ghee
1 TL Kreuzkümmelsamen, gemahlen
½ TL Asafoetida
¼ TL Kurkuma, gemahlen
3 TL Kokosnuss, geraspelt, frisch oder getrocknet
1 Chilischote, frisch oder getrocknet
1,25 l heißes Wasser
1 ½ TL Salz
1 ½ TL Ingwer, frisch, geraspelt
½ TL Rohrohrzucker
2 EL Koriandergrün, gehackt

Die Zucchini waschen, schälen und in sehr kleine Stücke schneiden. Den Spinat putzen, waschen und kleinschneiden.

Mung Dal waschen.

Ghee in einem Topf mit dickem Boden erhitzen. Kreuzkümmelsamen, Asafoetida, Kurkuma, Kokosraspel und Chili kurz darin rösten. Das geschnittene Gemüse und den Mung Dal zugeben und alles gut mischen.

Heißes Wasser, Salz, Ingwer und Zucker zugeben. Aufkochen und köcheln lassen, bis Mung Dal, Zucchini und Spinat weich sind.

Grob pürieren und zum Schluss den Koriander zugeben.

Tipp: Asafoetida hat einen speziellen Geruch und Geschmack. Wenn Ihnen dieser nicht zusagt, können Sie das Gewürz bei diesem und den folgenden Gerichten weglassen.

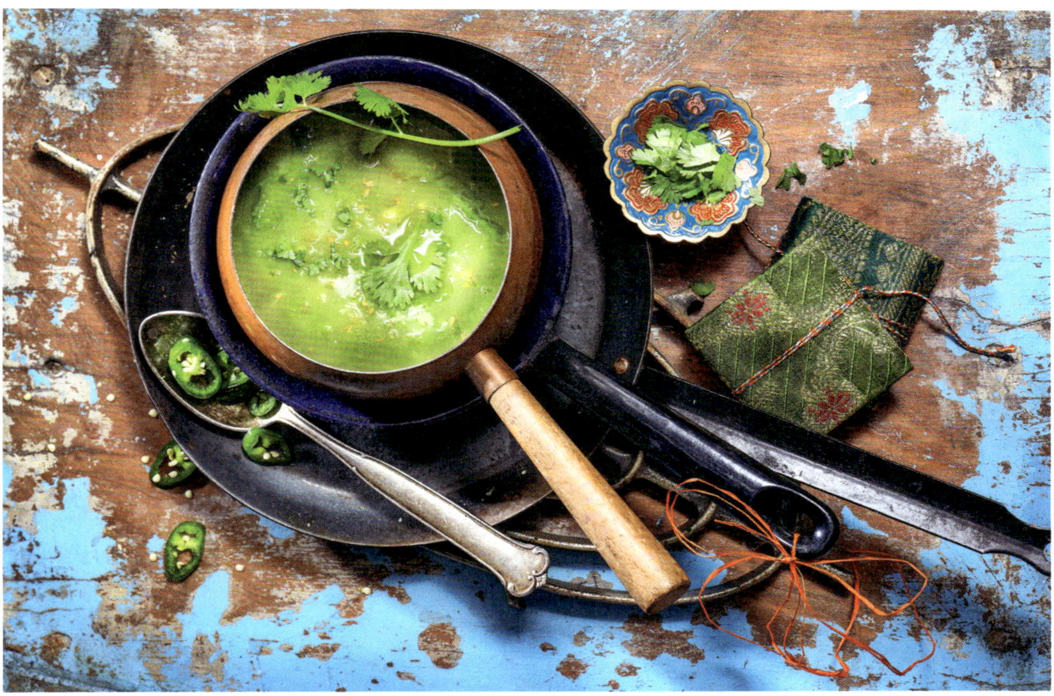

Mung-Dal-Suppe mit Spinat und Zucchini

Kulthi-Suppe

Kulthi ist eine leicht verdauliche Bohne, die *Vata* und *Kapha* beruhigt. Das Mehl erhalten Sie in indischen Lebensmittelmärkten oder im ayurvedischen Fachhandel. Diese nahrhafte Suppe fördert das Verdauungsfeuer und stärkt den Harntrakt. Die besondere Eigenschaft der *Kulthi*-Bohne: Sie hilft, die Gebärmuttermuskeln zu kontrahieren. Deswegen wird jungen Müttern empfohlen, diese Suppe nach der Entbindung regelmäßig zu essen.

Für 4 bis 5 Portionen
Zubereitungszeit: 30 Minuten

3 TL Ghee
1 TL Kreuzkümmelsamen, gemahlen
½ TL Asafoetida, gemahlen
¾ TL Kurkuma, gemahlen
3 TL Kokosnuss, geraspelt, frisch oder getrocknet
¼ TL Chilischoten, in Stücke geschnitten
1 l Wasser
1 ½ TL Salz
2–3 Kokam-Früchte, getrocknet
50 g *Kulthi*-Mehl
1 ½ TL Koriandergrün, gehackt

Ghee in einem Topf mit dickem Boden erhitzen. Kreuzkümmel, Asafoetida, Kurkuma, Kokosraspel und Chili darin rösten.

Heißes Wasser, Salz und *Kokam* hinzufügen. Aufkochen und dann auf kleiner Flamme köcheln lassen.

Kulthi-Mehl löffelweise und unter ständigem Rühren einstreuen, um sicherzustellen, dass sich keine Klümpchen bilden. Fünf bis sechs Minuten kochen und immer wieder umrühren, um eine gleichmäßige Konsistenz zu bekommen.

Zum Schluss den gehackten Koriander dazugeben.

Möhren-Mung-Dal-Salat

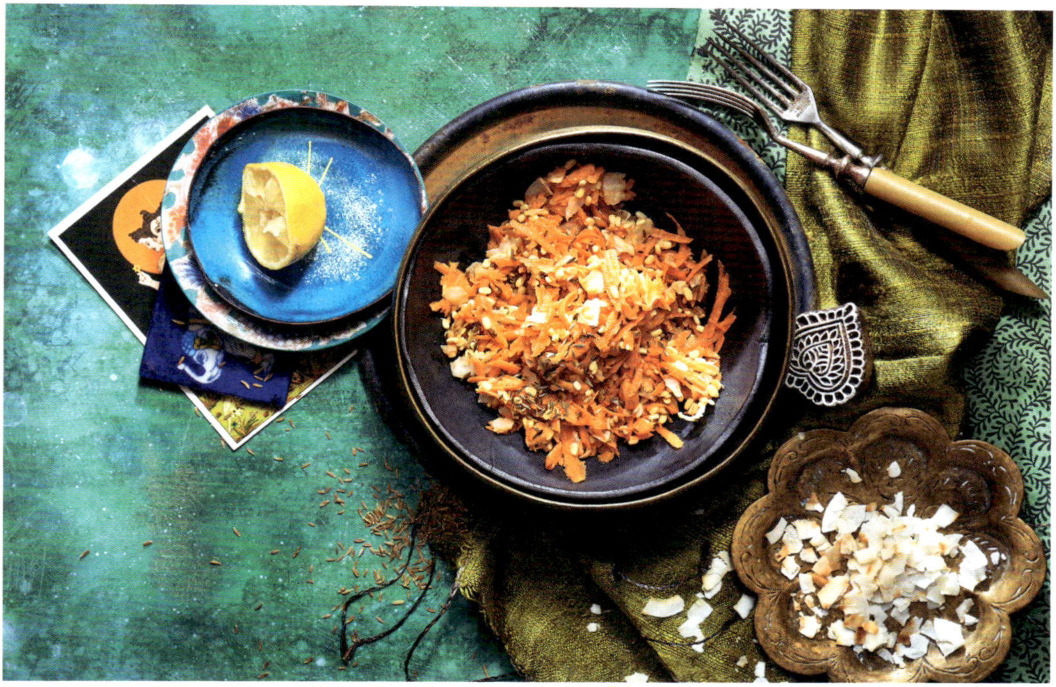

Möhren-Mung-Dal-Salat

Möhren sind reich an Vitamin A, Mung Dal ist reich an Proteinen. Da beide leicht verdaulich sind, ist dieser Salat ideal in der Schwangerschaft und der Zeit nach der Entbindung. Kinder können ihn ab einem Alter von zwei bis zweieinhalb Jahren essen, sobald sie beginnen, ganze Mahlzeiten zu sich zu nehmen.

Für 4 bis 5 Portionen
Zubereitungszeit: 30 Minuten

20 g Mung Dal
125 g Möhren
5 g Koriandergrün, gehackt
1 TL Kokosnuss, geraspelt, frisch oder getrocknet
2 TL Ghee
1 TL Kreuzkümmelsamen, gemahlen
¼ TL Asafoetida
1 rote Chili, getrocknet
½ TL Salz
1 TL Zucker
1 TL Zitronensaft

Mung Dal waschen, drei bis vier Stunden in Wasser einweichen und dann abtropfen lassen.
Die Möhren waschen, schälen und raspeln.
Die geraspelten Möhren und den eingeweichten Mung Dal mit dem gehackten Koriandergrün und den Kokosraspeln mischen.
In einer kleinen Pfanne Ghee erhitzen, Kreuzkümmelsamen, Asafoetida und Chili dazugeben und kurz anrösten (dieses Verfahren wird als *Fodni* bezeichnet). Dann die Möhren-Mung-Dal-Mischung zugeben, gut mit dem *Fodni* mischen und kurz anrösten lassen.
Salz, Zucker und Zitronensaft hinzufügen. Warm servieren.

Mung-Dal-*Khichadi*

Khichadi mit Mung Dal (Munglinsen, gesplitteten Mungbohnen) ist eines der bekömmlichsten Gerichte der ayurvedischen Küche und kann – nicht nur in der Schwangerschaft – regelmäßig auf den Tisch kommen.

Für 4 Portionen
Zubereitungszeit: 35 bis 40 Minuten

140 g Reis, z. B. Basmati
70 g Mung Dal (Munglinsen)
1 Möhre
50 g Cashewkerne
500–600 ml heißes Wasser
2 ½ TL Salz
1 ½ TL Rohrohrzucker
2 EL Kokoraspel, frisch oder getrocknet
2 EL Koriandergrün, gehackt

***Fodni* (Gewürzzubereitung)**

4 EL Ghee
2 TL Kreuzkümmelsamen, gemahlen
6 Nelken
4 Pfefferkörner
½ TL Asafoetida, gemahlen
1 ½ TL Kurkuma, gemahlen
½ TL Chili, gemahlen

Reis und Mung Dal in eine kleine Schüssel geben und waschen. Nach dem Abgießen des Wassers ca. zehn Minuten stehen lassen.
Die Möhre würfeln, die Cashewkerne längs halbieren.
Ghee in einem schweren Topf erhitzen, Kreuzkümmel zugeben. Wenn die Samen eine leicht bräunliche Farbe annehmen und zu duften beginnen, Nelken, Pfefferkörner, Asafoetida, Kurkuma

und Chili rasch zufügen und weiter rösten. Nicht zu heiß werden lassen, da die Gewürze leicht anbrennen.

Die Cashewkerne sowie die Möhrenwürfel in den Topf geben und anrösten. Anschließend die Reis-Mung-Dal-Mischung dazugeben. Unter Rühren ein paar Minuten anbraten, dann mit heißem Wasser auffüllen. Salz und Zucker zugeben und aufkochen lassen.

Hitze reduzieren. Unbedeckt so lange köcheln lassen, bis das Wasser zur Oberfläche hin verkocht ist. Dann erst den Topf zudecken, die Temperatur weiter reduzieren und zehn bis fünfzehn Minuten ziehen lassen. Nicht mehr rühren.

Sobald Reis und Mung Dal ganz weich sind, ist das Gericht gar. *Khichadi* sollte »saftig« aussehen – ist es zu trocken, kann etwas heißes Wasser nachgegossen werden. Der Topf bleibt dann bei niedriger Temperatur zugedeckt weitere zehn Minuten auf dem Herd.

Ca. fünf Minuten vor dem Servieren den Topf vom Herd nehmen und zugedeckt stehen lassen. Danach mit Kokosraspeln und Koriandergrün bestreuen und einen Teelöffel Ghee über jede Portion geben.

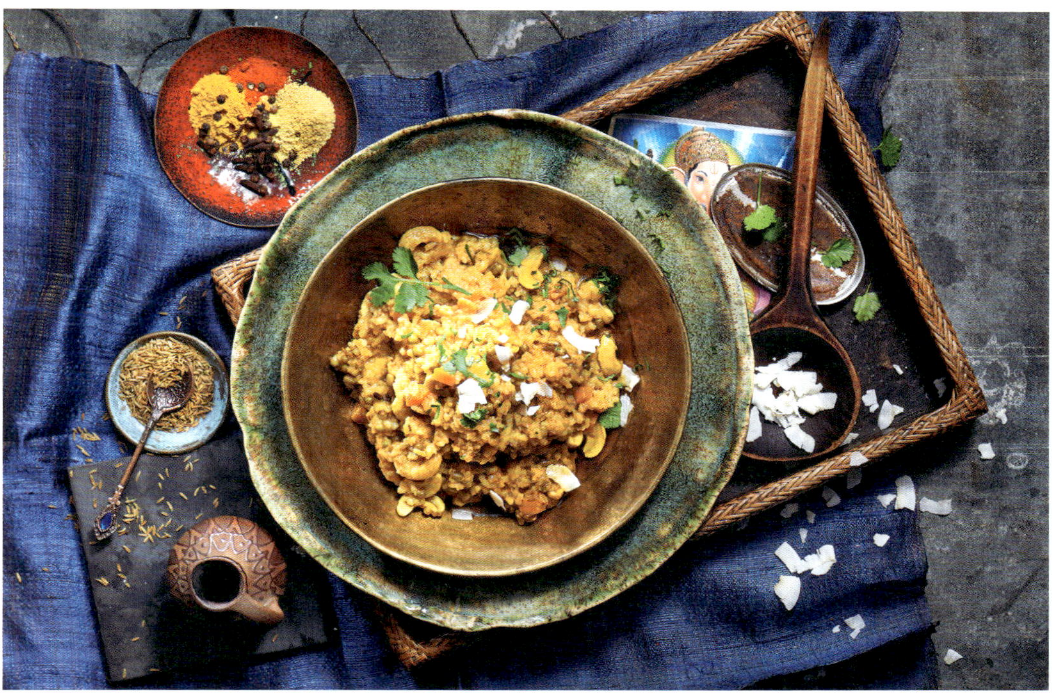

Mung-Dal-Khichadi

Theplas – Küchlein aus zwei Gemüsesorten

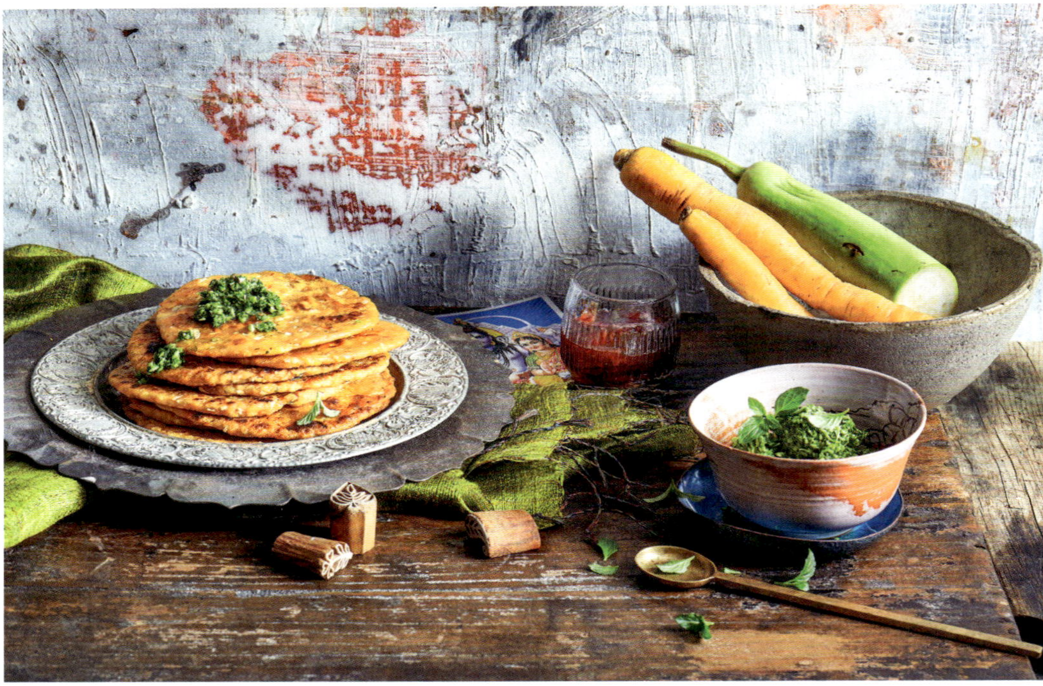

Theplas – *Küchlein aus zwei Gemüsesorten mit Minz-Chutney (Rezept auf Seite 254)*

Zucchini und Möhren, die Gemüsesorten, die für diese Küchlein (*Theplas*) verwendet werden, sind besonders nahrhaft und enthalten eine Reihe wichtiger Vitamine. Asafoetida, Ingwer, Kurkuma und Koriander verstärken ihren Geschmack und machen sie leichter verdaulich.

Theplas können in den Speiseplan des Kindes aufgenommen werden, sobald es begonnen hat, ganze Mahlzeiten zu essen. In dieser Form akzeptieren Kinder Gemüse häufiger, auch wenn sie es sonst manchmal ablehnen.

Für 7 bis 8 Stück

Zubereitungszeit: 45 Minuten

100 g Zucchini
100 g Möhre
3 TL Koriandergrün, gehackt
½ TL Ingwer, geraspelt
½ TL Chili, gemahlen
½ TL Asafoetida, gemahlen
½ TL Kurkuma, gemahlen
1 ½ TL Salz
1 ½ TL Zucker
2–3 TL Joghurt, stichfest
250 g Weizenmehl
Ghee nach Bedarf

Zucchini und Möhren raspeln, Koriandergrün hacken.
Alle Zutaten, mit Ausnahme des Weizenmehls, mischen.
Das Mehl nach und nach hinzugeben und alles durchkneten, um einen eher festen Teig zu bekommen. Wenn nötig, etwas Wasser hinzufügen. Den Teig in sieben bis acht gleich große Kugeln teilen.
Jede Kugel mit einem Nudelholz in eine flache, kreisrunde Form bringen (so dünn wie gewünscht).
Den ausgerollten Teig in einer beschichteten Pfanne beidseitig trocken, ohne Fettzugabe, anrösten. Erst dann auf und rund um die Küchlein etwas Ghee träufeln. Weiterbacken, bis sie auf beiden Seiten goldbraun sind.
Heiß mit Chutney, Joghurt, Marmelade oder Butter servieren.
Für dieses Rezept eignen sich auch andere Gemüsesorten wie z. B. Spinat.

Chutney & Supari

Minz-Chutney

Chutneys sind würzig-pikante Saucen, die in der indischen Küche zu den Mahlzeiten gereicht werden.
Alle für das Minz-Chutney (Foto auf Seite 252) verwendeten Zutaten sind appetitanregend und verdauungsfördernd. Deshalb empfiehlt sich dieses Chutney bei Übelkeit und Appetitlosigkeit in der Schwangerschaft und zur Vorbeugung von Verdauungsstörungen nach der Geburt.

Für 4 bis 5 Portionen
Zubereitungszeit: 10 Minuten

10 g Minze
15 g Koriandergrün
10 g Kokosnuss, frisch geraspelt
1 grüne Chili
1 TL Salz
1 TL Zucker
2 TL Zitronensaft

Minze- und Koriander-Blätter putzen und waschen.
Alle Zutaten mit Ausnahme des Zitronensafts im Mixer zu einer Paste pürieren. Wenn nötig, kann ein wenig Wasser hinzugefügt werden.
Den Zitronensaft dazugeben, gut mischen und zu Reisgerichten oder Fladenbroten servieren.

Supari

Diese spezielle Mischung wird Müttern traditionell nach der Entbindung gegeben. Königskümmel fördert den Verdauungsprozess und beugt Blähungen vor. Sesam reinigt die Gebärmutter und reduziert *Vata*. Dillsamen regen die Produktion von Muttermilch an und beugen Koliken und Bauchschmerzen beim Kind vor. Alle anderen Zutaten fördern die Verdauung.

Nach jeder Mahlzeit einen Teelöffel dieser Mischung essen.

Für ca. 300 Gramm
Zubereitungszeit: 30 Minuten

1 Zitrone
5 g schwarzes Salz
50 g Sesamsaat
50 g Königskümmel
50 g Fenchelsamen
25 g Dillsamen
50 g Kokosraspel, getrocknet
50 g Koriandersamen, geröstet
25 g Süßholz, gemahlen
½ TL Nelken, gemahlen

Die Zitrone auspressen und den Saft mit dem schwarzen Salz mischen.
Je ein Viertel der Zitronensaft-Salz-Mischung getrennt mit Sesam, Königskümmel, Fenchel- und Dillsamen mischen bzw. verreiben.
Jede so gewonnene Mischung separat in einer Pfanne auf kleiner Flamme rösten, wobei der Röstprozess bei jeder Mischung unterschiedlich lange dauert. Sobald Sie knusprig sind und sich ihr Aroma entfaltet, ist die jeweilige Mischung fertig.
Wenn alles abgekühlt ist, Koriandersamen und Süßholz mit den Fenchel- und Dillsamen mischen. Diese Mischung in einem Mixer kurz zerkleinern – es soll ein grobkörniges Pulver entstehen. Die gerösteten Kokosraspel mit den Fingern zu einem groben Pulver zerreiben.
Alles gründlich mischen und am Schluss das Nelkenpulver hinzufügen.
In einem luftdichten Behälter aufbewahren.

Energiebällchen

Sunthi Ladus – Ingwerbällchen

Ingwer fördert nicht nur die Verdauung, sondern unterstützt auch die Reinigung des Uterus und hat *vata*beruhigende Eigenschaften.

Für 20 Bällchen
Zubereitungszeit: 15 Minuten

20 g Ghee
30 g *Jaggery* (unraffinierter Rohrzucker)
20 g Ingwer, gemahlen

Ghee in einem Topf schmelzen lassen.
Jaggery zerkleinern und mit dem Ingwer gut vermischen.
Der Mischung das flüssige Ghee zugeben und kleine Kugeln von der Größe einer Walnuss daraus formen.
In einem luftdichten Behälter aufbewahren.
Jeden Morgen ein Ingwerbällchen auf nüchternen Magen essen.

Dink Ladus – Bällchen mit Gummi arabicum

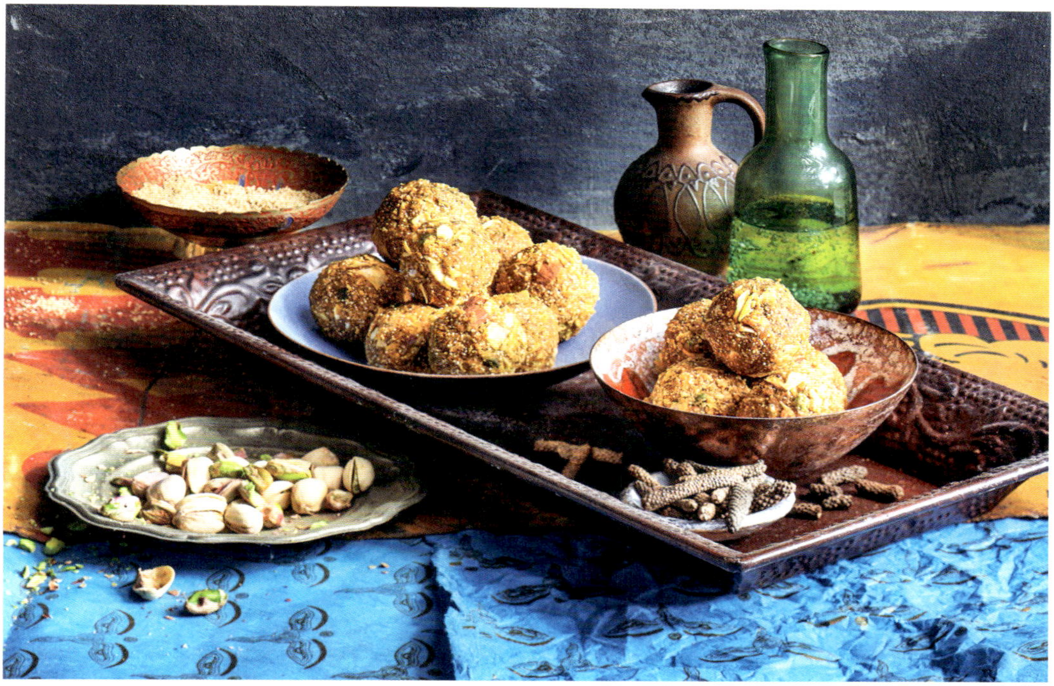

Dink Ladus – *Bällchen mit Gummi arabicum*

Qualitativ hochwertiges *Gummi arabicum* eignet sich ausgezeichnet zur Kräftigung von Knochen, Gelenken und Wirbelsäule. Getrocknete Datteln balancieren alle drei *Doshas* und nähren Knochen und Muskeln. Mandeln, Cashewkerne und Pistazien geben Kraft. Ingwer, Langpfeffer und Safran machen die genannten Zutaten leicht verdaulich.

Dink Ladus stellen sicher, dass der Kalzium- und Eisenbedarf gedeckt wird. Diese Energiebällchen werden Männern (siehe Seite 43) und Frauen – insbesondere nach der Entbindung – zur Stärkung empfohlen.

Für 30 bis 35 Bällchen

Zubereitungszeit: 1 Stunde

200 g *Dink* (Gummi arabicum)
100 g weiße Mohnsamen
50 g Mandeln
50 g Pistazien
50 g Cashewkerne
100 g Kokosraspel, getrocknet
300 g Ghee
200 g Dattelsüße
25 g Ingwer, gemahlen
25 g Langpfeffer, gemahlen
2 TL Muskat, gemahlen
300 g *Jaggery* (unraffinierter Rohrzucker)
200 g Zucker
¼ Tasse Milch
1 TL Safran, gemahlen

Die größeren Gummi-arabicum-Stücke in einem Mörser sorgfältig zerkleinern, da sonst große Stücke in der Mitte roh bleiben und sehr kleine Stücke beim Frittieren verbrennen können.

Alle Saaten und Nüsse (Mohn, Mandeln, Pistazien, Cashewkerne) einzeln in einer Pfanne rösten, abkühlen lassen und dann mit dem Mixer oder in einem Mörser grob mahlen.

Die getrockneten Kokosraspel auf kleiner Flamme rösten und nach dem Abkühlen mit den Fingern zerbröseln.

Ghee in einem Topf erhitzen und die Gummi-arabicum-Stücke darin frittieren, bis sie sich aufblähen. Sie saugen das Ghee fast vollständig auf. Wenn sie abgekühlt sind, leicht mit den Fingern zerbröseln.

Die Dattelsüße im restlichen Ghee rösten.

Das geröstete Gummi arabicum zusammen mit Dattelsüße, der Nuss-Saaten-Mischung, Kokosraspel, Ingwer, Langpfeffer und Muskat in einer Schüssel gut vermischen.

Jaggery, Zucker und Milch in einer Pfanne mit dickem Boden auf kleiner Flamme erhitzen. Wenn der *Jaggery* schmilzt und Blasen wirft, die Mischung von der Flamme nehmen. Safran dazugeben und gut mischen.

Die Zutaten aus der Schüssel langsam in diesen Sirup schütten und sorgfältig vermengen, bis eine homogene Masse entstanden ist. Zu kleinen Kugeln rollen, solange sie noch warm ist.

Methi Ladus – Bockshornkleebällchen

Bockshornkleesamen helfen dabei, die Gebärmutter nach der Entbindung zu reinigen und verbessern die Qualität der Muttermilch. Auch die vielen anderen nahrhaften Zutaten wie Mandeln, Mohnsamen oder Cashewkerne liefern die idealen Nährstoffe nach der Entbindung.
Bockshornkleesamen sind normalerweise sehr bitter und trocken. Deshalb werden sie mehrere Tage lang in Ghee eingeweicht.

Für 25 bis 30 Bällchen
Einweichzeit: 5 bis 6 Tage, Zubereitungszeit: 1 Stunde

75 g Bockshornkleesamen, gemahlen
250 g Ghee
50 g weiße Mohnsamen
25 g Mandeln
25 g Cashewkerne
25 g Pistazien
25 g *Dink* (Gummi arabicum)
150 g Weizenmehl
400 g Puderzucker aus Rohrzucker

Die gemahlenen Bockshornkleesamen fünf bis sechs Tage lang in 50 Gramm Ghee einweichen und mindestens einmal täglich gut umrühren.
Alle Nüsse und Saaten (Mohn, Mandeln, Cashewkerne und Pistazien) einzeln in einer Pfanne rösten, abkühlen lassen und in einem Mixer oder Mörser grob mahlen.
Größere Gummi-arabicum-Stücke in einem Mörser sorgfältig zerkleinern. Die Stücke sollten in etwa gleich groß sein, da sonst große Stücke in der Mitte roh bleiben und sehr kleine Stücke beim Frittieren verbrennen können.
Ghee in einem Topf erhitzen und die Gummi-arabicum-Stücke darin frittieren, bis sie sich aufblähen. Wenn sie abgekühlt sind, mit den Fingern grob zerkleinern.
Das Weizenmehl in dem verbliebenen Ghee rösten, bis es goldbraun ist.
Weizenmehl, Gummi arabicum, Nüsse und Mohnsamen in einer großen Schüssel mischen. Die Bockshornkleesamen und die Ghee-Mischung dazugeben. Puderzucker einarbeiten und die Masse zu Bällchen rollen, solange die Mischung noch warm ist.

Ahaleeva Ladus – Kressesamenbällchen

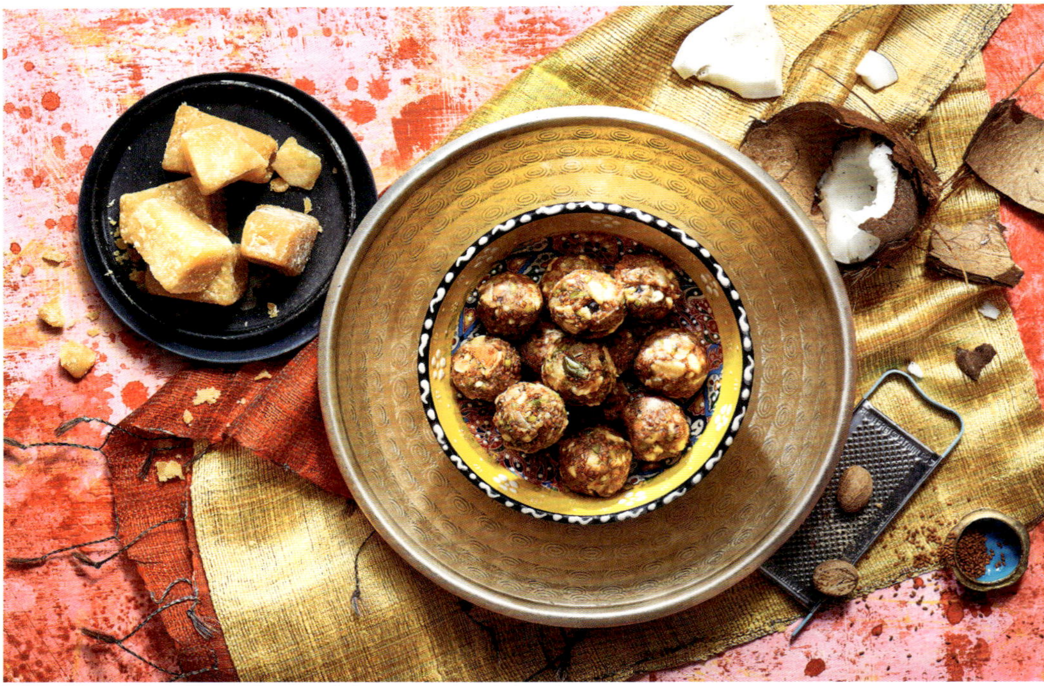

Ahaleeva Ladus – *Kressesamenbällchen*

Gartenkressesamen und frische Kokosnuss verbessern die Qualität der Muttermilch. Diese Bällchen sind ein Muss in der Stillzeit, weil die enthaltenen Zutaten für Mutter und Kind äußerst nahrhaft sind.

Für 25 bis 30 Bällchen
Zubereitungszeit: 40 Minuten

25 g Gartenkressesamen
Kokoswasser oder Kokosmilch nach Bedarf
50 g Mandeln
50 g Pistazien
50 g Cashewkerne
300 g *Jaggery* (unraffinierter Rohrzucker)
100 g Kokosnuss, frisch, geraspelt
1 TL (gestrichen) Muskat, gemahlen

Die Gartenkressesamen vier bis fünf Stunden in Kokoswasser oder Kokosmilch einweichen, damit sie aufquellen.

Mandeln, Pistazien und Cashewkerne grob in einem Mixer zerkleinern und trocken anrösten.
Die Gartenkressesamen, *Jaggery* und die frischen Kokosraspel in einer Pfanne mit dickem Boden mischen und auf kleiner Flamme erhitzen.
Wenn die Mischung weich wird, die Nussmischung und den Muskat dazugeben. Alles gründlich mischen.
Nach dem Abkühlen zu Bällchen rollen.

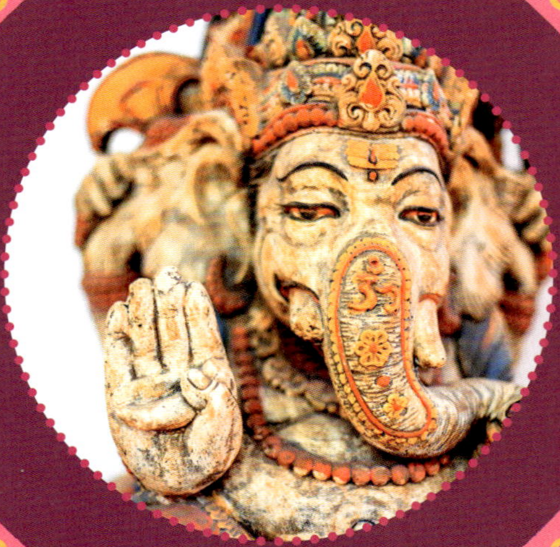

Anhang

Prinzipien des Ayurveda

Bei der Lektüre dieses Buchs sind Sie bisher vor allem mit der praktischen Anwendung von Ayurveda in Berührung gekommen. Auf den folgenden Seiten stellen wir Ihnen nun die wichtigsten Grundlagen und die zentralen Begriffe dieser uralten indischen Heilkunst vor. Was dazu in den vedischen Schriften vor über 3000 Jahren aufgezeichnet wurde, gilt noch heute als Basis für das Verständnis der ayurvedischen Lehre.

Die fünf Elemente

Jede lebende oder nichtlebende Substanz setzt sich aus den fünf Grundelementen *(Panchamahabhuta)* zusammen: *Prithvi* (Erde), *Jala* (Wasser), *Tejas/Agni* (Feuer), *Vayu* (Luft) und *Akasha* (Raum/Äther). Diese fünf Elemente sind in unterschiedlichen Mengen verteilt. Dem Element, das überwiegt, wird die Substanz dann zugeordnet. In der folgenden Tabelle sehen Sie die Zuordnungen und die entsprechenden Eigenschaften.

Eigenschaften der fünf Elemente

Element	Thema	Geschmack	Eigenschaften	Wirkung
Prithvi (Erde)	Geruch	süß, adstringierend (zusammenziehend)	schwer, dicht, langsam, solide, hart	schwer, stabilisierend, verbindend, festigend, härtend, abwärtsgehend
Jala (Wasser)	Geschmack	süß, salzig, sauer, leicht zusammenziehend (adstringierend)	flüssig, schmierig, weich, kühl, langsam, schleimig, strömend	befeuchtend, schmierend, durchdringend, erweichend, haftend, erfrischend, nach unten gehend
Agni (Feuer)	Form	scharf, salzig, leicht sauer	trocken, scharf, heiß, klar, fein, leicht, rau	brennend, verdauungsfördernd, nach oben gehend, transformierend
Vayu (Luft)	Berührung	adstringierend (zusammenziehend), leicht bitter	trocken, leicht, kühl, rau, fein, klar, schnell, leicht diffus	trocknend, reinigend, macht leichter, verdünnt, bringt Geschwindigkeit
Aakasha (Raum/Äther)	Klang	–	weich, leicht, subtil, leicht diffus, klar, geschmeidig	erweichend, schafft ein Vakuum, macht leichter, schafft Raum

Die drei *Doshas*

Ayurveda beschreibt drei Hauptenergien, *Doshas*: *Vata, Pitta* und *Kapha*. Diese fundamentalen Elemente oder auch Säfte wirken in unserem Körper. Sind sie in ihrem natürlichen Zustand und ausgeglichen, schützen diese Bioenergien den Körper und halten ihn gesund. Im Ungleichgewicht können sie jedoch zu Krankheiten führen.

Die *Doshas* – *Vata, Pitta* und *Kapha* – entsprechen in dieser Reihenfolge dem Wind, der Sonne und dem Mond. Und wie alle Funktionsweisen der Natur letztlich auf Wind, Sonne und Mond zurückgeführt werden können, hängen auch unsere Körperfunktionen vom ausgeglichenen Wirken der *Doshas* ab.

Vata Dosha

Vata, der Wind, steht für Bewegung, Enthusiasmus und Inspiration. Ihm werden folgende Eigenschaften zugeschrieben: trocken, kalt, leicht, subtil, in Bewegung, klärend und reinigend, rau, extrem schnell und ungemein dynamisch. So stimuliert *Vata* auch das Wirken der anderen beiden *Doshas, Kapha* und *Pitta*, die ohne die Unterstützung von *Vata* nicht gut funktionieren können. Entsprechend gilt *Vata* als lebensnotwendig und als das einflussreichste und bedeutendste der drei *Doshas*, obwohl es nicht direkt augenfällig, sondern eher durch sein Wirken spürbar ist.

Das ist wichtig, wenn man sich mit der Physiologie und Funktionsweise des menschlichen Körpers beschäftigt, Symptome beobachtet, Krankheiten diagnostiziert und Behandlungen plant. Manchmal mögen die oberflächlichen Symptome einer Krankheit zwar *pitta*bezogen sein, aber die Behandlung eines zugrundeliegenden *Vata*-Ungleichgewichts kann helfen, die Wurzel des Leidens zu entfernen.

Pitta Dosha

Wie das Feuer verschiedenartige Substanzen transformiert, indem es sie durch seine Hitze in neue, andere Formen umwandelt (beispielsweise Butter in Ghee oder Milch, die durch Hitze zu Käse fermentiert wird), verdaut *Pitta*, das Feuer, die aufgenommene Nahrung und wandelt sie in verschiedene Arten von *Dhatus* um. Genau wie die Kraft bzw. das Feuer der Sonne allem um uns herum Farben gibt (beispielsweise wird eine rohe grüne Tomate im Verlauf des Reifungsprozesses rot, weil die Wärme und Energie der Sonne auf sie einwirkt), verleiht das Wirken von *Pitta* den Organen und Körperflüssigkeiten bestimmte Farben, etwa der Haut, dem Blut und dem Urin. Feuer wirkt auf Substanzen ein, um Unreinheiten daraus zu eliminieren. Auf Gold wirkt es, indem es dessen Klarheit und Reinheit verstärkt. Wenn nötig, erfüllt es im menschlichen Körper ähnliche Funktionen. Z. B. trennt es übermäßiges *Kapha Dosha* und Schlacken von wichtigen Organen wie dem Herzen. Damit reinigt es das Herz und erhöht dessen Leistungsfähigkeit.

Im menschlichen Körper wirkt *Pitta* vor allem bei der Verdauung der Nahrung, der Kontrolle der Körpertemperatur und der Erhaltung der Sehkraft. Ein ausgeglichenes *Pitta* aktiviert auch Hunger- und Durstgefühle, verleiht Geschmack, gibt dem Körper Weichheit, lässt die Haut leuchten und schenkt dem Geist Brillanz und Scharfsinn. Eigenschaften wie Intelligenz, Tapferkeit und Mut stammen ebenfalls von *Pitta*. Das alles sind Gründe, warum *Pitta* in der Jugend dominiert und den Antrieb, die Entschlossenheit (Feuer), die Zielgerichtetheit und

den Enthusiasmus liefert, die für die Bewältigung großer Aufgaben notwendig sind.
Um seine Hauptaufgabe, die Verdauung, bewältigen zu können, muss *Pitta* ausgeglichen und gesund bleiben. Das Verdauen von Nahrung ist für den Körper die einzige Möglichkeit, Energie zu erhalten. Deshalb sollten wir auf eine ausgewogene, nährstoffreiche und konstitutionsgerechte Ernährung achten.

Kapha Dosha

Kapha, der Mond, hat die Aufgabe, dem Körper Saft und Kraft zu geben und alles im Körper zu »schmieren« und zu nähren. Ihm werden die folgenden Eigenschaften zugeschrieben: schwer, kühl, weich, ölig und schmierend, stabil, gallertartig und langsam. Ein ausgeglichenes *Kapha* verbessert die Fruchtbarkeit und stärkt das Immunsystem, also auch die Widerstandskraft des Körpers gegen Krankheiten. Zudem beschleunigt *Kapha* Heilungsprozesse im Körper und schließt Wunden.
Auf der mentalen Ebene bringt ein ausbalanciertes *Kapha* Begeisterung, Toleranz, die Fähigkeit zu vergeben, mentale Stabilität, Wissen, Intellekt, das Vermögen, richtig von falsch zu unterscheiden und ein Gefühl der Zufriedenheit.

Agni – Feuer

Neben den fünf Elementen und den drei *Doshas* ist *Agni* (übersetzt: Feuer) von besonderer Bedeutung. Ähnlich wie Feuer eingesetzt wird, um Nahrungsmittel zu kochen und dadurch aufzuschließen, verdaut das körpereigene Feuer die aufgenommene Nahrung und erzeugt auf diese Weise Energie. *Agni* wandelt Nahrung in alle benötigten Energien um, es organisiert die natürlichen physiologischen Zyklen und garantiert, dass sie rechtzeitig und am richtigen Ort stattfinden und die benötigte Energie bekommen. Diese unterschiedlichen Funktionen korrespondieren mit denen des Hormonsystems in der westlichen Medizin.
Ausgeglichenes *Agni* zeigt sich in regelmäßigem Stuhlgang, angemessenem Appetit, Enthusiasmus und zupackender Energie sowie einem leichten Körpergefühl. Ohne *Agni* gibt es kein Leben, dagegen sorgt ein ausbalanciertes »Feuer« für ein gutes, gesundes und langes Leben.

Die sieben *Dhatus* – Hauptgewebe des Körpers

Die Grundkomponenten, die den Körper bilden, formen, erhalten und ernähren, werden *Dhatus* (Hauptgewebe) genannt. Durch die Verdauung von Nahrung *(Jatharagni)* werden sie von einer Ebene in die nächste umgewandelt. Das dauert unterschiedlich lange: einen Tag für die Umwandlung in *Rasa Dhatu*, fünf Tage für die Umwandlung in *Rakta Dhatu*, zehn Tage für die Umwandlung in *Mamsa Dhatu*, 15 Tage für die Umwandlung in *Meda Dhatu*, 20 Tage für die Umwandlung in *Asthi Dhatu*, 25 Tage für die Umwandlung in *Majja Dhatu* und schließlich 30 Tage für die Umwandlung in *Shukra Dhatu*.

Jedes *Dhatu* wird in der oben beschriebenen Reihenfolge aus dem vorherigen gebildet. Die erste Umwandlung, ein grobes Aufspalten in die Essenz der Nahrung, enthält die wesentlichen Nahrungselemente, die alle *Dhatus* und *Upadhatus* (Nebengewebe) nähren können. Anschließend erfolgt eine feine Umwandlung in die verschiedenen *Dhatu*-Ebenen.

Die sieben *Dhatus* sind:

1. *Rasa Dhatu*

Die erste Ebene bilden die zirkulierenden Flüssigkeiten wie Plasma und Lymphe, die in der Kindheit, im Erwachsenenstadium und im Alter auf jeweils spezielle Art und Weise für die richtige Versorgung mit Nährstoffen sorgen. In der Kindheit fördert *Rasa Dhatu* ein schnelles und angemessenes körperliches Wachstum. In der Jugend und im Erwachsenenstadium trägt es zur Erhaltung des Körpers bei und im Alter kann es den Schwund von Körpergewebe verhindern. Es schmiert den Körper und trägt zu seiner Kraft und Festigkeit bei.

Milch und Ghee sind die besten Heilmittel zur Steigerung von *Rasa Dhatu*. Auch Honig, Kokoswasser, Limetten-, Granatapfel-, Apfel- und Traubensaft sowie andere frische Fruchtsäfte können *Rasa Dhatu* nähren.

2. *Rakta Dhatu*

Auf der zweiten Ebene wird *Rakta Dhatu* gebildet, das Blut als lebenswichtige Komponente des menschlichen Körpers. *Rakta Dhatu* ist verantwortlich für den Teint, hilft *Agni* zu aktivieren, um die Verdauung der Nahrung zu fördern, bewahrt die Lebensenergie *(Prana)* und ermöglicht durch sein Zirkulieren Hautempfindungen.

Hoher Blutverlust, etwa durch eine Verletzung, einen Unfall oder im Zuge eines chirurgischen Eingriffs, führt zum Verlust von *Prana*. Zu den wichtigsten blutreinigenden Kräutern, die im Ayurveda eingesetzt werden, gehören *Anantmul* (Sarsaparille), *Manjishtha* (Indischer Krapp) und *Gokshura* (Erd-Burzeldorn).

3. *Mamsa Dhatu*

Die dritte Ebene spielt eine wesentliche Rolle für die physische Struktur und Gestalt eines Menschen und steht für die Muskeln, Sehnen und Bänder. Die Hauptaufgabe von *Mamsa Dhatu* besteht darin, dem Körper Form zu geben. Außerdem unterstützt es Körperbewegungen und körperliche Aktivitäten.

Das Wort *Dhatu* bedeutet »das, was hält«, und von den sieben *Dhatus* ist *Mamsa Dhatu* dasjenige, das den Körper zusammenhält und ihm physische Kraft gibt. Deshalb ist ein gesundes *Mamsa Dhatu* wesentlich für körperliche Ausdauer und die Fähigkeit, lange zu arbeiten.

4. *Meda Dhatu*

Die Umwandlung zur vierten Ebene betrifft das Fettgewebe des Körpers. *Meda Dhatu* neigt von allen *Dhatus* am meisten zu einer Volumenzunahme. Diese ist zwar nicht wünschenswert, wenn sie unverhältnismäßig ist, aber es ist auch nicht empfehlenswert, überschüssiges Fett mit Turbo-Diäten oder unnatürlichen Mitteln loswerden zu wollen. Je nach individueller Konstitution braucht man eine mehr oder weniger große Menge *Meda Dhatu*, die dazu beiträgt, die normalen Körperfunktionen zu steuern. Ein extremer Verlust von *Meda Dhatu* kann zu lebenslangen gesundheitlichen Problemen führen.

Die wichtigste Aufgabe von *Meda Dhatu* ist, für die Schmierung des ganzen Körpers sowie für Festigkeit und Kraft zu sorgen. Es trägt außerdem zur Produktion von Schweiß bei und nährt die Knochen.

Meda Dhatu ist fast im ganzen Körper in Form von Fettgewebe vorhanden, auch in den Fingerknochen, Zehen, Handgelenken, Fußknöcheln und anderen kleinen Knochen im Körper. Nur *Meda Dhatu* ist in der Lage, diese Knochen zu erhalten, zu nähren und zu schmieren, und ein *Meda*-Mangel kann dazu führen, dass eben diese Knochen brüchig werden.

5. *Asthi Dhatu*

Die fünfte Ebene bildet das Kerngerüst des Körpers, das Skelett und die Knochen. *Asthi Dhatu* ist hart und fest und gibt den wichtigen Organen Schutz. Beispielsweise schützt der Schädel das Gehirn, der Brustkorb Herz und Lunge und die Wirbelsäule das Rückenmark. *Asthi Dhatu* ist durch Sehnen und Bänder an die Muskeln gebunden und gibt dem Körper Gestalt und Struktur.

6. *Majja Dhatu*

Die sechste Ebene der Körpergewebe, *Majja Dhatu*, kräftigt und nährt den Körper, besonders die Knochen. Das im knöchernen Schädel liegende Gehirn gehört ebenso zu *Majja Dhatu,* wie die Augen, das Rückenmark und die Spinalnerven dazu zählen.

Auch der innerste Kern oder Samen einer Frucht wird als *Majja* bezeichnet. Er hat die gleiche Funktion wie *Majja Dhatu* im menschlichen Körper. Beispielsweise finden sich Mandeln, die für *Majja Dhatu* gut sind, im Kern einer Frucht. Aprikosen haben ebenfalls mandelähnliche Samen in ihrem Kern, die für *Majja Dhatu* gesund sind. Auch Cashewkerne und Walnüsse nähren *Majja Dhatu.*

7. *Shukra Dhatu*

Diese siebte Ebene ist einer der zehn Orte im Körper, wo *Prana* wohnt, die Hauptenergie. Unter *Shukra Dhatu* versteht man in der Regel das Sperma *(Virya)* von Männern, das ist aber nur ein Teil davon.

Shukra Dhatu ist bei Männern, Frauen und Kindern vorhanden. Es wirkt auf vielen Ebenen. Auf der psychischen Ebene fördert es Tapferkeit, Furchtlosigkeit, Mut, Begeisterung und Beständigkeit, auf der physischen Ebene Kraft und Ausdauer, die Anziehungskraft auf das andere Geschlecht sowie die Bildung von Samen- und Eizellen bei Männern bzw. Frauen. Auf der Zellebene ist *Shukra Dhatu* für die Zellteilung und die Bildung neuer Zellen verantwortlich.

Nahrungsmittel wie Milch, Ghee, Mandeln, *Panchamrita* und ayurvedische Nahrungsergänzungsmittel helfen, *Shukra Dhatu* zu verbessern und zu vermehren.

Upadhatu und *Mala* – Nebengewebe und Abfallprodukte

Wie oben beschrieben, werden die *Dhatus* durch die Verdauung von einer Ebene in die nächste umgewandelt. Dafür wird auf jeder Ebene eine besondere Art von *Agni* benötigt, *Jatharagni.* Das Haupt-*Agni* verdaut die aufgenommene Nahrung, die dann in zwei Teile geteilt wird, nämlich *Ahara Rasa* (Nahrungsessenz) und *Mala* (Abfallprodukte wie Urin und Stuhl). *Ahara Rasa* wird in weitere *Dhatus* umgewandelt, *Mala* im natürlichen Zyklus des Körpers ausgeschieden. Dieser Prozess wiederholt sich bei der Bildung jedes einzelnen *Dhatus*, wobei aus jedem *Dhatu* ein *Upadhatu* (Nebengewebe) als Nebenprodukt hervorgeht. Ein *Upadhatu* wird nicht weiter ins nächste *Dhatu* umgewandelt, sondern erfüllt seine eigenen Aufgaben. *Upadhatu* und *Mala* helfen bei verschiedenen Körperfunktionen.

***Upadhatus* (Nebenprodukte) von *Rasa Dhatu*:** Wenn *Rasa Dhatu* gebildet wird, sind die *Upadhatus* bei Frauen *Stanya* (Muttermilch) und *Raja* (Menstruationsblut). *Stanya* wird in den letzten Wochen der Schwangerschaft und nach der Entbindung gebildet. *Raja* sammelt sich von der Pubertät bis zur Menopause monatlich im Uterus und wird als Menstruationsblut ausgeschieden, wenn im jeweiligen Zyklus keine Empfängnis stattgefunden hat.

Die Menstruation hört in der Schwangerschaft auf, weil das *Upadhatu*, das von *Rasa Dhatu* gebildet wird, für die Ernährung des Fötus in Anspruch genommen wird und zur Bildung von Muttermilch beiträgt. Solange das Kind gestillt wird, gibt es (meist) auch keine Menstruation. Und sobald der Menstruationszyklus wieder einsetzt, wird zunehmend weniger Muttermilch produziert, bis sie schließlich ganz versiegt. Dementsprechend werden in der Schwangerschaft Lebens- und Nahrungsergänzungsmittel empfohlen, die *Rasa Dhatu* nähren und stärken, etwa Milch, Fruchtsäfte, Kokoswasser und *Shatavari Kalpa*.

Das Abfallprodukt von *Rasa Dhatu* ist *Kapha* und macht sich am Morgen in Form von Schleim in Hals und Mund bemerkbar. In kleinen Mengen und in einem ausgeglichenen Zustand richtet dies keinen Schaden an. Wenn sich der Schleim aber nicht durch morgendliches Zähneputzen und Mundreinigung beseitigen lässt und er den ganzen Tag bestehen bleibt, spricht dies für eine übermäßige Bildung von *Mala*. Dann müssen diese Abfallstoffe durch Einnahme geeigneter Heilmittel aus dem Körper entfernt werden.

***Upadhatus* (Nebenprodukte) von *Rakta Dhatu*:** *Kandara* (starke und feste Sehnen) und *Sira* (Gefäße, Arterien und Venen, die sauerstoffreiches und sauerstoffarmes Blut transportieren) sind *Upadhatus* von *Rakta Dhatu*.

Das Abfallprodukt *(Mala)* von *Rakta Dhatu* ist *Pitta*, das mit den normalen Abfallprodukten aus dem Körper ausgeschieden wird.

***Upadhatus* (Nebenprodukte) von *Mamsa Dhatu*:** Das *Upadathu* von *Mamsa Dhatu* ist Haut und *Vasa* – das schmierende Element, das von Natur aus in den Muskeln vorhanden ist.

Die Abfallprodukte, die über Ohren, Augen, Nase, Mund und die Genitalien ausgeschieden werden, sind *Mala*-Komponenten von *Mamsa Dhatu*.

***Upadhatus* (Nebenprodukte) von *Meda Dhatu*:** Das *Upadhatu* von *Meda Dhatu* ist eine Art von kräftigerem *Snayu* (Bänder und Nerven).

Mala von *Meda Dhatu* ist Schweiß.

***Upadhatus* (Nebenprodukte) von *Asthi Dhatu*:** Das *Upadhatu* von *Asthi Dhatu* sind die Zähne.

Mala von *Asthi Dhatu* sind Haare und Nägel.

***Upadhatus* (Nebenprodukte) von *Majja Dhatu*:** *Majja Dhatu* hat kein *Upadhatu*.

Das Abfallprodukt *(Mala)* von *Majja Dhatu* ist das Ölige in den Augen, in der Haut und im Stuhl, das als Schmiermittel gebraucht wird.

***Upadhatus* (Nebenprodukte) von *Shukra Dhatu*:** *Shukra Dhatu* produziert weder *Upadhatu* noch *Mala*. Alle Unreinheiten sind schon durch die wiederholten Umwandlungen von einem *Dhatu* zum nächsten aus dieser Substanz verschwunden. *Shukra Dhatu* kann mit Gold verglichen werden, das mehrmals geschmolzen wurde und frei von allen Unreinheiten ist. Es ist das reinste aller *Dhatus*.

Mala aus der groben Verdauung

Mala, das sind die Substanzen, die der Körper durch verschiedene Körperöffnungen ausscheidet oder die aus ihm entfernt werden müssen. Wenn diese Abfallprodukte längere Zeit im Körper bleiben, können sie verschiedene Probleme verursachen.

Stuhl, Urin und Schweiß sind die drei Hauptformen von *Mala*. Auch altes *Mamsa Dhatu* und andere *Dhatus*, die ihre Funktion nicht mehr erfüllen, sowie unausgewogenes *Vata*, *Pitta* und *Kapha* gehören zu *Mala* und werden ausgeschieden.

Purisha – Stuhl

Die meisten Nährstoffe aus der verdauten Nahrung werden über den Dünndarm absorbiert. Die verbleibende Substanz wird in den Dickdarm befördert, der den Nährstoffbrei eindickt und in den Körper leitet. Zurück bleiben die nicht verwertbaren Reste in Form von Stuhl (*Purisha* genannt). Der Stuhl wird in Richtung Mastdarm und After gedrückt und ausgeschieden. Das sollte in einem angemessenen Zeitraum geschehen, um das Gleichgewicht und die Gesundheit des ganzen Körpers aufrechtzuerhalten.

Sorgen Sie deshalb für einen regelmäßigen Stuhlgang. Da Stuhl bis zu einem gewissen Grad auch für den Erhalt der körperlichen Kraft verantwortlich ist, kann zu häufiger Stuhlgang mit einer geringen Stuhlmenge ein hohles Gefühl im Bauch, allgemeine Schwäche und Erschöpfung zur Folge haben.

Mutra – Urin

Urin ist ein Abfallprodukt der flüssigen Nahrungsbestandteile. Er entfernt übermäßige Feuchtigkeit und Schmierung aus dem gesamten Körper und dem Blut. Die Abfallprodukte, die bei der Bildung der *Dhatus Rasa* und *Rakta* entstehen, werden ebenfalls mit dem Urin ausgeschieden.

Wenn sich die Urinmenge *(Mutra)* drastisch reduziert oder der Urin zu lange in der Blase bleibt, kann es zu Blasenentzündungen kommen. Der Prozess der Urinbildung findet ununterbrochen statt, und der Urin wird vor dem Ausscheiden in der Blase gespeichert. Der Harntrakt ist einer der drei wichtigsten *Marmas* (Vitalpunkte) im Körper – die anderen beiden sind Herz und Gehirn.

Sveda – Schweiß

Schweiß *(Sveda)* ist das dritte wichtige *Mala*, ein Abfallprodukt, das von *Meda Dhatu* gebildet wird. Er wird über die Haut ausgeschieden. Schweiß hat die Aufgabe, die Körpertemperatur zu regulieren, die Feuchtigkeit im Körper aufrechtzuerhalten und dafür zu sorgen, dass die Haut weich bleibt.

Eine zu geringe Schweißproduktion hat zur Folge, dass Haut und Haare austrocknen, wohingegen eine übermäßige Schweißproduktion zu Hautjucken führen kann.

Neben den drei Hauptabfallprodukten *Purisha, Mutra* und *Sveda* gibt es noch eine vierte Art von *Mala*, das aus einer Verunreinigung der drei *Doshas* sowie der sieben *Dhatus* resultiert und ebenfalls vom Körper ausgeschieden wird.

All diese Abfallprodukte müssen unbedingt aus dem Körper ausgeschieden werden, was sich am besten durch *Panchakarma*-Reinigungskuren (siehe Seite 275 f.) erreichen lässt. *Panchakarma*-Therapien sind so konzipiert, dass nur die *Malas* – verbrauchte *Dhatus* und unausgeglichene *Dosha*-Komponenten – entfernt werden, während gesunde *Dhatus* und ausgeglichene *Doshas* erhalten bleiben.

Ojas – Vitalität

Im Umwandlungsprozess der *Dhatus* von der ersten bis zur siebten Ebene entsteht *Ojas*. Diese Essenz aller *Dhatus* besitzt höchste Kraft und Stärke und gilt als das bestmögliche Ergebnis der Transformation von Energie im Körper. *Ojas* kann physisch nicht identifiziert, sondern nur erfahren werden. Man kann es bei anderen Menschen sehen, etwa als Leuchten in den Augen, als Aura, Ausstrahlung oder besondere Kraft und Gesundheit.

Ojas sorgt für seelische Zufriedenheit und Erfüllung, nährt jedes Organ und jede Zelle des Körpers und regt sie zum optimalen Funktionieren an. Es steuert alle physischen und mentalen Funktionen, alle motorischen und sensorischen Organe sowie den Geist. Auch Stimme und Teint hängen von dieser Energie ab.

Bei einem Mangel an *Ojas* lassen Kraft und Ausdauer allgemein nach, die Sinnesorgane arbeiten schlechter, die Haut wird stumpf, der Teint glanzlos. Die betroffene Person leidet unter Erschöpfung und Unwohlsein, Augen, Lippen und Haut sind trocken.

Ojas-Mangel führt auch zu geistiger Unruhe und dazu, dass man sich zu viele Sorgen und Gedanken macht. Er kann zu Phasen der Traurigkeit und Hoffnungslosigkeit, der Depression und des Kummers führen und dazu, dass sich die Betroffenen für nichts mehr begeistern können.

Um einem *Ojas*-Mangel entgegenzuwirken, eignet sich eine Ernährung mit Speisen, die süß, fetthaltig, schmierend, kühlend und leicht verdaulich sind. Dazu gehören beispielsweise Milch, Butter mit Zucker, Ghee, *Panchamrita* und spezielle Kräutermischungen.

Wer *Ojas* stärken möchte, sollte nicht in den Tag hinein leben, sondern nach aufrichtiger Zufriedenheit und Seelenfrieden streben. Alles, was dabei hilft, nährt *Ojas*, dazu gehören z. B. Lesen oder die Beschäftigung mit einem Hobby, außerdem Übungen wie Yoga, *Pranayama* (siehe Seite 95 ff.) und Meditation sowie das Hören von harmonisierender Musik.

Prana – Lebenskraft

Prana ist die Hauptenergie, die dafür sorgt, dass das Leben immer weitergeht. Die Lebensenergie kommt durch zwölf Handlungssphären zustande, die als *Dvadasha Prana* bekannt sind:

1. *Agni* – Feuer – der Katalysator.
2. *Soma* – Flüssigkeit. Sie wird durch *Kapha, Rasa* und *Shukra* repräsentiert. *Soma* trägt den denkenden Geist.
3. *Vayu* – Luft – das Energiesystem des Atems.
4. *Sattva* – Handeln, ohne Erwartungen daran zu knüpfen.
5. *Raja* – Handeln, das mit entsprechenden Erwartungen verbunden ist.
6. *Tama* – Erwartungen, ohne entsprechend zu handeln.
7. *Shrotrendriya* – der Gehörssinn.
8. *Chakshurendriya* – der Sehsinn.
9. *Rasanendriya* – der Tastsinn.
10. *Ghranendriya* – der Geruchssinn.
11. *Sarshanendriya* – der Geschmackssinn.
12. *Jivatma* – die Seele.

Im Körper sind die Zentren von *Prana* als *Pranayatan* (Vitalzentren) bekannt. Das Herz, die Harnblase mit den Nieren und der Kopf (Gehirn) sind die drei wichtigsten. Dann folgen die beiden *Shankhamarma* (Schläfen zu beiden Seiten des Kopfes), der Hals, *Rakta Dhatu, Shukra Dhatu, Ojas* und der After.

Panchakarma – tiefgreifende Reinigung auf allen Ebenen

Häufig stellen wir uns unter einer Ayurveda-Kur Wellness und Massagen unter Palmen vor. Doch authentisches *Panchakarma* geht viel tiefer. Dabei handelt es sich um einen fest umrissenen Ablauf medizinischer Behandlungen, bei denen Gifte aus dem Körper ausgeleitet werden. Das kann einen tiefgreifenden und weitreichenden Effekt haben.

Die Säuberung und Läuterung der Elemente Raum/Äther *(Akasha)* und Luft *(Vayu)*, die zusammen *Vata Dosha* bilden, wird durch *Basti* (Öleinläufe) erreicht. Die Elemente Feuer *(Agni)* und Wasser *(Jala)* bilden *Pitta Dosha*, das durch *Virechana* (einen Abführtrunk) reduziert wird. *Kapha Dosha*, das aus den Elementen Wasser *(Jala)* und Erde *(Prithvi)* besteht, wird durch *Vamana* (eine therapeutische Brechtherapie, die jedoch nur extrem selten eingesetzt wird) ausbalanciert.

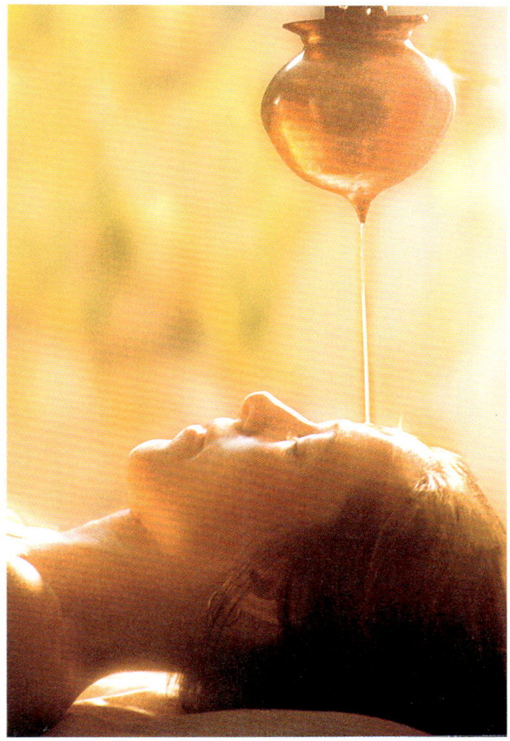

Der Stirnguss ist die wohl bekannteste Anwendung der Panchakarma-*Kur.*

Ein entsprechend ausgebildeter Arzt ist in der Lage, diese Therapien je nach Konstitution und Art des gestörten Gleichgewichts zu verordnen. *Virechana* und *Basti* sind in der Regel die besten Therapien, um alle drei *Doshas* auszubalancieren.

Panchakarma ist aber mehr als ein Bündel von Therapien. Das Konzept muss korrekt und unter medizinischer Aufsicht umgesetzt werden. Eine Behandlung, die den ganzen Körper bis in die Zellen reinigt, muss festgelegten Kriterien entsprechen und eine interne Fettung sowie eine externe Ölung vereinigen. Dies dauert mindestens zwei bis drei Wochen, die Wirkung hält jedoch dementsprechend auch viele Monate oder noch länger an.

Vorbereitungen

Vor der eigentlichen Therapie müssen die folgenden vorbereitenden Behandlungen abgeschlossen sein:

Snehana: Die Kombination aus Ölmassagen *(Abhyanga)* und einer besonderen Ghee-Kräuter-Zubereitung, die der Patient trinkt, führt zu einer externen und internen »Schmierung«. Das Ghee wird individuell nach ayurvedischem Rezept zubereitet und soll mindestens drei Tage lang eingenommen werden. Erst dann hat es alle Giftstoffe gelöst, die in den verschiedenen Bereichen des Körpers festsaßen. Die Ghee-Dosis ist von vielen Faktoren wie Alter, Kraft und Konstitution der behandelten Person abhängig. Anschließend bekommt der Patient nochmals Ölmassagen, um die durch das Ghee gelösten Toxine in den Verdauungstrakt zu bringen, von wo sie dann ausgeschieden werden können. Diese Prozedur verleiht dem Körper Weichheit, schmiert ihn und bringt *Vata* ins Gleichgewicht.

Svedana: Das Dampfbad ist eine wichtige ayurvedische Behandlung, die den Körper zum Schwitzen bringt. Das geschieht in einer Dampfkabine, bei der der Kopf, der nicht überhitzt werden darf, frei bleibt. Die Schwitztherapie bringt *Vata* und *Kapha* ins Gleichgewicht, soll aber in erster Linie die verunreinigten *Doshas* verflüssigen und Toxine lösen, um sie über den Blutstrom in den Verdauungstrakt zu transportieren. Von dort werden sie ausgeschieden.

Die fünf *Panchakarma*-Prozeduren

Auf diese vorbereitenden Maßnahmen folgen die fünf eigentlichen *Panchakarma*-Prozeduren, mit denen die Abbauprodukte des Stoffwechsels, der Nahrung *(Mala)* und der Umwelt über die verschiedenen Körperöffnungen aus dem Körper ausgeschleust werden: *Virechana* (eine Abführtherapie, um unausgeglichenes *Pitta* über den Darm zu entfernen), *Nasya* (Nasentherapie für Krankheiten von Kopf, Nacken und Schultern), *Basti* (Einläufe, um *Vata* ins Gleichgewicht zu bringen), *Raktamokshana* (eine Aderlasstherapie für blutbezogene Krankheiten) und in Einzelfällen *Vamana* (therapeutisches Erbrechen, um *Kapha* auszuscheiden).

Ist dieser Reinigungsprozess beendet, folgen weitere Therapien wie z. B. der bekannte Stirnguss *(Shirodhara)*, die die Vitalität wieder aufbauen. Dazu gehört auch eine spezielle Rückenmassage, die die Wirbelsäule stärkt und deren Beweglichkeit verbessert.

Die Literaturquellen des Ayurveda

Dieses Buch stützt sich auf uraltes vedisches Wissen, das bis heute von ayurvedischen Ärzten praktisch angewandt wird. Unter der Überschrift »Vedisches Wissen« finden Sie Verse aus den ayurvedischen Quelltexten, auf die jeweils Bezug genommen wird. Zum Teil wurden diese für ein besseres Verständnis eher sinngemäß übersetzt, die Inhalte bleiben davon aber unberührt.

Die drei ältesten und wichtigsten medizinischen Werke der ayurvedischen Tradition sind als die große Trilogie *(Brihat Trayi)* bekannt: *Charaka Samhita, Sushruta Samhita* und *Ashtanga Sangraha*. Jedes dieser Werke ist in acht bzw. sechs Bücher *(Sthanas)* aufgeteilt, die sich mit medizinischen Themen wie Anatomie, Embryologie, Ätiologie, Diagnostik, Chirurgie, Pharmakologie, Toxikologie sowie verschiedenen Therapien und Maßnahmen zur Gesunderhaltung beschäftigen. Die *Charaka Samhita* gilt als die älteste heute noch erhaltene medizinische Textsammlung. Ihr Autor Acharya Charaka soll nach einer buddhistischen Quelle Leibarzt des Kushana-Königs Kanischka (1. Jh. n. Chr.) gewesen sein. Diese Datierung deckt sich mit der, die für die heute noch existierende Version der *Charaka Samhita* angenommen wird. Neuere Forschungen zur altindischen Medizin haben jedoch ergeben, dass der ursprüngliche Text deutlich älter ist und bereits einige Jahrhunderte früher von Agnivesha als Agnivesha Samhita verfasst wurde. Experten nehmen an, dass die Textsammlungen nicht von einem einzelnen Autor stammen – ähnlich dem Corpus Hippocraticum, das zwar Hippokrates von Kos (ca. 460 bis 370 v. Chr.) zugeschrieben wird, aber zwischen dem 6. Jh. v. Chr. und dem 2. Jh. n. Chr. von verschiedenen Autoren verfasst wurde.

Die *Sushruta Samhita* gilt als älteste noch erhaltene Textsammlung zur Chirurgie, beschäftigt sich aber auch mit anderen medizinischen Themen. Ihr Autor Sushruta soll vor mehr als dreitausend Jahren gelebt haben. Die uns heute überlieferte Version des Textes stammt aus dem 4. Jh. v. Chr.

Das jüngste Werk der Trilogie ist die *Ashtanga Sangraha*. Ihr Autor Vagbhata soll sie zwischen 200 v. Chr. und 500 n. Chr. verfasst haben und Buddhist gewesen sein.

Alle drei Werke wurden bereits im 8. Jahrhundert ins Arabische übersetzt. Von der *Charaka Samhita* fertigte der persische Arzt und Naturwissenschaftler Abu Bakr Muhammad ibn Zakariyya al-Razi, auch bekannt als Rhazes (841 bis 925), eine lateinische Übersetzung mit dem Titel *Sharaca indianus* an, die unter anderen von seinem Landsmann Abu Ali al-Husain ibn Abd Allah ibn Sina, auch bekannt als Avicenna (980 bis 1037), eingesetzt wurde. Avicennas bedeutende Rolle für die Entwicklung der modernen westlichen Medizin ist unbestritten. Man könnte also sagen, dass auch der ayurvedische Einfluss auf die moderne westliche Medizin eine altehrwürdige Tradition hat.

Balguti – Superfood für Babys

Als Booster für die Entwicklung des Babys gilt *Balguti* – eine Mischung aus hochwertigen Kräutern, die in Minimalstdosen einmal täglich gegeben wird. *Balguti* fördert eine gute Verdauung und regelmäßigen Stuhlgang. Da es auch das Immunsystem stärkt, wird Erkältungen, Husten und Fieber damit vorgebeugt. Es unterstützt die Gewichtszunahme des Babys sowie seine Versorgung mit Nährstoffen und trägt zu seiner allgemeinen Entwicklung bei, insbesondere auch zur Stärkung von Gehirn und Knochen.

Zur Herstellung werden qualitativ hochwertige Kräuter verwendet, die getrocknet und in luftdichten Behältern aufbewahrt werden. Das passende Heilkraut wird dann gemahlen und mit Muttermilch, Honig oder Goldwasser (*Suvarna Siddha Jala,* siehe Seite 69) zu einer Paste gemischt. Das erste Mal bekommt das Baby *Balguti*, wenn es zehn Tage alt ist. Die täglichen Gaben sollten bis zum Alter von fünfzehn Monaten, mindestens jedoch in den ersten acht Monaten fortgesetzt werden.

Unten stellen wir Ihnen die traditionellen Rezepte vor. Um sie selbst herzustellen, braucht es etwas Erfahrung und Fingerspitzengefühl, zumal man mit Babys keinesfalls herumexperimentieren möchte. Darüber hinaus ist es nicht immer möglich, die richtigen Zutaten zu finden, um *Balguti* vorschriftsmäßig herzustellen. In Indien, dem Heimatland von Ayurveda, sind auch Fertigpräparate erhältlich, für die deutschsprachigen Länder ist jedoch keine Bezugsquelle bekannt. Wenn Sie *Balguti* zum Wohl Ihres Babys verwenden möchten, empfehlen wir, einen ayurvedisch geschulten Therapeuten hinzuzuziehen, der auch die entsprechenden Kräuter besorgen und die richtige Zubereitung demonstrieren kann.

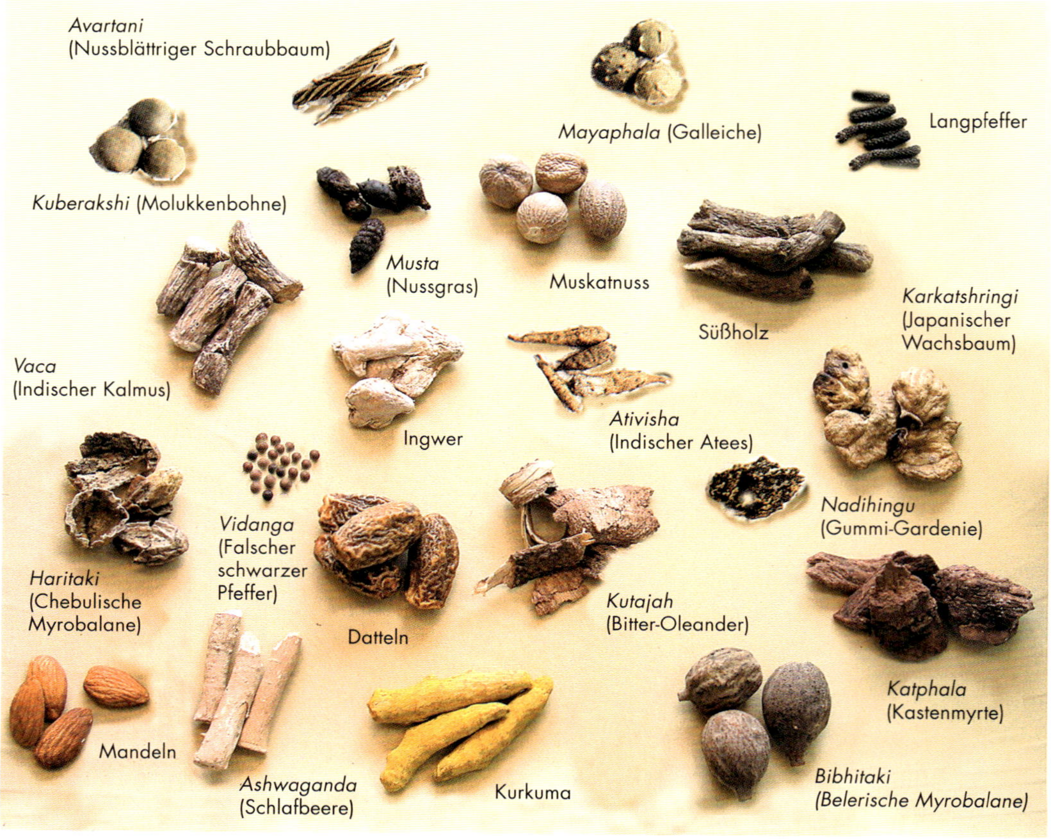

Herstellung und Dosierung

Sie benötigen einen Mahlstein aus einem soliden Material wie Granit (siehe auch Seite 192) sowie ein Werkzeug zum Mahlen wie z. B. einen Teelöffel. Legen Sie jeweils eine Prise von jedem Kraut oder Gewürz auf den Mahlstein. Mahlen Sie mit dem Löffel in einem Kreis von der Größe einer Zwei-Euro-Münze im Uhrzeigersinn. Die Gesamtmenge an Paste, die Sie haben, wenn Sie mit dem Mahlen aller Kräuter fertig sind, ist die Dosis, die dem Baby verabreicht werden soll. Diese Dosis ist jeweils nur winzig: Einem Kind bis zu sechs Monaten kann täglich eine Prise (80 bis 100 mg) *Balguti* gegeben werden, danach können es täglich zwei Prisen (160 bis 200 mg) sein.

Für zehn Tage alte Babys. Mahlen Sie jedes Kraut einzeln, ein- oder zweimal im Uhrzeigersinn.

Für einen Monat alte Babys. Mahlen Sie jedes Kraut in zwei bis drei Kreisen.

Für fünf bis sechs Monate alte Babys. Wenn das Baby gesund ist, können Sie so viel Paste geben, wie beim Mahlen in sieben bis acht Kreisen erzeugt wird.

Wenn das Kind gesundheitliche Probleme hat, mahlen Sie das Kraut, das gegen diese Krankheit wirkt, in noch mehr Kreisen. Setzen Sie dies fort, bis die Symptome der Krankheit abgeklungen sind.

Beschwerden lindern

Für *Balguti* werden verschiedene Heilkräuter verwendet. Bei bestimmten Krankheiten und Beschwerden werden sie höher dosiert, um dem kleinen Patienten Linderung zu verschaffen. Die folgende Liste zeigt, bei welchen Beschwerden welche Substanzen in *Balguti* verwendet werden

- **Erkältung und Husten:** *Karkatshringi* (Japanischer Wachsbaum), Langpfeffer, Ingwerpulver, *Vaca* (Kalmus), *Katuka* (Kurukraut), *Bibhitaki* (Belerische Myrobalane).
- **Erkältung und Husten mit Fieber:** alle oben genannten sowie *Musta* (Nussgras) und *Ativisha* (Indischer Atees).
- **Durchfall:** *Kutajah* (Bitter-Oleander), *Bibhitaki* (Belerische Myrobalane), *Avartani* (Nussblättriger Schraubbaum), Ingwerpulver, *Musta* (Nussgras), Muskat.
- **Durchfall mit Fieber:** *Musta* (Nussgras), *Ativisha* (Indischer Atees), *Kutajah* (Bitter-Oleander), *Bibhitaki* (Belerische Myrobalane), *Avartani* (Nussblättriger Schraubbaum), Ingwerpulver, *Kuberakshi* (Molukkenbohne).
- **Appetitlosigkeit:** *Langpfeffer*, *Haritaki* (Chebulische Myrobalane), Ingwerpulver, *Vidanga* (Falscher schwarzer Pfeffer).
- **Verstopfung:** *Haritaki* (Chebulische Myrobalane), *Yashtimadhu* (Süßholz), Ingwerpulver.
- **Bauchschmerzen:** *Kuberakshi* (Molukkenbohne), *Avartani* (Nussblättriger Schraubbaum), Ingwerpulver, *Ativisha* (Indischer Atees).
- **Erbrechen:** *Karkatshringi* (Japanischer Wachsbaum), *Musta* (Nussgras), *Ativisha* (Indischer Atees), *Mayaphala* (Galleiche).
- **Würmer:** *Vidanga* (Falscher schwarzer Pfeffer), *Nadihingu* (Gummi-Gardenie), *Kuberakshi* (Molukkenbohne), Kurkuma, *Musta* (Nussgras), *Avartani* (Nussblättriger Schraubbaum), *Haritaki* (Chebulische Myrobalane).
- **Ausschlag:** Kurkuma, *Musta* (Nussgras), *Vidanga* (Falscher schwarzer Pfeffer).
- Wenn ein Kind unter **Erkältung**, **Husten**, **Erbrechen** oder **Durchfall** leidet, können *Musta* (Nussgras), *Ativisha* (In-

discher Atees), *Karkatshringi* (Japanischer Wachsbaum) und Langpfeffer wie folgt zusammen gegeben werden: Alle vier werden zusammen mit Milch oder Wasser gemahlen. Ein Teelöffel dieser Paste wird mit Honig gemischt und auf die Zunge des Kindes aufgetragen. Kindern unter 18 Monaten kann ein Achtel Teelöffel der Mischung gegeben werden, Kindern über 18 Monaten ein Viertel Teelöffel.

Balguti-Kräuter von A bis Z

Ashwagandha (Schlafbeere) gibt Kraft und nährt *Shukra Dhatu*. Die regelmäßige Einnahme sorgt für eine gesunde Gewichtszunahme das Babys und hilft sein Immunsystem zu stabilisieren.

Ativisha (Indischer Atees) wächst im Himalaya und wird häufig in ayurvedischen Arzneien verwendet. Er fördert den Verdauungsprozess, lindert Bauchschmerzen, hilft bei Erbrechen und/oder Durchfall und wirkt fiebersenkend. Weil er sich besonders für Kinder eignet, ist er auch als Babymedizin *(Shishubhaishajjya)* bekannt. Er sollte in begrenzten Mengen verwendet und in maximal vier oder fünf Kreisen für den täglichen Gebrauch gemahlen werden.

Avartani (Nussblättriger Schraubbaum) lindert Krämpfe. Vergrößern Sie den Anteil an *Avartani* in *Balguti*, wenn das Baby unter Bauchkrämpfen und Durchfall leidet.

Bibhitaki (Belerische Myrobalane) ist das beste Heilmittel, um unausgeglichenes *Kapha* wieder ins Gleichgewicht zu bringen. Wegen seines zusammenziehenden Geschmacks und der entsprechenden Wirkung eignet es sich sehr gut zur Behandlung von Durchfall. Erhöhen Sie seinen Anteil in Balguti, wenn das Kind häufig unter Erkältungen, Husten oder Durchfall leidet.

Datteln (getrocknet) bringen *Vata-Pitta* ins Gleichgewicht und sind von kühlender Natur. Sie verleihen dem Körper eine angemessene Schmierung, geben Kraft, stärken die Knochen und sind sehr nahrhaft. Es wird empfohlen, sie in zwölf bis 15 Kreisen zu mahlen und dem täglichen *Balguti* beizufügen. Datteln schmecken wie Mandeln süß und richten auch dann keinen Schaden an, wenn sie in größerer Menge verabreicht werden. Kinder lieben sie, deshalb werden auch sie eingesetzt, um den Geschmack von *Balguti* zu verbessern.

Haritaki (Chebulische Myrobalane): Dieses Kraut regt den Appetit und die Leberfunktion an, verbessert die Verdauung, erleichtert das Freisetzen von Gasen, fördert den Stuhlgang und hilft, Würmer zu beseitigen. Erhöhen Sie den Anteil an *Haritaki* in *Balguti*, wenn das Baby zu Verstopfung neigt oder einen aufgeblähten Bauch hat. *Haritaki* nährt die *Dhatus* und stärkt die Augen.

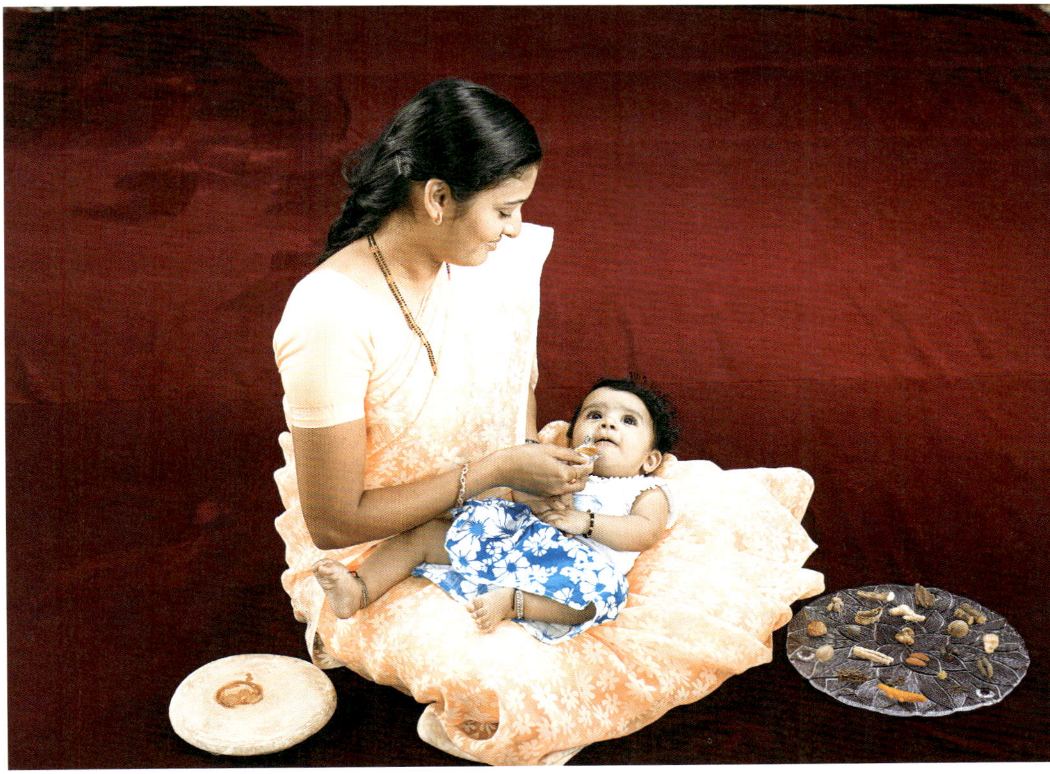

Balguti *gilt als wichtiger Baustein für die Entwicklung und Gesundheit des Babys.*

Ingwer: Getrockneter Ingwer fördert den Verdauungsprozess, das Freisetzen von Gasen und das leichte Passieren des Stuhls. Außerdem lindert er Husten, Erbrechen und Durchfall.

Karkatshringi (Japanischer Wachsbaum) reduziert *Kapha* und *Vata* und ist deswegen sehr wirksam gegen Husten, Erbrechen, Schluckauf und Fieber. Auch beim Zahnen wird es erfolgreich eingesetzt.

Katuka (Kurukraut) ist sehr nützlich für den Hals und die Stimme. *Katuka* hilft bei Erkältung, Husten, Fieber und Halsschmerzen und bringt *Kapha-Vata* ins Gleichgewicht.

Kuberakshi (Molukkenbohne): Der Same der *Kuberakshi*-Pflanze hilft gegen Würmer und Parasiten im Verdauungstrakt und wirkt fiebersenkend. Er wird besonders bei Bauchschmerzen eingesetzt und kann *Balguti* täglich beigemengt werden.

Kurkuma beruhigt und gleicht *Kapha-Vata* aus, reinigt das Blut und verbessert die Leberfunktion. Sie verhindert Parasitenbefall und Hautkrankheiten.

Kutajah (Bitter-Oleander) unterstützt die Verdauung. Er regt den Appetit an und macht den Stuhl fester. Erhöhen Sie die Dosis, wenn das Baby Durchfall hat, besonders in Verbindung mit Fieber. *Kutajah* kann auch in Buttermilch statt in Wasser zu einer Paste vermahlen werden. Ein Achtel Teelöffel reicht für eine Dosis.

Langpfeffer: Diese Arzneifrucht wird hauptsächlich bei Problemen der Atemwege und des Verdauungssystems verwendet. Langpfeffer hilft gegen häufige und wiederkehrende Erkältungen, steigert den Appetit und lindert Bauchschmerzen und Magenverstimmungen. Wenn das Kind häufig Husten und Erkältungen hat oder unter Appetitmangel leidet, sollte der Anteil an Langpfeffer in Balguti erhöht werden.

Mandeln sind nahrhaft für das Gehirn und kräftigen die *Dhatus*. Sie sollten acht bis zehn Stunden in Wasser eingeweicht, geschält und erst dann verwendet werden. Deutsche Kinderärzte empfehlen, Mandeln und Nüsse erst ab einem Jahr zu geben.

Mayaphala (Galleiche) ist adstringierend im Geschmack und daher ein gutes Mittel bei Durchfall und Erbrechen. Es ist auch hilfreich bei *Kapha* (Schleim)-Ansammlung.

Muskat: In kleinen Mengen in *Balguti* verabreicht, hilft Muskat dem Baby besser zu schlafen. Er verbessert Gedächtnis, Erinnerungsvermögen und Intelligenz. Da er dem Stuhl Festigkeit gibt, wird er hauptsächlich zur Behandlung von Durchfall eingesetzt.

Muskat ist eine starke Substanz, deshalb sollte man für *Balguti* maximal vier Kreise davon mahlen. Eine größere Menge kann zu Erbrechen führen.

Musta (Nussgras) ist von Natur aus kühlend, fördert den Verdauungsprozess und wirkt harntreibend. Es verbessert die Intelligenz und Auffassungsgabe des Babys und tötet Parasiten.

Nadihingu (Gummi-Gardenie): Dieses Harz (Gummi) ist ein ausgezeichnetes Heilmittel bei verschiedenen Kinderkrankheiten. Da es streng riecht, sollte nur eine kleine Menge (nur in zwei oder drei Kreisbewegungen gemahlen) für *Balguti* verwendet werden, damit das Kind keine Abneigung dagegen entwickelt.

Shringa (Hirschhorn) sollte *Balguti* in kleinen Mengen beigemischt werden. Es kräftigt Knochen, Zähne und Haare und begünstigt deren Wachstum.

Süßholz (Lakritze): Echte Lakritze ist ein leicht erhältliches Heilmittel, das *Vata-Pitta* beruhigt, *Kapha* ausbalanciert und Verstopfung behebt. Es wird eingesetzt, um die Qualität der Stimme zu verbessern und der Haut Glanz zu geben. Weil es alle *Dhatus* nährt, kann es *Balguti* regelmäßig beigemischt werden. Erhöhen Sie den Anteil an Süßholz in *Balguti*, wenn das Baby Schwierigkeiten beim Atmen hat, die durch *Kapha* (Schleim) bedingt sind.

Vaca (Kalmus): Diese Knolle hat einen starken Geruch. Sie fördert die Intelligenz und die Klarheit der Sprache bei Kindern und verhindert das wiederholte Auftreten von Infektionen, Husten und Erkältungen. *Vaca* sollte in maximal fünf bis sechs Kreisen gemahlen werden.

Vidanga (Falscher schwarzer Pfeffer) wirkt gegen Würmer und Parasiten und fördert die Entwicklung des Kindes. Die Dosis in *Balguti* kann alle zwei Monate um ein Korn erhöht werden, bis das Kind ein Jahr alt ist, weil damit eine Vielzahl von Beschwerden verhindert werden kann. Außerdem fördert *Vidanga* die Verdauung und reinigt das Blut.

Die 16 *Sanskaras* – traditionelle Übergangsrituale

In der indischen Tradition haben die Sanskaras, *die in enger Verbindung zum Ayurveda stehen, eine große Bedeutung. Deshalb möchten wir Ihnen diese Lebensregeln und Rituale vorstellen. Einige der* Sanskaras *haben Sie bereits in den entsprechenden Kapiteln kennengelernt.* Sanskara *bedeutet »Kultivierung« oder »Verfeinerung«. Was damit gemeint ist, lässt sich am besten an zwei Beispielen erklären.*

Indem man ein wenig Joghurt in eine größere Menge Milch gibt, bringt man eine Veränderung in Gang, die nach und nach die ganze Milch umfasst. Das Endergebnis ist keine Mischung oder Verbindung, vielmehr wurde die Milch auf diese Art kultiviert. Ähnliches geschieht, wenn ein Musikstudent eng mit seinem Lehrer zusammenarbeitet. Er lernt nicht nur die Technik seines Lehrers, sondern wird auch mit dessen Lebensweise vertraut gemacht. Indem er die Kunstfertigkeit und die Werte seines Lehrers aufnimmt, wird er zu einem Musiker kultiviert.

Die alten Weisen Indiens, die *Rishis*, erkannten, dass wir bestimmte Stationen durchlaufen müssen, damit wir unseren Lebenssinn erfüllen können. Diese Stationen und die damit verbundenen Zeremonien werden *Sanskaras* genannt und dienen der Kultivierung des Menschen. Die *Rishis* studierten die Handlungen, die man an Körper und Geist durchführen muss, und riutalisierten diese Techniken. Sie tragen dazu bei, positive Veränderungen in uns in Gang zu setzen.

Jeder Mensch wird von der Geburt bis zum Tod mit vielen verschiedenen Veränderungen und Übergangssituationen konfrontiert. Für jeden dieser Wendepunkte im Leben gibt es einen speziellen *Sanskara*, der das Individuum befähigt, die entsprechenden Herausforderungen körperlich, seelisch und intellektuell zu meistern.

Gemäß der indischen Wissenschaft sollen die *Sanskaras* an verschiedenen Wendepunkten unseres Lebens durchgeführt werden: *Garbhadhana* vor der Empfängnis, *Pumsavana* und *Simantonnyana* in der Schwangerschaft, *Jatakarma* bis *Sanyasa* im Laufe des Lebens und *Antyeshti* nach dem Tod.

Die alte indische Wissenschaft spricht von etwa 40 *Sanskaras*, von denen die folgenden 16 als besonders wichtig angesehen werden.

1. *Garbhadhana*. Dieser *Sanskara* beinhaltet die Vorbereitung auf die Empfängnis. Er konzentriert sich darauf, die Reinheit von Spermien und Eizellen sicherzustellen und zu garantieren, dass die Empfängnis zur richtigen Zeit stattfindet. Sie gilt im Ayurveda als Voraussetzung für die Geburt eines gesunden und intelligenten Kindes. Der Moment der Empfängnis ist der erste *Sanskara* eines Menschen.

2. *Pumsavana*. Kurz vor Ende des zweiten Schwangerschaftsmonats wird dieser *Sanskara* durchgeführt. Er soll sicherstellen, dass das Kind, das bald geboren wird, voller Lebensenergie ist und – für den Fortbestand des Lebens im natürlichen Kreislauf – selbst einmal Kinder haben kann. *Pumsavana Sanskara* sorgt für eine angemessene körperliche Entwicklung des Kindes, damit es gesund und frei von Krankheiten bleibt.

3. *Simantonnayana*. Das *Dohale Jivan*, also die Befriedigung der Nahrungswünsche des Babys, ist ein Teil des *Simantonnayana Sanskaras*. Er muss im vierten Schwangerschaftsmonat durchgeführt werden, wenn die Schwangere normalerweise *Dohale* (Heißhungerattacken) hat. Diese Zeremonie soll die Wünsche und Begierden der werdenden Mutter befriedigen, um den intellektuellen Fortschritt des Kindes sicherzustellen.

4. *Jatakarma*. Mit diesem *Sanskara* wird die Geburt eines Kindes gefeiert. Es umfasst das Aufbringen von Gold auf die Zunge des Babys sofort nach der Geburt sowie das Baden des Neugeborenen in mit Kräutern versetztem Wasser. Ziel ist es, die Gesundheit des Babys zu schützen und sein intellektuelles Wachstum zu fördern.

Außerdem wird Gold in Honig gerieben und über den ganzen Körper verteilt. Diese Zeremonie hilft gegen Infektionen, die das Baby aus dem Mutterleib mitgebracht haben könnte, und sie senkt das Risiko weiterer Infektionen. Gold soll dem Baby auch helfen, sich dem Licht und der Energie der Außenwelt zu stellen.

5. *Namakarana*. Wenn das Baby zwölf Tage alt ist – oder später, an einem nach astrologischen Aspekten günstigen Tag – bekommt es im Rahmen dieser Zeremonie einen wohlklingenden und glückbringenden Namen.

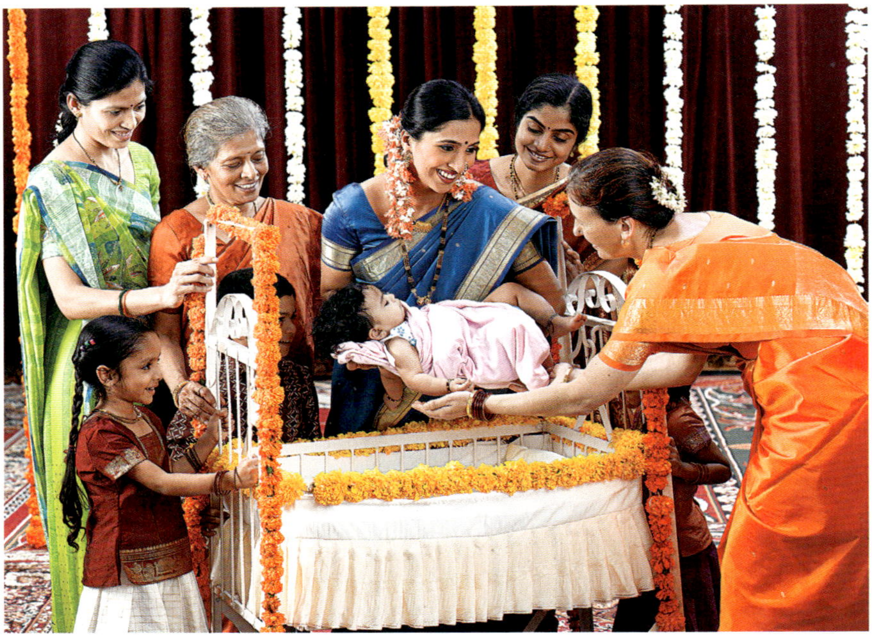

Namakarana – *die Namenszeremonie*

Zu diesem Anlass versammeln sich Familienmitglieder und Freunde der Eltern, das Baby wird als Individuum in die soziale Gemeinschaft aufgenommen.

6. *Nishkramana* wird durchgeführt, wenn das Baby mit vier Monaten zum ersten Mal das Haus verlässt, wie es in Indien üblich ist.

7. *Annaprashana*. Wenn das Baby vier bis sechs Monate alt ist, bekommt es im Rahmen einer Zeremonie zum ersten Mal andere Nahrung als Muttermilch. Danach können Fruchtsäfte, pürierter Reis und andere Lebensmittel schrittweise seine Ernährung ergänzen.

8. *Karnavedha*. Bei zunehmendem Mond werden die Ohrläppchen durchstochen, in der Regel, wenn das Baby sechs oder sieben Monate alt ist. Bei Jungen wird zuerst das rechte Ohrläppchen gestochen und dann das linke, bei Mädchen ist es umgekehrt. Ein Golddraht von 24 Karat verbleibt im Ohr. Nanopartikel des Golds gelangen in den Organismus und sollen das Gehirn stimulieren.

9. *Mundana*, auch *Chudakarana* genannt, wird entweder im dritten oder im fünften Lebensjahr eines Jungen durchgeführt. Während der Zeremonie werden seine Haare zum ersten Mal geschnitten. Nach der alten ayurvedischen Wissenschaft kann sich das Schneiden der Haare bei Mädchen nachteilig auf den Hormonhaushalt auswirken. Daher wird *Mundana* nur bei Jungen durchgeführt. Das Haar wird mit dem Feuer des Körpers assoziiert und ist ein Indikator für gutes Wachstum. *Mundana* sollte nur durchgeführt werden, wenn sich das Kind insgesamt gut entwickelt. Deshalb wartet man drei Jahre, um sich einer solchen Entwicklung sicher zu sein.

10. *Upanayana*, auch als »Schnurzeremonie« bekannt, ist ein spirituelles hinduistisches Einweihungsritual für Jungen, das aber auch für Mädchen durchgeführt werden kann. In der Regel ist das Kind dabei sieben Jahre alt. Dabei wird das *Gayatri*-Mantra (eine der kraftvollsten und populärsten vedischen Hymnen) rezitiert und eine Schnur umgelegt. Erst danach darf das Kind die Veden und andere heilige Schriften studieren.

11. *Dnyana*. Dieser *Sanskara* wird von einem Lehrer *(Guru)* durchgeführt oder vom Vater, wenn das Kind alt genug ist, um mit dem Lernen zu beginnen. In alten Zeiten wohnte der Schüler im *Gurukula* (wörtlich: Haus des *Gurus*) mit dem Lehrer und anderen Schülern zusammen, um Wissen zu erlangen. Das *Gurukula* war ein geweihter und friedvoller Ort, an dem die Schüler bis zu ihrem 25. Lebensjahr bleiben konnten.

12. *Samavartana*. Nach Durchführung dieses *Sanskaras* verlässt der Schüler das *Gurukula* mit 25 Jahren, wenn er alle erforderlichen Prüfungen bestanden hat. Der Schüler bekommt den Segen seines Lehrers und kehrt nach Hause zurück.

13. *Vivah*, die Hochzeit, markiert den Beginn des Familienlebens oder *Grihasth-Ashram* (Leben als Hausvater). Die Zeremonie verbindet einen gesunden Mann und eine gesunde Frau mit dem Ziel, Kinder zur Welt zu bringen.

14. *Vanaprastha*. Mit diesem *Sanskara* werden alle weltlichen Verantwortlichkeiten auf die nächste Generation übertragen. Die Zeremonie wird durchgeführt, nachdem alle Pflichten der Familie gegenüber ordnungsgemäß erfüllt sind. Die Person geht nun über ihre unmittelbare Familie und die nächsten Angehörigen hinaus und übernimmt Verantwortung für die Gesellschaft als erweiterte Familie.

15. *Sanyasa* zielt auf spirituellen Fortschritt und führt die Person auf den Weg der Befreiung oder Erlösung *(Moksha)*. Er verbindet das Individuum mit der universellen Familie und dem, was weit über das hinausgeht, was uns von unseren Vorfahren geschenkt wurde. Wer diesen *Sanskara* durchlaufen hat, sollte versuchen, alle selbstsüchtigen Motive hinter sich zu lassen und zum Wohl der Menschheit zu arbeiten.

16. *Antyeshti* umfasst die letzten Zeremonien, die nach dem Tod eines Menschen durchgeführt werden müssen und in deren Verlauf seine physischen Überreste dem Feuer übergeben werden. Mit dem Tod trennt sich die Seele vom physischen Körper. *Antyeshti* verhilft der Seele zu einer schnellen Weiterreise.

Pflanzliche Heilmittel und Zutaten

Sanskrit-Name	Deutscher Name	Botanischer Name
Adulsa	Indisches Lungenkraut, Malabarnuss	Adhatoda vasica
Agaru	Agallocheholz	Aquilaria agallocha
Agnisikha	Ruhmeskrone	Gloriosa superba
Ahaleeva	Gartenkressesamen	Lepidium sativum
Ahiphenam	Weiße Mohnsamen	Papaver somniferum
Ajwain	Königskümmel	Carum copticum
Ambat	Ampfer	Rumex vesicarius
Amla	Indische Stachelbeere	Emblica officinalis
Amrud	Echte Guave	Psidium guyava
Amsul	Kokum	Garcinia purpurea
Anantmul	Sarsaparille	Hemidesmus indicus
Arka	Kronenblume	Calatropis gigantea
Ashoka	Ashoka-Baum	Saraca indica
Ashwagandha	Schlafbeere	Withania somnifera
Atasi	Gemeiner Lein	Linum usitatissimum

Ativisha	Indischer Atees	Aconitum heterophyllum
Avartani	Nussblättriger Schraubbaum	Helicteres isora
Bajra	Besenkorn, Perlhirse	Sorghum vulgare
Bala	Sandmalve, Indische Malve	Sida cordifolia
Balantshop	Dill	Peucedanum graveolens
Ber, Jujube	Chinesische Dattel	Zizyphus jujuba
Bhindi	Okra	Abelmoschus esculentus
Bhojpatra	Himalaya-Birke	Betula bhojapattra, Betula utilis
Bibhitaki	Belerische Myrobalane	Terminalia belerica
Brahmi	Wasserysop, kleines Fettblatt	Herpestis monniera
Chandana	Weißer Sandelholzbaum	Santalum album
Channa	Kichererbse	Cicer arietinum
Charoli	Chirauli-, Chironji-Baum	Buchanania latifolia
Chavya	Thailändischer Langpfeffer, Stangenpfeffer	Piper chaba
Chiku	Sapote	Achras sapota
Chitrak	Bleiwurz	Plumbago zeylanica
Devadaru	Himalaya-Zeder	Cedrus deodara
Dhanya	Echter Koriander	Coriandrum sativum
Dhataki	Blutweiderich	Woodfordia floribunda
Dink	Gummi arabicum	Acacia arabica
Durva	Hundszahngras	Cynodon dactylon
Ela	Grüner Kardamom	Elettaria cardamomum
Gokshura	Erd-Burzeldorn	Tribulus terrestris
Gorakhmundi	Ostindische Kugeldistel	Sphaeranthus hirtus
Guduchi, Amrita	Herzblättrige Mondsamen	Tinospora cordifolia
Guggul	Indische Myrrhe	Balsamodendron mukul
Gunja	Paternostererbse	Abrus precatorius

Haridra	Kurkuma, Gelbwurz	Curcuma longa
Haritaki	Chebulische Myrobalane	Terminalia chebula
Jaiphal	Muskatnuss	Myristica fragrans
Jatamansi	Nardenähre	Nardostachys grandiflora
Jowar	Besenkorn, Sorghumhirse	Sorghum vulgare
Kakoli	Indische Jujube	Zizyphus napica
Kamal	Lotosblume	Nelumbium speciosum
Kankola	Kubebenpfeffer	Cubeba officinalis
Kapikacchuh	Juckbohne	Mucuna pruriens
Karela	Bittermelone, Bittergurke	Momordica charantia
Karkatshringi	Japanischer Wachsbaum	Rhus succedanea
Kashmiraja	Safran	Crocus sativus
Katphala	Kastenmyrte	Myrica nagi
Katuka	Kurukraut	Picrorhiza Kurroa
Kiratatikta	Indischer Enzian	Gentiana kurroo
Kuberakshi	Molukkenbohne	Caesalpinia bonduc
Kulthi	Pferdebohne	Macrotyloma uniflorum, Dolichos biflorus
Kumari	Echte Aloe	Aloe vera
Kunda, Chambeli	Jasmin	Jasminum grandiflorum
Kushta	Indischer Kostus	Saussurea lappa
Kutajah	Bitter-Oleander	Holarrhena antidysenterica
Lajjalu	Mimose	Mimosa pudica
Lodhra	Lodh-Baum	Symplocos racemosa
Madanaphala	Emeticnuss	Randia dumetorum
Manjishtha	Indischer Krapp	Rubia cordifolia
Masoor Dal	Masurlinse	Lens esculenta
Mayaphala	Galleiche	Quercus infectoria

Methi	Bockshornklee	Trigonella foenum-graeceum
Mung Dal	Mungbohne, Munglinse	Phaseolus mungo
Musali	Spargel	Asparagus adscendens
Musta	Nussgras	Cyperus rotundus
Nadihingu	Gummi-Gardenie	Gardenia gummifera
Nagkesar	Eisenbaum	Mesua ferrea
Padmakashtha	Himalaya-Sauerkirsche	Prunus puddum
Pippali	Langpfeffer	Piper longum
Pitpapra	Gewöhnlicher Erdrauch	Fumaria officinalis
Ragi	Rote Hirse, Fingerhirse	Eleusine coracana
Rajgira	Rispenfuchsschwanz	Amaranthus paniculatus
Raktachandan	Rotes Sandelholz	Pterocarpus santalinus
Renuka	Roter Pfeffer	Piper aurantiacum
Sabudana	Sagopalme	Sagus laevus
Shatavari	Indische Wildspargelwurzel	Asparagus racemosus
Shilajit	Mumijo	Asphaltum punjabinum
Shirish	Frauenzungenbaum	Acacia speciosa
Singhara	Wassernuss	Trapa bispinosa
Sunthi	Ingwerwurzel	Zingiber officinale
Haridra	Kurkuma, Gelbwurz	Curcuma longa
Udumbara	Traubenfeige	Ficus glomerata, Ficus racemosa
Vaca	Indischer Kalmus	Acorus calamus
Vanshlochan	Bambus	Bambusa arundinacea
Vetiver	Vetiver	Vetiveria zizanioides
Vidanga	Falscher schwarzer Pfeffer	Embelia ribes
Vidarikand	Medizinische Prunkwinde	Ipomoea digitata, Pueraria tuberosa
Yashtimadhu	Süßholz	Glycyrrhiza glabra

Glossar

Abhyanga. Wörtlich übersetzt: Massage, normalerweise unter Einsatz von medizinischem Öl. Dabei wird das Öl nicht nur auf die Haut aufgetragen, sondern mit einer speziellen Technik möglichst tief in den Körper einmassiert.

Acharya. Ein Lehrer, der sein Fachgebiet vollkommen beherrscht.

Agni. Das Element Feuer, eines der fünf Grundelemente, aus denen die gesamte Materie besteht. Im Ayurveda ein Synonym für das Verdauungsfeuer und die Lebenskraft.

Ahar Rasa. Die Essenz der aufgenommenen Nahrung, die verdaut wird, um anschließend die sieben *Dhatus* zu bilden.

Akasha. Wörtlich: Äther, das Element Raum. Eines der fünf Grundelemente, aus denen die gesamte Materie besteht.

Amavasya. Der letzte Tag des abnehmenden Mondes (Neumond), an dem der Mond von der Erde aus nicht gesehen werden kann.

Apana Vata. Ein Nebenprodukt von *Vata Dosha*, das den Unterbauchbereich beherrscht und u. a. dafür verantwortlich ist, die Wehentätigkeit voranzutreiben.

Asanas, Yoga-Asanas. Spezielle Körperhaltungen im *Hathayoga*, einer Wissenschaft, die von Patanjali entwickelt wurde.

Ashtanga Sanghraha. Eine der zentralen Schriften des Ayurveda, verfasst von Acharya Vagbhata. Sie beschäftigt sich mit Themen aus allen acht Zweigen des Ayurveda (*Ashtanga* = acht Teile).

Ashtangahridaya Sharirsthana. Eine der zentralen Schriften des Ayurveda, geschrieben von Acharya Vagbhata. *Sharirsthana* ist der Teil der *Ashtangahridaya*, die sich mit Anatomie beschäftigt. In der *Ashtangahridaya* geht es um die acht Zweige des Ayurveda.

Aum, auch **Om.** Der Urklang, aus dem das gesamte Universum hervorgeht.

Ayurveda. Sanskrit: Die Wissenschaft vom Leben (*veda* = Wissen). Traditionelle indische Gesundheitslehre, festgehalten in einer Sammlung von Lehrbüchern.

Basti. Ayurvedischer Einlauf auf Ölbasis mit reinigenden und nährenden Kräutern. Eine der wirksamsten Therapien, um *Vata Dosha* zu beruhigen.

Bhastrika. Blasebalgatmung: Atemtechnik zur Reinigung der Atemwege und der Energiekanäle des Körpers und zur Aktivierung der Lebenskraft.

Chakras. Feinstoffliche Energiezentren im Körper.

Charaka, Acharya. Einer der Begründer der ayurvedischen Medizin (ca. 300 v. Chr.) und Verfasser des *Charaka Samhita*, einer der zentralen Quelltexte des Ayurveda. Charaka gilt als »Vater der indischen Medizin«.

Charaka Sharirsthana. Unterkapitel der Charaka Samhita, das sich mit Anatomie und Fortpflanzung beschäftigt.

Charaka Sutrasthana. Unterkapitel der Charaka Samhita, das sich mit den Hauptprinzipien von Ayurveda beschäftigt.

Chetana. Bewusstsein, Lebenskraft.

Dal. Geschälte, halbierte Linsen und Hülsenfrüchte. Dal ist außerdem der Name eines Gerichts aus der indischen und pakistanischen Küche.

Dhatu. *Dhatus* entsprechen in etwa den Körpergeweben der westlichen Medizin. Sie sind das Ergebnis jeder Energietransformation, die sich im Körper vollzieht, vom Verdauen der aufgenommenen Nahrung bis hin zur Gewinnung von Lebensenergie.

Dhoop. Räucherung mit bestimmten Kräutern zu therapeutischen Zwecken.

Dosha. Die drei *Doshas Vata, Pitta* und *Kapha* sind die drei Konstitutionen bzw. Kräfte, die ausbalanciert sein sollten. Wenn dies für eines oder mehrere dieser *Doshas* nicht mehr zutrifft, wird der Mensch krank. Alle körperlichen Beschwerden gehen aus ayurvedischer Sicht auf ein Ungleichgewicht der *Doshas* zurück.

Fodni. In der indischen Küche werden die Gewürze in Fett (Ghee oder Öl) angeröstet und dadurch besser aufgeschlossen. In dieser Gewürzmischung, dem so genannten *Fodni*, wird Gemüse gegart.

Fomentation. Eine therapeutische Technik, bei der der Körper oder ein Teil des Körpers der Hitze ausgesetzt wird. Dies kann auf verschiedene Weise durchgeführt werden, etwa mit heißem Wasserdampf, einer Wärmflasche oder einem heißen Sandbeutel. Oft werden dem Wasser oder dem heißen Sand spezielle Kräuter zugesetzt.

Garbha Sanskara. Wörtlich: die Kunst, den Mutterleib zu kultivieren. Komplexe Prozeduren und Verhaltensanweisungen für die Empfängnis und Schwangerschaft sowie zur Förderung der frühkindlichen Entwicklung, die in den vedischen Schriften beschrieben werden.

Garbhadhana. Der erste wichtige *Sanskara* des Lebens.

Garbhopanishad. Das alte Wissen über die Schwangerschaft.

Ghee. Ayurvedisches Fett auf Butterbasis. Ghee werden vielfältige gesundheitsfördernde Wirkungen zugeschrieben.

Ghrita. Sanskrit-Wort für Ghee.

Grihast-Ashram. Die zweite wichtige Lebensphase, in der eine Person heiratet und alle damit verbundenen gesellschaftlichen und wirtschaftlichen Pflichten erfüllt.

Gotra. Der Stammbaum eines Menschen. Er zeigt die ursprüngliche Verbindung des genetischen Zusammenhangs der Familie.

Guna. Bei den drei *Gunas* handelt es sich um feinstoffliche Eigenschaften, die das ganze Universum durchdringen: *Sattva* (Reinheit, Freude, Licht), *Rajas* (Bewegung, Unruhe) und *Tamas* (Trägheit, Dunkelheit, Zusammenziehung).

Guru. Spiritueller Lehrer im Hinduismus und Buddhismus.

Jala. Das Element Wasser, eines der fünf Grundelemente, aus denen die gesamte Materie besteht.

Jati Sutriya. Ein Kapitel aus den Werken (*Samhita*) des Weisen Charaka über Empfängnis, Schwangerschaft, Entbindung und Kinderpflege.

Kadha. Absud, normalerweise hergestellt aus Kräutern oder anderen Ingredienzien in Wasser oder einer anderen Flüssigkeit wie Milch oder Ghee.

Kalpa. Ein auf Zucker basierendes medizinisches Präparat. Dafür wird Zucker mit einem Kräuterabsud gekocht, bis man ein Granulat erhält.

Karma. Tat, Handlung.

Kashyapa Samhita. Eine der ältesten Textsammlungen des Ayurveda, verfasst von dem hinduistischen Weisen Kashyapa. Die Texte handeln von gynäkologischen Themen, vom Gebären und der Kinderpflege.

Kriya Yoga. Wörtlich: Yoga der Tat. Eine Reihe von Übungen, die mit dem Atem und einer bestimmten Geisteshaltung synchronisiert werden.

Madhav Nidan. Die gesammelten Werke des Weisen Madhav, in denen er diagnostische Verfahren für alle Krankheiten beschreibt.

Mantra. Eine Kombination aus bestimmten Klängen, die eine besondere Aktivität des Gehirns und des Nervensystems stimulieren.

Marma. Ein Bereich, in dem sich wichtige Meridiane (Leitbahnen der Bioenergie im Körper) kreuzen.

Mudhagarbha. Zustand, in dem der Fötus in der Gebärmutter zufällig eine unerwünschte Position eingenommen hat. Solche Positionen können verschiedene Probleme verursachen und die Entbindung erschweren.

Ojas. Die vitale Lebensenergie, die Essenz der sieben Hauptgewebe des Körpers *(Dhatus)*.

Padabhyanga. *Pada* = Fuß, *Abhyanga* = Massage. Eine Fußmassage, bei der ein spezielles medizinisches Ghee auf die Fußsohlen gerieben wird.

Panchamrita. Wörtlich: fünf Nektare. Ein Gesundheitstonic aus Ghee, Honig, Zucker, Joghurt und Milch.

Panchakarma. Wörtlich: fünf Tätigkeiten. Die fünf Reinigungs- und Verjüngungsmaßnahmen der ayurvedischen Therapie, die in Form einer Kur durchgeführt werden.

Panchamahabhuta. Wörtlich: die fünf großen Elemente. Die fünf Elementarformen der Materie, Erde, Wasser, Feuer, Luft und Raum/Äther. In den altindischen Wissenschaften wird beschrieben, dass die gesamte materielle Welt aus verschiedenen Kombinationen dieser interagierenden – zusammenkommenden und sich auseinanderbewegenden – Elemente besteht. Die Dominanz eines Elements und das Zusammenspiel aller Elemente geben der belebten und der unbelebten Materie ihre einzigartigen Eigenschaften, ihr »Wesen«.

Prakriti. Die Konstitution einer Person bzw. die Zusammensetzung von *Vata, Pitta* und *Kapha* in ihrem Körper.

Prana. Lebenskraft, Lebensenergie.

Pranayama. Yogische Atemübungen mit dem Ziel, *Prana* (Lebenskraft) zu stärken.

Prithvi. Das Element Erde, eines der fünf Grundelemente, aus denen die gesamte Materie besteht.

Raga. Eine melodische Grundstruktur mit zwei Haupttönen, mit denen die jeweiligen Klangfiguren beginnnen bzw. enden – eine Art »Klangpersönlichkeit« mit einer bestimmten Tonskala. Sie besteht aus mindestens fünf ansteigenden und fünf absteigenden Noten und bewirkt eine Veränderung der Farben des Geistes, also eine Stimmungsänderung.

Rajakshaya. Verspätet einsetzende, schwache oder kurze Menstruation.

Rakta Dhatu. Ergebnis der zweiten Stufe der Energietransformation im Körper, die mit der Verdauung der aufgenommenen Nahrung beginnt. *Rakta Dhatu* entspricht in etwa dem Blut.

Rasayana. Ein Präparat aus verschiedenen Zutaten wie Kräutern und Mineralien, das den Organismus verjüngt oder bestimmte Prozesse im Körper unterstützt.

Saindhava Lavan, Kala Namak. Schwarzsalz, Steinsalz aus Felsgestein. In zerkleinerter oder gemahlener Form ist es rosa.

Sanskaras. Traditionelle oder religiöse Übergangsrituale, die auch einen tiefen therapeutischen Wert haben.

Sattva, Rajas, Tamas. Die feinstofflichen Haupttendenzen oder Grundeinstellungen → ***Guna***.

- ***Rajas.*** In Erwartung eines bestimmten Ergebnisses handeln.
- ***Sattva.*** Handeln, ohne ein bestimmtes Ergebnis zu erwarten.
- ***Tamas.*** Ein Ergebnis erwarten, ohne tätig zu werden.

Sharangdhara Samhita. Die gesammelten medizinischen Werke des Sehers Sharangdhara, die sich mit Pharmakologie befassen. *Samhita* bedeutet wörtlich: gesammeltes Werk.

Shirodhara. Stirnguss. Ayurvedische Therapie, bei der medizinisches Öl in einem stetigen Strom auf die Stirn fließt. Diese Therapie ist besonders bei stressbedingten Störungen sehr wirkungsvoll.

Shankaracharya, Adi. Der große Seher (7. bis 8. Jh.), der die vedische Lebensweise wiederbelebte. Er verfasste Hunderte Sanskrit-Verse, die wegen ihres großen therapeutischen Wertes immer noch in Gebrauch sind. Adi Shankaracharya bereiste den gesamten indischen Subkontinent und übernahm die Herkulesaufgabe, die sozio-religiösen Praktiken so zu verändern, dass sie ihrem ursprünglichen höheren Ziel, nämlich Selbsterkenntnis durch eine natürliche Lebensweise, gerecht werden konnten. Begründer der *Advaita-Vedanta*-Tradition.

Supari. Indischer Name für die Betelnuss, die in Indien Hauptbestandteil einer Mischung zur Verdauungsförderung und Munderfrischung ist. Mittlerweile werden mit *Supari* auch ganz allgemein Mischungen zur Unterstützung der Verdauung bezeichnet. Das in diesem Buch vorgestellte Rezept enthält keine Betelnuss.

Sushruta Samhita. Eine der ältesten Schriften des Ayurveda, verfasst von Acharya Sushruta. Die *Sushruta Samhita* beschäftigt sich mit Chirurgie.

Sushruta Sharirsthana. Ein Teil der *Sushruta Samhita*, der sich mit Anatomie beschäftigt.

Tejas. Die feinstoffliche Energie des inneren Feuers (*Agni*), verantwortlich für Verdauung und Stoffwechsel. *Tejas* steuert die Art und Weise, wie wir Dinge wahrnehmen und verarbeiten und ist für unsere Ausstrahlung verantwortlich.

Triphala. Eine Mischung aus den drei Früchten *Amla* (Indische Stachelbeere), *Haritaki* (Chebulische Myrobalane) und *Bibhitaki* (Belerische Myrobalane). Sie bringt alle drei *Doshas* ins Gleichgewicht.

Uttar Basti. Einlauf in den Uterus.

Vagbhata, Acharya. Einer der Autoren der alten ayurvedischen Literatur. Verfasser von *Ashtangahridaya* und *Ashtanga Sangraha*. In diesen wissenschaftlichen Abhandlungen werden Themen aus allen acht Zweigen des Ayurveda behandelt.

Vaidya. Ayurveda-Arzt.

Vastu Shastra. Die indische Wissenschaft der Architektur und Raumgestaltung.

Vayu. Das Element Luft (Wind), eines der fünf Grundelemente, aus denen die gesamte Materie besteht.

Veda. Wörtlich: Wissen oder heilige Lehre; bezeichnet in der Regel die vier Veden *Rigveda, Yajurveda, Samaveda* und *Atharvaveda.*

Vina. Ein Saiteninstrument, das als sehr hochentwickelt gilt und dessen Klänge durchdringende und therapeutische Eigenschaften haben sollen.

Vira Rasa. Die Stimmung oder geistige Einstellung, die es dem Körper erlaubt, voller Energie zu sein.

Virechana. Eine der *Panchakarma*-Techniken. Medizinische Art des Abführens, durch die Toxine, die durch *Pitta Dosha* angesammelt wurden, aus dem Körper ausgeleitet werden.

Eine der wirkungsvollsten Therapien, um die *Doshas Pitta* und *Vata* zu beruhigen.

Yoga Nidra. Bewusster Schlaf. Eine Technik zur Tiefenentspannung, die den Geist zum inneren Selbst und zum Bewusstsein führt. Sie trägt dazu bei, Körper und Geist von Stress zu befreien und fördert die Kreativität.

Danksagung von Shri Balaji També

An der indischen Originalausgabe haben mehrere Menschen unermüdlich gearbeitet. Meine langjährige Mitarbeiterin Dr. Bhagyashree Zope und meine Schwiegertöchter Dr. Sujata und Dr. Malvika També haben detaillierte Aufzeichnungen über Frauen gemacht, die sich in unserem Gesundheitszentrum in eine Kinderwunschbehandlung begaben. Erfasst wurden die Arzneimittel, die den Frauen verschrieben wurden, die Schwierigkeiten, die sie während der Schwangerschaft hatten, Details der Entbindung u.v.m.

Meine Frau Veena També hat wertvolle Hinweise beigesteuert, die auf ihrer Erfahrung beim Aufziehen unserer beiden Söhne basieren. Sie hat auch viel zu den Themen Lebensstil, Ernährung, Massage und Yoga während und nach der Schwangerschaft sowie der Säuglingspflege beigetragen. Zu diesen Themen hat sie viele Workshops in Indien und anderen Ländern geleitet.

Malvika També und Bhagyashree Zope haben viele Stunden investiert, um in den ayurvedischen Quellentexten Belege für meine praktischen Erfahrungen und die daraus gewonnenen Erkenntnisse zu finden.

Viele Menschen, die meine Artikel zu diesem Thema gelesen haben, haben mich dazu ermutigt, dieses Wissen in Buchform zu veröffentlichen. Abhijit Pawar, Sanjeev Latkar und Abhijit Mulye von *Sakal Papers Ltd.* nahmen diese Idee auf und führten sie weiter.

Meine persönliche Assistentin Dr. Namita Parekh hat meine Reisen, die Termine in meinem Gesundheitszentrum sowie meine sonstigen Aktivitäten bestens koordiniert und so dafür gesorgt, dass ich Zeit hatte, dieses Buch zu schreiben.

Für die deutsche Ausgabe danke ich Ulrich Ehrlenspiel, der sich von der Idee begeistern ließ, die Inhalte dieses Buchs auch einer deutschen Leserschaft zugänglich zu machen, und Caroline Colsman für ihre Kraft und Ausdauer, mit der sie dieses Projekt erst möglich gemacht hat.

Über die Autoren

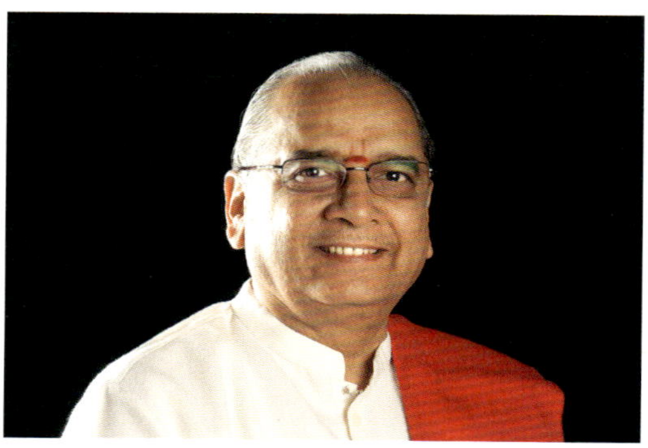

Dr. Shri Balaji També zählt zu den weltweit bekanntesten Ayurveda-Experten und ist in der Erforschung von Ayurveda-Therapien und -Medikamenten seit Jahrzehnten federführend. Sein Gesundheitszentrum *Atmasantulana Village*, eines der größten Ayurveda-Zentren Indiens, hat sich u. a. auf Kinderwunsch-Behandlung und Frauenheilkunde spezialisiert und erzielt mit dem *Garbha-Sanskara*-Programm große Erfolge. In Gleichen bei Heilbronn betreibt er auch in Deutschland ein Kurzentrum.

Neben seiner Arbeit als Ayurveda-Arzt hat Shri Balaji També die *Santulan-Om-Meditation* (SOM) sowie die Yoga-Technik *Santulan-Kriya-Yoga* entwickelt.

Seit vielen Jahren erforscht er die heilenden Kräfte von Mantren in Verbindung mit passenden Ragas, den melodischen Grundstrukturen der indischen Musik. Aus seinen Erkenntnissen entwickelte er besondere Kompositionen zur Behandlung bestimmter Krankheitsbilder.

Shri Balaji També veröffentlichte unzählige Musikalben, ist Autor von zahlreichen Büchern, tritt regelmäßig im indischen Fernsehen auf und gibt auch in Deutschland und der Schweiz mehrmals pro Jahr Seminare und Konzerte. Sein Lebensmotto lautet: Santulan – Leben in Balance.

www.santulan.de

www.balajitambe.com (in englischer Sprache)

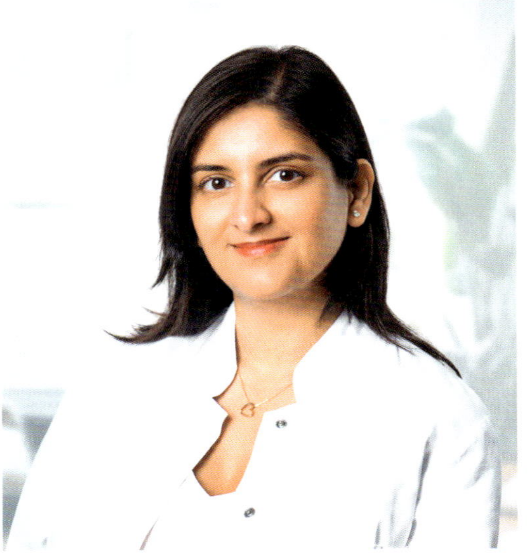

Dr. med. Yasmin Khushbu Varandani-Gogia ist Gynäkologin und Oberärztin an der Frauenklinik München Klinik Neuperlach. Parallel dazu ließ sie sich als Ayurveda-Ärztin ausbilden und leitet in Hagen (Westfalen) *Ayurveda Vitality*, eine Praxis für ayurvedische Ganzheitsmedizin. Sie versteht es als ihre Mission, moderne Schulmedizin und traditionelles Ayurveda ergänzend für die Gesundheit von Frauen zu nutzen. Die Autorin ist Mutter von zwei Kindern und wohnt mit ihrer Familie in München.
www.ayurveda-vitality.de

Kontaktadressen

Ärzte und Therapeuten
Santulan München und
Santulan Veda e. V.
Fachgeschäft und Vertrieb von Ayurveda-Produkten, Praxis für Ayurveda und Naturheilkunde, Yoga und Meditation, Organisation von Veranstaltungen
Der Verein vermittelt auch Kontaktadressen und Informationen zu Veranstaltungen in anderen deutschen Städten, der Schweiz und Indien.
Wörthstraße 13
81667 München
Tel: 089-98 37 73
E-Mail: info@santulan.com
www.santulan.de
www.santulan-veda.de

Santulan Life
Gesundheitszentrum für Yoga, Ayurveda und Meditation
Herderstr. 23
60316 Frankfurt
Tel.: 069-48 00 24 41
E-Mail: info@santulan-life.de
www.santulan-life.de

Santulan Aum-Kurzentrum
Ayurvedisches Gesundheitszentrum
Römerstr. 1–3
Tel: 07949-590
74629 Pfedelbach-Gleichen
E-Mail: info@ayurvedakuren.com
www.ayurvedakuren.com

Atmasantulana Village
Ayurvedisches Gesundheitszentrum Karla, Indien
Near M.T.D.C. Holiday Resort
Karla 410 405, Maharashtra
E-Mail: munich@ayu.de, registration@santulan.in
www.ayu.de

DÄGAM – Deutsche Ärztegesellschaft für Ayurveda-Medizin e.V.
Adresslisten von Ayurveda-Ärzten in Deutschland
www.daegam.de

VEAT – Verband Europäischer Ayurveda-Mediziner und -Therapeuten e.V.
Adresslisten von Ayurveda-Ärzten und -Therapeuten in Deutschland, Österreich, Belgien, Großbritannien, Frankreich, Spanien, Luxemburg und der Schweiz
www.ayurveda-verband.eu

Deutsche Gesellschaft für Ayurveda
Adresslisten von Ayurveda-Ärzten und -Heilpraktikern nach Maharishi in Deutschland, Österreich, Dänemark, den Niederlanden und der Schweiz sowie Informationen zu Weiterbildungsmöglichkeiten
www.ayurveda.de

Bezugsquellen für ayurvedische Produkte

http://shop.santulan.de
Onlineshop von *Santulan* mit Produkten von Shri Balaji També, zum Teil auch von anderen Herstellern

http://www.ayurveda-marktplatz.de
Onlineshop mit Produkten verschiedener Hersteller

https://www.satnam.de
Onlineshop mit Produkten verschiedener Hersteller

https://www.ayurveda-handel.de
Onlineshop mit Produkten verschiedener Hersteller

http://www.cosmoveda.de
Onlineshop mit Produkten von Cosmoveda

https://www.ayurveda-produkte.de
Onlineshop mit Produkten von Maharishi Ayurveda

Gängige ayurvedische Nahrungsergänzungsmittel und Massageöle

***Abhyanga*-Massageöl.** Massageöl auf Sesambasis mit Kräuterauszügen für die Ganzkörpermassage in der Schwangerschaft. Nährt und kräftigt den Körper und balanciert *Vata Dosha*.

Ayurvedische Rosenmarmelade. Stärkungsmittel aus den Blüten der Indischen Rose, angereichert mit verschiedenen weiteren medizinischen Wirkstoffen. Stärkt die Knochen, verbessert die Vitalität und unterstützt die Blutbildung.

***Brahmi Grita*.** Tonic auf Ghee-Basis mit *Brahmi* (Wasserysop) und anderen Kräuterauszügen. Verbessert die Hirnleistung und das Erinnerungsvermögen. Wird *Brahmi Grita* in der Schwangerschaft eingenommen, profitiert auch das Ungeborene davon.

***Chyavanprash*.** Eines der bekanntesten ayurvedischen Stärkungmittel. Neben dem Hauptbestandteil *Amla* (Indische Stachelbeere) enthält es *Ashwagandha* (Schlafbeere) und *Vidarikand* (medizinische Prunkwinde) sowie weitere wirksame Kräuter. *Chyavanprash* hilft vor der Empfängnis bei der Bildung gesunder Eizellen und unterstützt während der Schwangerschaft die Entwicklung des Fötus.

***Dashamula*.** Mischung aus zehn medizinischen Wurzeln wie *Bilva* (Bengalische Quitte), *Kantakari* (Thai-Augbergine) und *Gokshura* (Erd-Burzeldorn). Eines der wirkungsvollsten Medizinpräparate, um *Vata Dosha* auszubalancieren.

***Dhatri Rasayan*.** Fruchtmus mit schwarzen Rosinen, *Amla* (Indischer Stachelbeere) und weiteren Kräuterextrakten. Wirkt kühlend, blutbildend und stärkt die körperliche Leistungsfähigkeit.

***Kumari*-Öl.** Vaginalöl auf Sesambasis mit Aloe vera und Kräuterauszügen. Balanciert *Pitta Dosha* und sorgt für ein hormonelles Gleichgewicht.

***Shatavari Kalpa*.** Nahrungsergänzungsmittel mit dem Hauptbestandteil *Shatavari* (Indische Wildspargelwurzel) sowie Auszügen aus *Ashwagandha* (Schlafbeere), *Gokshura* (Erd-Burzeldorn) und Kardamom. Wirkt kühlend und harmonisiert das Hormonsystem. Eines der wichtigsten ayurvedischen Präparate für Schwangere und insgesamt für die Frauengesundheit.

Shatavari wird in verschiedenen Zubereitungsformen angeboten, z. B. als *Kalpa* (Rohrzuckergranulat) oder *Churna* (Pulver).

Literatur und Audios

Literatur

Bhisagacharya, Satyapala: *Kasyapa Samhita or Vrddha-Jivakiya Tantra*. Chaukhambha Publications, 2013

Bhishagratna, Kaviraj Kunja Lal: *An English Translation of the Sushruta Samhita*. Wentworth, 2016

DeCasper, A. J., Spence, M. J.: *Prenatal Maternal Speech Influences Newborns' Perception of Speech Sounds*. *Infant Behavior & Development, 9* (2), S. 133-150. Elsevier, 1986

Dwivedi, Vishwanath: *Bhavaprakash Nighantu*. Motilal Banarsidass Publishers, 2004

Hariprapannaji, Pandit: *Rasayogasagar*. Chaukhambha Publications, 2011

Murthy, K. R. Srikantha: *Astanga Samgraha of Vagbhata*. Chaukhambha Orientali, 1999

Pisharodi, Sanjay: *Acharya Vagbhata's Astanga Hrdayam Vol. 1: The Essence of Ayurveda*. Pisharodi, 2016

Rao, G. Prabhakara: *Bhaisajya Ratnavali Vol. 1–2*. Chaukhambha Sanskrit Bhawan, 2014

Sathe: *Sharangdhar Samhita*. Gajanan Publication, 2015

Sena, Srikanta: *Ayurveda-Lehrbuch*. Charaka-Samhita-Kompendium, Band 1 und 2. Vasati Verlag, 2005

Shetty Suresh Babu, Madham: *Yoga Ratnakara*. The A to Z Classic on Ayurvedic Formulations Practices & Procedures. Chowkhamba Sanskrit Series, 2011

Svatmarama: *The Hatha Yoga Pradipika*: The Original Sanskrit and an English Translation. Yoga Vidya, 2002

També, Shri Balaji: *Der bewusste Plan der Schöpfung*. Quantenmedizin und Energiefeldheilung – die Essenz vedischen Wissens. Scorpio, München 2014.

També, Shri Balaji: *Om – die Ursprache der Seele*. Durch Klang und Meditation das Gehirn neu programmieren – auf

Heilung, Glück und das höchste Selbst. Arkana, München 2016

També, Shri Balaji: *Santulan Kriya Yoga*. Sakal Prakashan, 2015

Audios

També, Shri Balaji: *Garbh Sanskar: Blessings for the New Arrival*. Times Music, 2016

També, Shri Balaji, *Stree Santulan*. Times Music, 2006. Auch unter dem Namen *Feminine Balance* erhältlich.

També, Shri Balaji: *Yoga Nidra: Music for Meditation & Peace*. Times Music, 2001

Register

Sachregister

Rezeptregister

Rezepturenregister

Rezeptzutaten-Register

Bildnachweis

Bildredaktion und Leitung der Fotoproduktionen:
Anka Hartenstein

Fotografie der Rezeptfotos:
Foodfotografie und Requisite: Meike Bergmann
Foodstyling: Caroline Franke, Berlin

Fotografie der Peoplebilder: Susanne Krauss
Haare/Make-up: Tina Maucher und Laura Bertoldi
Für die freundliche Unterstützung der Fotoproduktion danken wir:
Kamah Yoga (www. kamahyoga.com) und Yoga am Park (www.yogaampark.de)

Illustrationen: Nadine Gibler, unter Verwendung einer Vorlage von shutterstock/ngaga

Weitere Bilder:
istock/martinwimmer: 24; shutterstock/NeblettStudio: 152; Santulan Ayurved GmbH S. 302; Shri Balaji Health Foundation: S. 193, 275, 280, 283, 288; privat: S. 303

Umschlagfotos:
Covermotiv: istockphoto/KatinkaM
Rückseite: Yoga und Babymassage: Susanne Krauss, Foodfotografie: Meike Bergmann